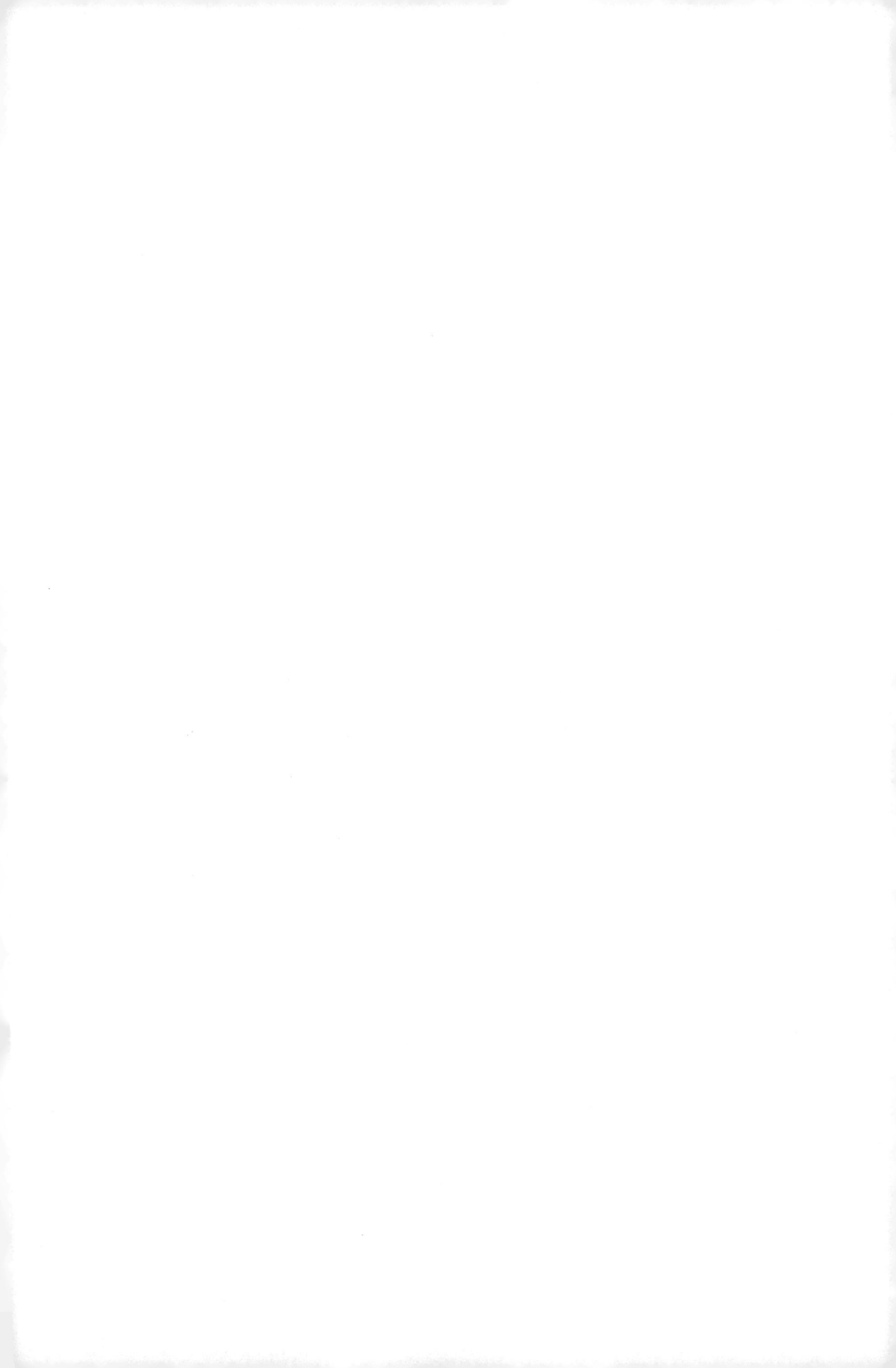

感応精神病

医療法人碧水会長谷川病院・院長
柏瀬宏隆

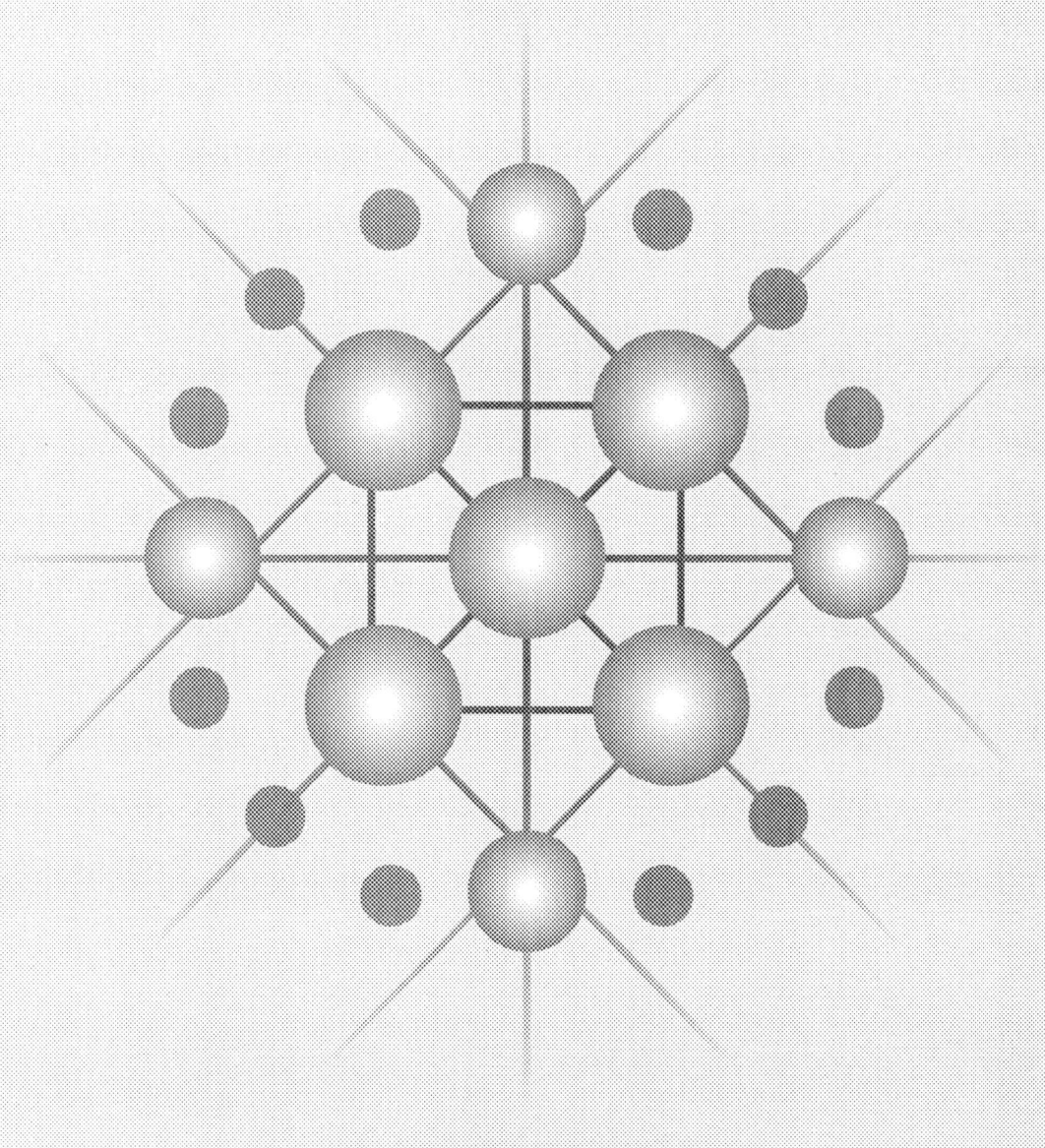

株式会社 新興医学出版社

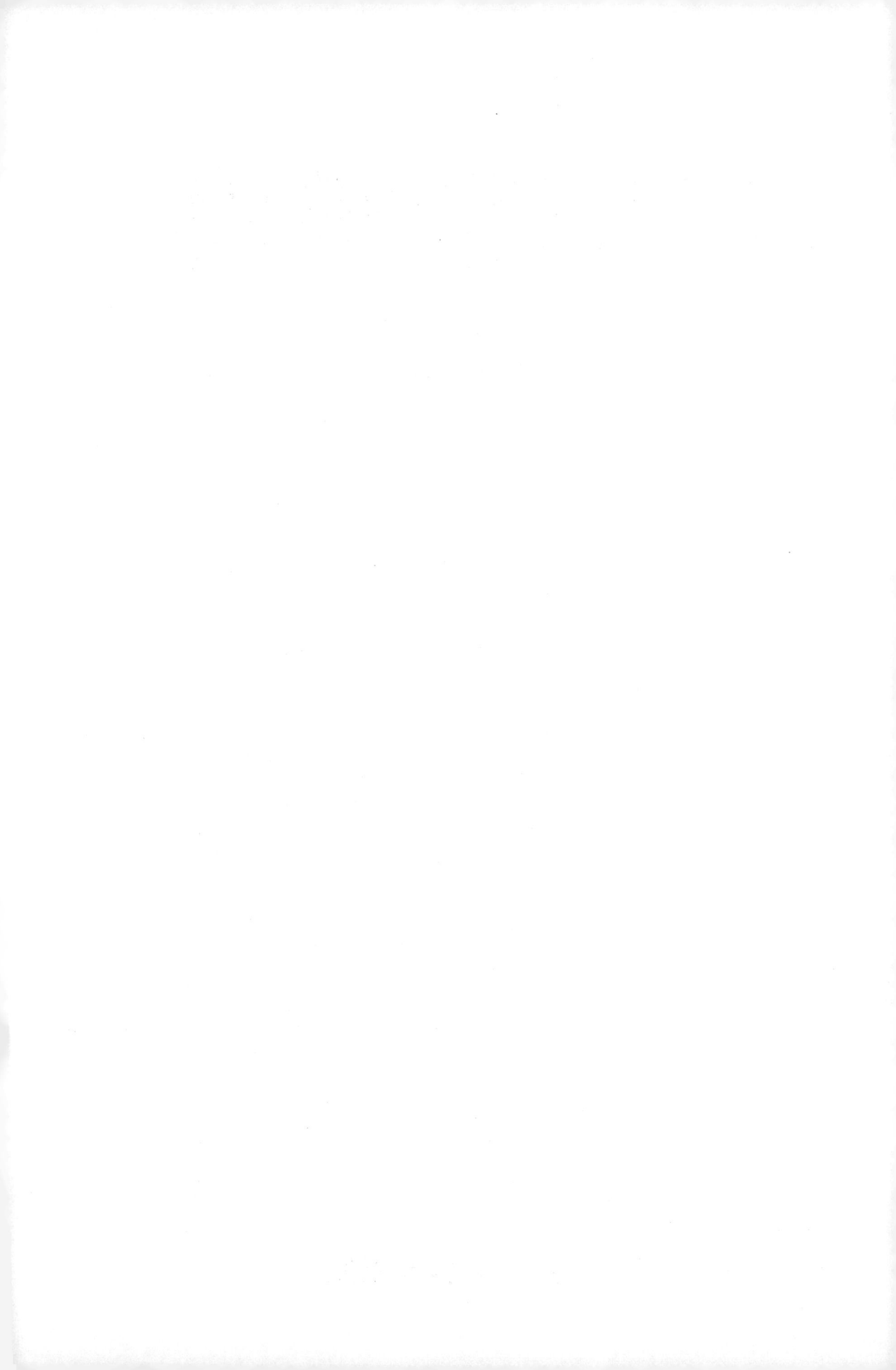

はじめに

　本書は，私の感応精神病あるいは Folie à deux についての論文集である。
　論文を，だいたい，発表年代順に並べた。各章の原論文の執筆時点に，ご注意願いたい（各章の末尾に初出として発表雑誌とその発表年を記載してある）。その当時においては，新しい指摘であったことや「最近」のことであっても，後になると当たり前のことや古くなったことも少なくないからである。
　たとえば，第1章のもとになった私の原論文の発表時点までは本邦では，感応精神病の大都市例の報告が少なく，しかも妄想感応型例が少なかったが，しかし，この私の原論文以降には，そのような報告例が本邦でも当然の如くに積み重ねられ増えてきた。
　「最近では」とか「最近」と書いてあっても，原論文の発表当時における「最近では」とか「最近」のことなのである。

　本書では，それぞれの章のもとになった論文に筆と訂正を加え，なるべく重複部分を省いて全体の整理を試みたつもりであったが，それでもなお，各章に独立性を持たせるためかなりの程度の重複が残ってしまった。ご容赦を願いたい。
　原論文にあった日本語の抄録と英文のアブストラクトは，一切省いた。必要ならば初出の原論文を参照して頂きたい。
　各章の冒頭には，枠に囲んで，原論文についての私のコメントや個人的思いや要旨などを記しておいた。

　当時の論文の雰囲気と香りを残すために，あえて精神分裂病や分裂病は統合失調症に直さなかった。
　各章によって，表の記載の仕方，文献欄の書き方（文献の引用の仕方）が異なっていたり，また，自験例と自験組，本邦と日本，などが混在しているのは，原論文の発表雑誌の相違に基づいている。
　索引は省略して，目次と本文中の小見出しを充実させた。

　さて，感応精神病の単行本としては本邦では，「感応の精神病理」（西田博文著，金剛出版，1989年）があるが，発刊後すでに15年の歳月が過ぎており，西田先生も故人となられた。

　私が感応精神病に関心を抱く契機となったのは，本書第1章の症例1を昭和50年5月に慶應病院精神神経科外来で経験したことであった。しかも，私が当時パートで出張していた大泉病院の院長・吉野雅博先生の御薫陶を受けることができたお陰である。吉野先生は，木戸幸聖先生と共著で Folie à deux の1例を雑誌「精神医学」（1959年）に発表されていた。その上，「感応精神病と祈祷性精神病」という長文の原稿を非常に苦心されて上梓されたばかりの時であった（その後，現代精神医学大系，第6巻Bに収載，中山書店，1978年）。吉野先生は，「もう論文を書くのはこりごり」と言われて，それまでに集めら

れた感応精神病の全ての文献を私に譲ってくださったのである。引き続いて，先生からはご指導と御教示を頂くことができた。

　本書の校正段階に入った平成16年2月3日，先生の訃報に接した（享年77歳）。先生に本書を献呈することができなかったことは誠に残念である。本書を吉野先生の御仏前に奉げ，生前，先生から受けた御薫陶と御厚情に対して深甚なる謝意を表する次第である。

　最後に，本書のような専門書の出版を快諾していただいた新興医学出版社には，心から感謝したい。私にとって同社からは，「痙性斜頸―各科の治療の実際―」（編著，2002年）に続いて第2冊目の出版書となる。前書と同様，今度もまた同社編集部の服部治夫氏に大変お世話になった。厚く御礼を申しあげるものである。

平成16年10月
柏瀬宏隆

目　次

はじめに …………………………………………………………………………………………… i

第1章　感応精神病について―大都市における自験4例の考察― ………………………… 1
 Ⅰ．自験例 ………………………………………………………………………………………… 2
  1．症例 ………………………………………………………………………………………… 2
   症例1 ……………………………………………………………………………………… 2
   症例2 ……………………………………………………………………………………… 5
   症例3 ……………………………………………………………………………………… 6
   症例4 ……………………………………………………………………………………… 7
  2．一般的考察 ………………………………………………………………………………… 8
  3．家族と大都市状況 ………………………………………………………………………… 10
 Ⅱ．発生経過 …………………………………………………………………………………… 12
 Ⅲ．総括 ………………………………………………………………………………………… 16

第2章　感応精神病に関する臨床的研究―自験8例と本邦の報告例の検討― ………… 20
 Ⅰ．定義と輪郭 ………………………………………………………………………………… 20
 Ⅱ．研究の歴史 ………………………………………………………………………………… 21
  1）欧米 ………………………………………………………………………………………… 21
  2）本邦 ………………………………………………………………………………………… 24
 Ⅲ．自験例 ……………………………………………………………………………………… 25
  1）症例1，2，3について ……………………………………………………………………… 25
   症例1 ……………………………………………………………………………………… 26
   症例2 ……………………………………………………………………………………… 26
   症例3 ……………………………………………………………………………………… 26
  2）症例4，5，6，7，8について ……………………………………………………………… 27
   症例4 ……………………………………………………………………………………… 27
   症例5 ……………………………………………………………………………………… 28
   症例6 ……………………………………………………………………………………… 29
   症例7 ……………………………………………………………………………………… 29
   症例8 ……………………………………………………………………………………… 30

3) 自験8例についての考察 ·· 32
　　a) 発端者 ·· 32
　　b) 継発者 ·· 33
　　c) 相互の関係 ·· 33
　　d) 社会・文化的状況，大都市例 ······································ 34
　　e) 受診動機 ·· 37
　　f) 発生経過 ·· 37
　　g) 治療後の経過 ·· 37
　　h) その他の諸点 ·· 37
Ⅳ. 本邦の報告例 ·· 39
　1) 本邦の報告例 ·· 39
　　a) 発端者と継発者 ·· 39
　　b) 年齢 ·· 39
　　c) 人数 ·· 39
　　d) 家族例, 血縁者例 ·· 39
　　e) 性別 ·· 39
　　f) 相互のペア ·· 39
　　g) 相互の年齢 ·· 39
　　h) 相互の関係 ·· 39
　　i) 診断名 ·· 39
　　j) 相互の診断の関係 ·· 45
　　k) 共有した症状 ·· 45
　　l) 発生地 ·· 46
　2) 外国例との比較と考察 ·· 47
　　a) 例数, 年齢, 人数 ·· 47
　　b) 家族例 ·· 47
　　c) 相互の年齢, 性別 ·· 48
　　d) 診断名, 共有した症状 ·· 49
　　e) 大都市例 ·· 50
Ⅴ. 総括 ·· 50

第3章　感応状態（感応精神病, 二人組精神病）—自験例と本邦の報告例の検討— ········ 54
Ⅰ. はじめに ·· 54
　1) 概念 ·· 54
　2) ICD と DSM の中の変遷 ·· 55
Ⅱ. 自験例 ·· 55
　1) 症例 ·· 46

2）症例の考察 …………………………………………………………………… 56
　　3）その後の20年間の経過 ……………………………………………………… 57
Ⅲ．本邦の報告例 …………………………………………………………………… 57
Ⅳ．治療 ……………………………………………………………………………… 60
　1）発端者と継発者を分離すべきか ……………………………………………… 60
　2）発端者と継発者について ……………………………………………………… 60
　　(1) 離脱期 ………………………………………………………………………… 61
　　(2) 自己批判期 …………………………………………………………………… 61
　　(3) 他者批判期 …………………………………………………………………… 61
Ⅴ．総括 ……………………………………………………………………………… 61

第4章　感応精神病（感応性妄想性障害） …………………………………… 65
Ⅰ．概念 ……………………………………………………………………………… 65
Ⅱ．本邦の研究の歴史 ……………………………………………………………… 66
　1）1970年代まで ………………………………………………………………… 66
　2）1980年代以降 ………………………………………………………………… 67
Ⅲ．一般的なこと …………………………………………………………………… 70
　1）発端者と継発者とその関係 …………………………………………………… 70
　2）発生機制 ………………………………………………………………………… 71
　3）分類 ……………………………………………………………………………… 71
　　a．Gralnickの分類 ……………………………………………………………… 71
　　b．吉野の分類 …………………………………………………………………… 72
　　c．柏瀬の分類，ほか …………………………………………………………… 73
　4）発生経過 ………………………………………………………………………… 73
　5）家族の病理 ……………………………………………………………………… 74
　6）治療 ……………………………………………………………………………… 74
　　a．治療の原則 …………………………………………………………………… 74
　　b．外来治療と入院治療 ………………………………………………………… 74
　　c．薬物療法 ……………………………………………………………………… 75
　　d．精神療法 ……………………………………………………………………… 75
　　e．家族療法 ……………………………………………………………………… 75
　　f．各種の集団療法 ……………………………………………………………… 75

第5章　感応精神病からみた「家族の問題」 ………………………………… 79
Ⅰ．一般的なこと …………………………………………………………………… 79
Ⅱ．自験例 …………………………………………………………………………… 81
　1）症例1 …………………………………………………………………………… 81

  2）症例2 ··· 82
  3）症例3 ··· 83
 Ⅲ．家族の殺害例 ··· 84
 Ⅳ．家族内部 ··· 84
 Ⅴ．家族病因説 ··· 85
 Ⅵ．家族の特徴 ··· 85
 Ⅶ．今後の問題 ··· 86
 Ⅷ．おわりに ··· 87

第6章 症例報告（興味ある1例報告） ··· 89
 Ⅰ．「足の裏の臭い」という自己臭症状を呈し，一方向の感応現象が認められた兄妹例 ······ 89
  1）症例 ··· 90
  2）考察 ··· 93
   a．兄について ··· 93
   b．兄と妹との比較 ··· 96
   c．「足の裏の臭い」と兄妹例をめぐって ··································· 98
  3）まとめ ··· 100
 Ⅱ．兄妹例（続き）—自己臭症状（足の裏の臭い）を呈したfolie communiquée— ········ 101
  1）症例 ··· 101
   a．妹の生活史と現病歴 ··· 101
   b．妹の入院後の経過 ··· 101
   c．妹の11年後の経過 ··· 102
  2）考察 ··· 102
   a．兄について ··· 102
   b．兄と妹との比較 ··· 102
   c．「足の裏の臭い」と兄妹例 ··· 103
   d．folie communiquéeと本ケース ······································· 104
  3）おわりに ··· 105
 Ⅲ．Folie à deux と Capgras症候群とが同時に認められた1家族例 ··················· 107
  1）症例 ··· 107
  2）考察 ··· 110
   a）本症例の位置づけ ··· 110
   b）本症例の成立機制 ··· 111
   c）姉にfolie à deuxとCapgras症候群が同時に現われた点について ··········· 112
  3）まとめ ··· 114
 Ⅳ．継発者に2人の子どもを含むfolie à troisの1例 ································ 116
  1）症例 ··· 116

2）考察 ··· 117
　　　　a）診断の検討 ··· 118
　　　　b）本例の発端者と継発者 ·· 118
　　　　c）家族の病理の変化 ··· 118
　　　　d）感応現象の特徴 ·· 120
　　　　e）家族療法的にみた治療経過 ··· 121
　　3）まとめ ··· 122

第7章　原著の紹介 ·· 123
I．全文の翻訳
　　Ch.ラセーグ, J.ファルレ著：二人組精神病あるいは伝達精神病
　　Ch.Lasègue et J. Falret LA FOLIE A DEUX ou FOLIE COMMUNIQUÉE
　　(In : Annales Médico-Psychologiques, t. XVIII, Novembre, 1877) ··············· 123
　　■§1 ·· 126
　　　症例1 ·· 126
　　　症例2 ·· 127
　　　症例3 ·· 128
　　■§2 ·· 129
　　　症例4 ·· 132
　　　症例5 ·· 135
　　　症例6 ·· 138
　　　症例7 ·· 141
　　■§3 ·· 143
　　■§4——結論 ·· 143
II．解説 ·· 144
　　1）構成と内容 ··· 144
　　2）人と業績 ·· 146

付録　集団ヒステリー——自験例と本邦の報告例の検討—— ························ 148
　I．自験例 ··· 148
　II．自験例の考察 ··· 152
　III．本邦の報告例 ·· 154
　IV．まとめ ··· 158

第1章 感応精神病について
―大都市における自験4例の考察―

> 本章の原論文は，感応精神病に関する私の最初の原著論文であり，精神神経学雑誌に掲載され，そして私の学位授与論文ともなったものである。
> 当事者間の相互依存関係，感応精神病の発生経過（4期の分類）を提案し，その後の時代における感応精神病の発症をも予測した，オリジナリティーに富んだ論文である。
> 原著論文として学会誌に投稿したため何とかオリジナリティーやノイエスを強く主張しようと意図しており，非常に気負って書いている。今読み返すと，微笑ましくもあり，また気恥ずかしい。大学院生時代にこの論文の完成に取り組んで苦闘していた私の昔日の姿が昨日のように思い起こされ，読み返していて，とても懐かしかった。

はじめに

感応精神病とは，「親密な結びつきのある人々の間で，一人の精神障害者の妄想や異常行動が他の一人または一人以上に伝達される精神異常」(Gralnick, A.)[7,8] である。前者を発端者あるいは原発者（primary agent, Principal）または感応者（inducer, Induzierende）と呼び，後者を継発者（recipient, secondary agent, Associate）または被感応者（induced, Induzierte）と呼ぶ。発端者と継発者とを合わせて，ここでは「当事者」と呼ぶことにする。

感応精神病の歴史を文献的にたどると，すでに欧米ではBaillarger, J. (1860) によって folie à deux（2人での精神病）としての典型例の報告がなされたと言われているが，この folie à deux の概念は Lasègue, C. と Falret, J. (1877)[16] によって初めて確立された。その後，ドイツ語圏では Lehmann, G. (1883)[17] により，folie à deux という名称は精神医学上の概念（Begriff）を含まないために，induziertes Irresein（感応精神病）という用語がほぼ同義に用いられ，英語圏では，Tuke, D. (1887)[33,34] が double insanity と Gralnick, A. (1942)[7,8] が psychosis of association と呼び，現在に至るまで報告が続いている。

ドイツ語圏では，Floru, L. (1974)[6] が感応精神病の整理を試み，Mester, H. (1975)[18] は皮膚寄生虫妄想の感応精神病を文献的に考察し，また Berger, G. (1976)[2] によって双生児例が報告され，英語圏では，Soni, S. D. ら (1974)[30] や Sims, A. ら (1975)[29] が症例をまとめており，感応精神病についての関心は今日でも欧米では低くはないと思われる。

一方，本邦でも，「精神病の感染」と題する森田 (1904)[19] の口演を嚆矢として報告が積み重ねられ，青木 (1970)[1] がそれまでの本邦報告例と自験5例とを含む50例（ただし，広義に扱い集団ヒステリーその他の症例も掲載されている）を一覧表にまとめて，すぐれた記述を残している。その後も高橋ら (1973)[31]，稲村 (1973)[10]，横山ら (1976)[36] による特異な症例の報告，西田 (1974)[22] による思春期心性と感応成立に関する考察が続き，また総説的概論については吉野[37] のものがあって，地味ではあるが，やはり関心は持続していると言える。

ところで，本邦でのこれまでの感応精神病の典型例の報告の多くは，社会・文化的な後進地帯におけ

る発生例であり[9,11,15,19,26]，中小都市での発生例[1,32]はみられても東京や大阪などの大都市での発生例は比較的少なく[10,14]，しかも感応内容などに憑依状態をはじめとして原始的・呪術的・宗教的色彩が強かった[9,10,11,15,19,26,32]。

本邦での典型的な感応精神病で，しかも東京や大阪などの大都市に発生したことが明らかで，かつ妄想内容や当事者の置かれた状況に呪術的・宗教的色彩が全くない症例は，著者の知るかぎりでは，木戸ら(1959)[14]の報告（東京都杉並区）にとどまるのみである。感応精神病はその動因として，後進的な地域社会の迷信的・呪術的な精神風土に決定的意義があると考えられ，歴史の進歩とともにその典型例は減少する[9,11]と考えられていたのである。注1)

注1) 吉野[37]は感応精神病を妄想感応型と，憑依感応型（感応性の祈祷精神病），そして広義にヒステリー感応型の3型に分けている。また青木[1]や西田[22]らも一部に感応精神病の整理を試みている。たしかに従来，これらが一括して「感応精神病」として論じられてきたため混然とした感があった。吉野の分類に従うと，本邦では欧米にくらべて憑依感応型が目立つ点が，本邦の特徴である。実は，この憑依感応型が後進地帯に多く，歴史の進歩とともにその典型例は減少すると考えられていた症例の主体をなすものであるが，それらも，もちろん「感応精神病」として報告されているわけである。

本章で取りあげられる4例は，いずれも妄想感応型である。それは，この病型が「発端者がいて，それに継発者が感応される」という病的な感応現象を，もっとも如実に示しているからにほかならない。しかし本章に含めなかった著者の他の大都市例もすべて妄想感応型であり，大都市例は妄想感応型と親和性が高い，とも言えるようである（ただし，稲村[10]の症例は東京にありながら憑依感応型を示した特異な例である）。

著者は大都市における数例の症例を経験する機会を得ている。

そこで著者は，本邦では報告が少ないこのような大都市例にまず注目しながら，感応精神病というこの100年の長い歴史を有する古い病態を現代的視点をも加えて新たに掘り起こしてみたい，と考えた。

まず自験4例をまとめて述べ，それらに考察を加え，大都市状況と感応精神病発生との関係などについて触れながら，また感応精神病の発生経過に関する試案も呈示してみたい。

Ⅰ．自験例

1．症例

症例1：
発端者　娘（28歳），分裂病
継発者　母（57歳），妄想反応
居住地　東京中野区Y町

本例は，著者が昭和50年に外来で経験した症例である。この一家は当時，父母と2人の娘との4人暮

らし（長男はすでに昭和42年に結婚し，独立していた）。家族に宗教の信心者はなく，親戚などに精神障害者は認められていない。

この4人の家族は昭和47年3月に家が火事にあい，そのため同年4月以来，アパートの2階（2DK）に住む。その入居当時から，隣人が洋裁屋で昼間のみならず時には夜中でも仕事上の音や話し声が隣りから聞こえてくる状況であった。ここに引っ越ししてきた始めの1〜2年は，この隣人とも付き合っていたが，最近1年半位は付き合いをしていなかった。

発端者（長女）について：発端者の娘は生活史・既往歴に特記すべきことはなく，責任感が強く，物事に熱心な方であった。

高卒（成績は普通）後に勤めに出たが，残業が多いためやめて，3年前から洋裁学園に通い始めた。

昭和50年2月に，その洋裁学園で学園祭があって，その準備に忙しく徹夜などして疲れ，この頃より，以前からの隣人のうるささが耳に触るようになる。

4月頃，洋裁学園で座席のことについて先生や級友とトラブルがあり，一層疲れた。道を歩いていると誰かに後をつけられている，管理人と隣人が行ったり来たりして合図をして怪しい，と言い出す。

5月のはじめ，隣人がフトンや荷物の出し入れをして変である（実は，隣人は引っ越しの準備をしていたのであったが），盗聴器が仕掛けられている，と思う。この頃から，部屋で話す内容がアパートのほかの人々に聞かれていると言って，母と小声で話すようになる。

さらに5月中旬以降は，小声でも聞かれ，また望遠鏡で周囲からのぞかれているからと言い，筆談にし始める。盗聴されるので電話もかけられない，と言い出す。

5月中旬頃，道を歩いているときに幻聴も聞こえてくる。このため洋裁学園をやめてしまう。音に過敏になり，人に会うのをこわがって，カーテンを引いて，閉居しがちになった。駐車場の井戸のところに女の幽霊のようなものが見え，声も聴える，と言い出し，次第に不穏状態になる。

心配した父母が，福島県の親戚（母の兄）に，この出来事について相談に行き，その忠告に従ってこの娘と共に昭和50年5月26日，慶應病院精神神経科外来を受診した。

外来でも娘は興奮気味でやや落ち着かず，以上のような出来事に対し，不安で心配していると同時に当惑・困惑している。なぜこうなるのか，自分でも理由が分からないと言う。

診察後，病院で薬を待っている間に，家族をおいて1人で出て行ってしまう。結局，アパートには戻らず，そのまま母と一緒に福島県いわき市の親戚のもとに行く（5月26日から5月30日まで）。6月1日，福島県より東京に戻って外来を再び受診したが，その後もやはり東京のアパートには戻らず，今度は島根県の叔母宅へ帰ることになった。しかし，そこでも落ちつかず，幻聴は増悪し，作為体験や物理的被害妄想や希死念慮も現れて，M病院に入院（6月3日〜7月4日）。診断は分裂病で，投薬などを受けて経過は良好で退院し，8月には上京してきた。

8月のはじめ，うるさがっていた隣人が引っ越した。9月以後は，娘は服薬していないが，安定し，自発性の減退や人格荒廃もほとんど認められず，元気となる。

診断的には，回復後の疎通性の良好さ，幻覚妄想状態が一過性であったこと，などから状況反応も考えられるが，状況が変わっても症状が改善していないこと，M病院入院前に呈した異常体験の内容，などの点から分裂病を疑って，経過を観察中である。

継発者（母）について：一方，感応した母は，昭和16年に結婚し，島根県から上京して，床屋を夫婦

共稼ぎでやっていたが，昭和42年に息子が結婚し店を継いでからは，家事に専念する。

母は昭和50年に入って手織を始めたため，娘が学園祭で忙しくなった同年2月頃，娘と同じように忙しく，疲労していた。4月頃おかしなことを言い出した娘に対して母は，はじめのうちは，娘が徹夜して疲れていること，洋裁学園での座席のトラブルがあったこと，隣人がうるさいこと，などの点から，むしろ同情していた。

母は，5月頃から娘の言動を変だなあ，と思うようになったが，すでにこの頃は半信半疑で，かなり早くから娘に共鳴して娘の筆談にも応じている。しかも娘が盗聴されている，というので電話をするのも差し控えだした。また，娘と同じように音に過敏になっており，5月20日頃，母は夜中にカチャと音がしたのを聞いて，娘の言う関係・被害妄想を真実と確信するようになった。カチャの音は写真でも撮られているのではないか，隣で話を聞いているのではないか（カチャという音は実際は，自分の家の冷蔵庫の音であった）。なるほど，娘の言うとおり，隣人と管理人の行ったり来たりする回数や話や荷物の出し入れが増えている。洋裁学園から娘に関する問い合わせの電話があったが，それは私達をさぐっているのではないかなどと考えるようになった。

外を歩くと，娘が言うように，確かに自分も後をつけられている。公衆電話で自分の前に話をしていた人が，あとから戻ってきて，外で自分の電話の話を聞いているし，またトランシーバーを持った女性が公衆電話の外に立って私の話を聞いている。………

このように，母は，娘の異常な言動に反応し，同じ妄想内容を共有しつつ（ただし，幻覚はない），一方では自分でも敏感に関係づけを発展させていく。

母は，夫と共に福島県にいる実兄のところへ異常体験に基づく「事件」のこと（病気そのもののことではなく）を相談に出かけたが（5月23日〜25日），その間，気分は改善。そして，兄に大きな病院の受診を勧められ，前述のとおり，夫・娘と共に5月26日に外来を受診した。

外来では，母は娘が興奮しているのに比べて落着いてはいるが，奇妙でおかしい，狐につままれたようにキョトンとして不思議そうで当惑した様子を示しているのが著者にとって印象的であった。

しかし，娘が島根県に行ってしまい，娘と離れてからは，2，3回の服薬でかなり状態は改善し，せいぜい眠れないときに眠剤を服用する程度となる。

母は改善してからは，6月28日の外来で，「娘はそれまで変なことを言ったことは1度もなく，ふだん筋の通ったしっかりしたことを言うので，私は娘の言うことを信用していました」「しかも娘は徐々におかしくなってきたので……。でも，どうしてあんなに自分があわてたのか，と思います。思いあたることは，ありますが，自分はあわてすぎたと思います」と述べている。

妹について：現在，本屋に勤務しているが，今回，姉が異常な間は，自分も姉の言うように後をつけられている，と思ったことがあったという。また，うるさい隣人の部屋の戸は，きちんと締めないと締まらないので，自分も気になっていたし，管理人が隣人の部屋にきて話していることもあったので管理人と隣人との間で何か話し合いがあったのかもしれない，と姉に同調していた。しかし，それ以上に関係念慮は発展しなかった。

父について：父は大正13年に島根県より上京，床屋を息子夫婦に譲ってからは，ビルの守衛の仕事をしている。最近は，仕事から帰宅すると疲れて，晩酌をし，テレビを見て寝てしまい，娘達や妻と話す機会はほとんどない。女同士で話す方がよいだろう，と本人は勝手に思っている。

外来での初診時に，父は娘と妻についてきたが，2人を別におかしいとは思わない。しかし時々変なことを言うなあ，とは思う。実際に隣りはうるさいので，2人は疲労しているではないですか，と2人に同情的であった。

臨床的要約：症例1は長女が発端者で，母が継発者，次女もごく軽度に感応し，父はほとんど感応しなかったが2人に同情的になった一家である。母は，娘の言動に影響を受けて娘と同じ妄想内容を呈し，娘から離れるとたちまち軽快しており，感応精神病の従来の4亜型分類[注2]に従えば，folie imposée に相当する症例である。

　　注2) Gralnick, A.[7,8] は，それまでの Lasègue, C. と Falret, J ., Marandon de Montyel, E., Regis, E. らの分類を統合して folie à deux（the psychosis of association）を4つのタイプにまとめた。この4亜型は，Dewhurst, K.[5] らも批判するようにかなり問題はあるが，今日でもよく引用されている（後述）。

症例2：
発端者　母（56歳），分裂病
継発者　娘（34歳），分裂病単純型
居住地　東京都世田谷区K町

　母は，末子であるために，幼少の頃より大事に育てられ，虚栄心が強かった。旧制高女卒業後，昭和3年本人22歳で結婚，23歳で娘を出産。

　夫の勤務の都合で，昭和6年から18年まで韓国に住んでいたが，内地に戻り，昭和20年頃から現在のところに住んでいた。

　昭和25年頃から母に，親戚が家に盗聴器をしかけて家の中のことを聞いている，など親戚に対する被害念慮が始まる。夫と娘の3人暮らしであったが，昭和31年当時に，夫が胃癌で入院。夫の入院費は夫の兄が支払うべきだ，と母は主張すると同時に，親戚に対して，ますます警戒的となる。当時泥棒に入られたところ，親戚が泥棒と結託した，と言う。夫は入院3ヵ月後に死亡したが，夫の兄が医者とぐるになって殺した，と言い出す。

　夫の死後，約2年間ほどで無計画に母と娘は2人で，夫の退職金を使い果たし，その後，近くの借地に住んでいたが，親戚のものが訪ねても戸を閉ざして出て来ない。借地の地代も払わず，数百万円の借金を地主に負う。地主は訴訟をおこしたが，母は裁判に応ぜず，遂に裁判に敗れ，強制執行で家を取り壊され，その夜は娘と2人で野宿し，そこを警察に保護されて，昭和39年3月25日，精神衛生法による鑑定後に，2人同時に措置入院となったものである。

　一方，娘は，女学校時代までは韓国に住み，おとなしく成績もよく，内地に戻って某女子大社会福祉科に入学。しかし，女子大在学中に，学内で自分の悪口をいう人がいる，と先生に言いつけることがあったという。

　女子大卒業後，入社したが，易疲労感を訴え，また自分に対する扱いが失礼だ，みんなの言葉づかいが変だ，と言って自分の方から1ヵ月位で会社をやめてしまう。以後の十数年間は心気的な状態のために家におり，ここ数年間は母との2人きりの生活であった。

　居住地はやはり住宅街であり，2人は一軒家に住んでいたが，「変った」一家であって，周囲の人々と

親密な結びつきは全くなかったようである。

　入院時，娘はおとなしいが，母は多弁であった。また，娘は年齢に比して子供っぽく，体の不調を訴え，時々ふらふらし貧血気味である，という。

　娘は，母の考えに影響されて親戚に対する被害念慮があるが，母ほど強くない。

　入院後は，2人で寄り添って自室に坐り，他患との交流は少ない。娘は，母の言うことには何でも，うなずいている。

　地主との裁判への出頭を主治医がすすめても母は，親戚が地主とぐるになっている，親戚は私達をこんな所に押し込んだ，先生はその味方をしている，と拒否的。診察にも協力せず，診察前になると母は娘に，「あまりしゃべらないようにしよう」と相談している。一緒に便所に隠れたり，拒薬，拒食をする。

　娘だけを開放病棟に移そうとしても，娘は母と離れるのを嫌がり，母も「娘は体が弱いんだから決して出せません」と反対し，歪んだ母子愛が異常なほど強い。「早く退院したいが，一人では帰りたくない。ぜひ一緒に帰りたい」と2人とも言う。

　このように，入院中，娘は母の言いなりになり，そして母は娘の面倒をよくみて，2人はいつも一緒にいて一心同体の共生関係を続けていた。昭和42年に退院し，寮に移ったが，10年を経た今日でも，この2人に病識はなく，共生的な関係は続いたままである。

　臨床的要約：症例2は，母娘例で，一心同体の共生関係にあって歪んだ相互の母子愛が異常に強く，治療に抵抗を示し，4亜型分類ではfolie induiteに相当する。

症例3：
発端者　夫（40歳），分裂病
継発者　妻（39歳），妄想反応
居住地　千葉県船橋市，およびフランス，パリ

　妻は，高知県の出身で，中学時代より絵画に興味を持ち，高校時代も教師について学んだ。その間，妻子あるこの教師と関係ができてしまう。数年後に，教師は彼女に別れ話を持ち出すが，彼女はそれに非常なショックを受け，この事件はその後の彼女にとってかなりのコンプレックスとなり，負い目となる。

　やがて上京。再び絵を習いはじめたが，そこで会社勤務の傍ら絵を学んでいる夫と知り合い，昭和37年に結婚（夫23歳，妻22歳）。過去にコンプレックスを持ち，田舎者のひがみも持っていた妻は，夫に追従して，近所の人々とは親密な交際をせず閉鎖的に暮らしていた。

　昭和40年頃から，夫は被害念慮を持ち始めている。昭和41年，会社に対する被害念慮もあり，また絵一本で生活しようと思い，夫は会社をやめる。夫には後援会もでき，個展も開くようになった。

　はじめの頃は夫の被害念慮に妻は同調しなかったが，2年後のある日，突然，私立探偵が訪ねてきて「君達を別れさせようと思えばいつでもできる」と言って，身辺や過去を捜査した（私立探偵が訪ねてきたことは事実らしい）ため，この頃から夫の言うことを認めるようになった。夫が言う通り，奇妙な電話や手紙がくる，外出すると気味の悪い人が寄ってくる，家での会話が盗聴される，近所で噂している，と妻は言い出す。

これらは，夫の絵の後援者達が過去の傷のある自分との結婚に反対して，何とか別れさせようとしているためではないか，と妻は妻なりに考え始めた。このような被害念慮は，4～5年続いた。以上の不愉快な事件から逃れるため，また夫が前々から外国で勉強したいと考えていたので，2人は心機一転，昭和47年，パリに出発した。パリでの生活は，最初の数ヶ月は平和であったが，同年11月に入ると日本にいた時と同じように，被害念慮が2人に（今度は，特に妻に強く）始まった。両替をするとミスがある。散歩に出ると変な男が誘いかける。買物にいくと万引きと間違えられ，全身の検査を受けた，と妻は言う。言葉が通じないため，事態は日本にいる時よりも深刻であった。

　昭和48年5月，パリの田舎にいる知り合いの日本人画家夫婦を2人で訪問し，訪問中この2組の夫婦でスケッチ旅行に出かけた。途中，景色のよい所に停車して男2人が写生に出かけ，女2人は車に残ったが，その間，相手の奥さんが自分の過去の傷をチクリチクリと責めたてているように妻には感じられた。あまりにひどいので妻が泣き出した所へ夫が帰り，その後，両夫婦の間で争いとなる。夫婦は予定を早めてパリへの帰途についたが，途中，妻は非常に興奮し，「私はあなたにふさわしくない女だ。身をひきたい」と泣きながら夫に訴えた。その後，2人の間で離婚する，しないという話を約1ヵ月も繰り返すうちに，妻はますます興奮し，夜中でも部屋を歩きまわる。夫はひとりでは看護できない状態になったので，夫は友人の応援を求めて外へ出たが，その間に妻は2階から飛び降り自殺を図った。救急車で病院に運ばれて一命はとりとめたが，骨盤を骨折。その後も妻には数回の自殺企図があるため，手足を束縛されたまま病院から直接，飛行場へ運ばれて送還，帰国。昭和48年7月17日，S病院に入院した。

　入院後，妻は夫からの分離と，環境の変化とによって，約1ヵ月半後には関係妄想を自分の思い過ごしであったと認め，「自分は過去に傷があるので，以前から夫の支援者に嫌われていると思っていた」と述べ，現実的に考えられるようになった。骨盤骨折の回復も順調であった。

　しかし，面会に来る夫は以前からの関係妄想をいまだ真実と信じ，そのような嫌がらせのある世の中で妻は死を選んだのだと，妻に同情する。

　昭和48年9月2日，妻は退院。夫婦で岡山県の親類のもとに帰ったが，退院後の2年を経た後の報告でも，平和な家庭を営んでいて，妻は再発していないとのことである。

　臨床的要約：症例3は夫婦例で，2年間の抵抗後に，妻は夫の妄想を受け入れ，日本で4～5年の妄想状態の共有が続き，パリへの移住という環境の変化後に一旦は軽快したが，数ヶ月後に再燃し，その時は継発者が発端者よりも激しい症状を呈したもので，Gralnick, A. の4亜型分類では folie imposée あるいは folie communiquée と言えよう。

症例4：

発端者　息子（30歳），分裂病
継発者　母　（59歳），妄想反応
　　　　娘　（41歳），妄想反応
居住地　東京都豊島区池袋の裏町

　Folie à trois の例であるが，この一家の境遇は悲惨である。
　母は，栃木県の片田舎に生まれ，幼児期に，母の父は消息をたって生別。小学校卒業後，奉公に出て，18歳で妻子ある男性との間に娘を生んだ。26歳頃，廃品回収をしていた兄（娘と息子にとっては伯父）

を頼って上京し，娘と共に世話になっていた。27歳で息子を生んだが，その実父はこの兄ではないかと噂されている。

娘は5歳で里子に出されたが，7歳で母のところに戻り，その後に結婚したが，一家と同居し2人の子がいる。

息子は中卒後に工員などして，数年前からは運送店の運転手をしていた。

この一家は，このような境遇を過去に持つこともあって，やはり負い目をいだいて東京池袋の裏町で，近所と交際せず閉鎖的に暮らしていた。

発端者である息子は，昭和40年暮頃から被害妄想をもつようになっている。一家は母の兄（伯父）が建てた10室の木造アパートを経営して住んでいたが，息子は間借り人らが不当な要求をし，一家の悪口を言いふらしていると確信して，テープレコーダー持参で抗議したり，執拗に室料を催促し出した。段々，解約を申し出る間借り人があらわれる。翌昭和41年1月からは，息子は，家族に対しても怒り易く困らせていた。

当時，一家の支柱であった父代わりの母の兄（伯父）は，食道癌の術後で病臥し，母子3人は次第に窮地に陥りつつあった。間借り人と近隣に対する被害妄想に基く，息子の粗暴な言動は次第に度を増し，隣人関係の一層の悪化から家族の孤立化は深まっていった。しかし，その頃は母と娘は，息子の妄想的主張に対して抵抗し，まだ半信半疑の態度であった。

同年11月に母の兄（伯父）が死去。娘の夫はトバク好きの酒飲みで，母の兄の死後，家を出てしまう。その後，息子は幾度も警察に妄想を訴え出し，母もこの頃から息子に同調するようになった。空室が増すにつれて，これを近所の人達からの妨害と解釈し，暴力団から命を狙われていると主張し，母は息子の身を案じて外出を禁止する。昭和42年4月，間借り人は1人もいなくなり，家賃も入らなくなった。6月10日，3人そろって警察に行き，暴力団の取締りを要求しており，この時点で3人は明確に同じ妄想を共有し支持し合っている。

6月26日，母が娘の幼児2名とガスで無理心中未遂。6月28日，近所の人達から息子の強制措置入院申請が出されたが，母が息子との別離を拒み，息子と娘と一緒に連れていくようにせがんだため，幼児2名を保育園に預けて，母と息子と娘の3人が同時に入院となったものである。

入院時，この3人は「アパートの住人たちが暴力団と共謀して生活を脅かし，息子の命も狙っている。近所の人達の妨害で間借りの申し込みもなくなった」という妄想を共有していた。妄想消失に要した期間は，娘2ヵ月弱，母約5ヵ月，発端者である息子は約7ヵ月であった。娘は妄想消失後に退院し，最近は再婚して家事と育児に励んでいる。母は妄想消失後，抑うつ状態を経過し，脳動脈硬化症で引きつづき入院している。息子は分裂病であるが，現在は軽い欠陥状態にあり開放病棟で暮らしている。

臨床的要約：症例4は，悲惨な生活史の一家が父親代りの人物の死を契機に，近隣の人々から完全に孤立化して，息子の妄想を母と娘が共有するに至ったもので，folie imposée あるいは folie communiquée とも言えよう。

2. 一般的考察

これら自験4例をまとめて，まず感応精神病としての一般的な考察を簡略に述べておく。

4例とも，発端者の診断は分裂病であって，これまでの報告[6,7,30]も発端者には分裂病が多い。発端者

の性格特徴として，aktiv, sthenisch, kämpferisch[6]，その他，aggressive-paranoic, active-exclusive[1] な性格が従来指摘されているが，要するに「自我の強さ」に関係していると考えられ，この点が特に著しかったのは症例2の発端者である．

次に継発者については，症例1の継発者は家人によると，人がよく，誰かに説得されるとすぐその気になりやすく，従順・依存的で，共感性と同情と被暗示性が高い性格の持主であり，しかも，このような性格の継発者が娘が精神変調をきたした当時，自分自身も手織で忙しく，余裕のない疲労した状態にあったのである．症例2の継発者は，診断的には分裂病の単純型が疑われ，母の言いなりになる受動性と依存傾向，精神的視野の狭小，弱気，引っ込み思案，身体不調というpassive-withdrawnな性格が指摘され，症例3の継発者は教師との関係という負い目を過去に持ち，高知県からの上京者というひがみも加わって，引きこもりがちで夫に追従した閉鎖的な生活を好み，心理テストからも情緒不安定さ，精神的な未熟さ，視野の狭小，衝動性の存在が疑われた．パリでは発端者よりも激しい興奮状態に陥っているが，入院後には病識は完全に回復した．症例4の継発者2人の性格特徴は，血族関係にあるために発端者との遺伝体質の存在も否定はできないが，悲惨な生活史に関する共通のコンプレックスと負い目があって，やはり引きこもりがちで，閉鎖的・隠遁的であった．

以上，継発者の診断と性格特徴についても，旧来の報告[1,6,30]と大差はみられず，要するに「自我の弱さ」と関係する，と言えよう．

次に，当事者同士の関係についてである．一般に発端者と継発者は長い間親密な共同生活を営んでいて，しかもその間に優位―依存関係（dominant-dependent relationship）あるいは支配―従属関係（dominant-submissive relationship）[7,16]の見られることが多く，優位―依存関係を決定する諸要因として，Dewhurst, K.[5] は，年齢，知性，教育，衝動（攻撃性）などをあげているが，年齢に関しては我々の症例1や症例4もそうであるように，一般に例外は少なくない．また，症例2にみられるように，経済力，健康度も優位―依存関係を決定する要因になりうるであろう．

しかし，これまで当事者間に指摘されてきた優位―依存，支配―従属の関係以外に（さらには西田[21]の言う一方的結合と二重結合以外に），著者は相互依存の関係（mutual interdependent relationship）を追加したいと考える．

たとえば，症例4では，発病当時の息子の状態に対してはほかの家族も困っており，ここには，それ以前からも優位―依存の関係は認められていない．しかし，生活面や経済面で，お互いに助け合い相互依存の関係にはあったと言えるのである．

当事者の関係をまとめると，症例1には信用，説得力，知性，性格上の強さ，という点で娘と母の間に，優位―依存（あるいは，優位―劣位，強気―弱気）の関係がみられており，しかも娘が異常となり興奮するようになってからは，その関係に一層拍車がかけられていった．そして，症例2には強固な支配―従属関係（passive-withdrawnな心気的な娘がactive-exclusiveな強力的な母親に支配される関係）が，症例3では優位―依存関係が，症例4には相互依存の関係が主として認められる，と言えよう．

なお，ここにあげた4例は，すべて家族例であるが，一般的にも感応精神病は同じような感情・関心事・憂慮・希望を分かちあい，非常に親密に結びついて生活しているゲマインシャフト的な生活集団に発生しており，その中心をなす代表的な集団が「家族[13]」なのである．

3. 家族と大都市状況

　次に，これら大都市における自験例を，感応精神病の発生要因について「家族と大都市状況との関係」という観点に立って考察してみる。この両者の関係はもちろん相互的なものではあるが，感応精神病発生の要因に家族自身の病理性よりも大都市状況という社会環境がもつ病理性の方がより大きく関与していると考えられる大都市例（すなわち，家族の病理＜大都市の病理）と，感応精神病発生の要因に家族自身のもつ病理性が大都市状況がもつ病理性よりも大きく関与していると考えられる大都市例（すなわち，家族の病理＞大都市の病理）との，2つに大別・整理することが，臨床的には可能であるように考えられる。注3)

　　　注3) ここでいう「病理」とは，大都市にしても家族にしても，感応精神病の発生の要因に関連性があるという意味で「病理」なのである。一般に，大都市の病理[23]とは大都市社会に現象する社会病理のことで，歪曲的諸条件と社会解体と逸脱行動との傾域に分けられるが，具体的には本章ではこれらのうち，主に歪曲諸条件（過密化，移動性，匿名性，社会分化，異質性，孤立性）を指していることになり，家族の病理とは，発端者のみが病者で他は健康というのではなく，家族全体が病的にちかい場合を指す。

　論述の都合上，前者を大都市例の第1型，後者を大都市例の第2型と呼んでおくと，症例1は第1型に，症例2，3，4は第2型に相当する。

a) 第1型（症例1）について

　症例1は，発端者も継発者も治癒して一家がそろい，再び家庭生活を始めると，ごく一般的な家族であり，特に「変わっている」とか「おかしい」とか家族自体に病理性が強く存在しているとは思われない家族であった。症例1は，ほかの3例とは異なって，大都市の中にあって心理的・生活史的・社会文化的に孤立・隔絶化しやすい傾向を内蔵しているとは言えない，ありふれた家族であった。

　ではなぜ，このようなありふれた家族に感応精神病という特殊な病態が発生したのであろうか。その発生を促進した要因のひとつとして，大都市における病理性が考えられる。すなわち，症例1の家族は，後からアパートに移ってきたこともあって，既に居たうるさい隣人とは付き合っておらず，アパートのほかの住人たちとも，あるいは周囲（近隣は住宅地）の人々とも親密な交際をせずに（あるいは交際を求められずに）生活していた家族であり，隣人関係がきわめて希薄であった[注4]。母は，隣人に親密な相談相手がいないため，福島県の兄のもとにまで出かけ，そして，その兄の勧めに従って病院の受診を決心している。

　　　注4) 症例1の居住構造をさらに詳しく説明しておくと，この家族の住んでいる場所は住宅の密集した閑静なところでアパートが多く，そのために人の移住性も高い。この一家も，あるアパートの2階に住み，その2階の4部屋のうち，一番隅の部屋に住んでいる。その隣には，洋裁屋，勤め人，勤め人，が住んでいる。隣人の洋裁屋とはうるさいため既述の如く最近ほとんど付き合っておらず，この洋裁屋を除くと昼間でも2階にいるのは継発者だけで，ほかの人々は外へ出かけてしまう。夕方には，洋裁屋の一部屋隣りの勤め人とは，母は話をすることはあるが，プライバシーにかかわることまでには及んでいない。1階は，畳屋とタクシーの運転手と管理人の親戚の3家族が住んでいるが，本家族は，これらの人々ともほとんど

付き合いがなかったのである。

ところで，このような事情について，本家族は，昭和42年以前までこの一家が床屋を開業して住んでいた池袋の商店街と，現在の中野の住宅地との人間的な親密度の相違を述べている。

すなわち，池袋の商店街では近所付き合いが気楽で気安く行われ，また町内会が確立していて困った時には町内会の人々からの助け合いがあったが，現在の中野の所は住宅地でアパートも多く人間の移動性も高く，周囲の人々と付き合いもなく頼れる人がいないというのである。

つまり，同じ「大都市」といっても場所柄によって，人間同士の親密さや一体感に大きな違いのあることを，本例の家族たちは実感として強調している。

この点は重要なことであるが，すでに，なだいなだ[20]も指摘している。

しかも，症例1のような住宅地およびアパートというような大都市の居住構造も，このような症例1の隣人関係の希薄化を助長していたと言える。それは，たまたま近年の爆弾造り犯人の事件でも一般的に明からになったように，隣人が何をしているのか全くわからないことも可能なのが，現代的なアパートや団地などの居住構造であろう。

この点（大都市の居住環境）が，隣人関係の希薄化を促進し，それがさらには当事者同士の結びつきを一層強めて，病的な感応状態発生の促進因子にもなりうるものであることを，症例1は物語っている。

つまり，このように隣り近所と親密な交際がない状態にあると，症例1の母のように外に仕事を持たない人にとっては家庭生活に対してだけと結びつくことになってしまう。症例1の父や妹のように外に勤務する仕事を持っていれば，そのような可能性は少なかったのである。

症例1の父にとって，家庭生活は単に仕事から戻ってきて休養するための場にすぎず，家人や隣人との結びつきよりも仕事先の人々との結びつきの方が最近では強かったのである。隣人関係は希薄であっても，職場という外部の共同社会と結びついている父が感応しないで，それがない母の方が強く感応したのは，生活空間の広さの相違によるとも言えるのである。

ところで，大都市の病理（歪曲的社会条件）として大橋[23]は，過密化，移動性，匿名性，孤立性などをあげているが，これらは症例1にもあてはまることであろう。すなわち，本家族は持家が焼けアパートという過密化した居住地に移動してきたが，騒音の大きいアパートの隣人とは付き合いがなく，さらに周囲の住人に対しても匿名性と孤立性の傾向がうかがわれた。

一般的にも現在の大都市には，「全国から集まって来た人間を壁一つへだてるだけの近さに押し込んでしまう団地[20]」に象徴される人口の過密化がみられ，しかも，そこに住む人間が「群衆の中の孤独」という状態に置かれており，地域社会の共同体意識や隣人関係は希薄化しつつある。

このような点が，感応精神病発生の促進因子として働きうることを，症例1は実例として示しているのではなかろうか。

b）第2型（症例2, 3, 4）について

ところが，症例2, 3, 4は，症例1とは異なって，以前から既に病理性が強い「変った」家族であり，大都市の中にあって既に周囲から閉鎖的に暮らしていた家族であった。

家族全体の生活史（境遇）の特徴について，文献的には[6,37]，貧困な生活環境，精神的外傷歴，不幸な境遇，移民や少数者集団などが目立つが，このような共通の負い目やコンプレックスは，当事者同士の

連帯と結びつきを強め，生活防衛的に外部に対し閉鎖的な態度をとらせ，狭い生活圏に孤立させる要因になる，と考えられている。著者の症例の中で，不幸な境遇とそれに由来する共通の負い目やコンプレックスが特に顕著にみられるのは，症例4の一家である。また家族全体の共通のコンプレックスではないが，症例2の継発者は身体的不調という負い目を，症例3の継発者は精神的外傷歴と田舎出身者という負い目を，強く持っていた。そして症例2の当事者2人は未だ治療せず，症例3については発端者が治療しておらず，いずれも病理性が高い家族である。

しかも，社会文化的にも，症例2（韓国からの移住），症例3（外国への移住），症例4（田舎から大都市への移住）では，その家族がはじめから近所や周囲の人々と十分に適応できない傾向を有していた。

このような状況に加えて，家族内に被害妄想などを有する病者が発現すると，危機的な不安が強まって外界に対立しやすく，そのため一層（病理性の高い）家族という小集団の強い団結の中へ孤立・隔絶化していくことになる。このような孤立・隔絶状況は家族内でお互いに強く頼り合い，周囲に対してはさらに閉鎖的になって，いわば不完全な「難聴」にも似た状況を醸成し，妄想の伝達と相互支持とを促進させる，と考えられるのである。

ともかく，これらは3例とも大都市の中にあって（そして時には，大都市の中にいるが故に），心理的・生活史的・社会的・文化的に何らかの意味で孤立・隔絶化しやすい傾向を内蔵している家族であり，継発者であった。

前述の如く，大都市では居住構造自体や隣人関係・共同体意識の希薄化などが家族同士の閉鎖的生活を促進するわけであるが，これら3例についてはこのような大都市状況の病理性よりも，むしろ大都市の中において家族や継発者が持つ負い目やコンプレックス，さらには家族自体の病理性というものの方が，感応精神病発生の要因として，より重要であったと考えられる症例なのである（故に，第2型）。

木戸[14]の報告による医師とピアニストの姉妹例も，大都市に生活しながら社会性の少ない家庭に成長し，「家族への逃避」傾向を持つ病理性の強い家族であった点で，やはり，この第2型に属するものである。

以上のように症例1と症例2，3，4とでは異なる点があるが，周囲から閉鎖的になりえたことでは共通している（「閉鎖性の重要性」）。周囲から閉鎖的になりえた理由には，（特に症例1や症例4のように）隣人や近隣の人々に対して被害妄想をもった点も，あげられる。

II．発生経過

これまでみてきたように，感応精神病の発生には家族や継発者の問題，その相互関係，さらには，その社会環境的状況などが密接に関与しているが，感応精神病の（特に妄想感応型の）発生経過について著者は，理念型として次の4期に分けることを試みている。それは，「発端者の異常性に対する継発者の態度」という観点によって，分類したものである（**表1**）。

第1期は前駆期である。これは，生活共同体ともいうべき関係において当事者同士が親密な生活を送っている時期である。この時期に次第に（多少の差はあるが），対外的に閉鎖的で孤立した生活状況に入

表1 感応精神病の発生経過
「発端者の異常性に対する継発者の態度」
による4期の分類

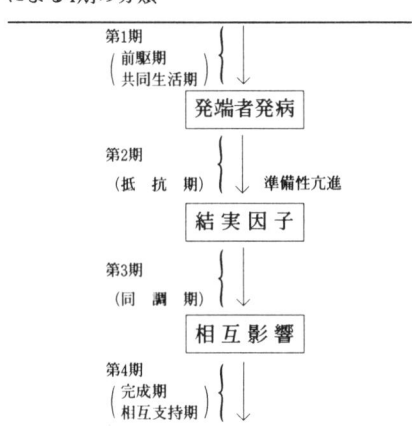

```
第1期
(前駆期) ↓
(共同生活期)
          [発端者発病]

第2期
(抵 抗 期) ↓ 準備性亢進
          [結 実 因 子]

第3期
(同 調 期) ↓
          [相 互 影 響]

第4期
(完成期) ↓
(相互支持期)
```

っていく傾向が認められる。当事者同士のこの親密な時期なくしては感応精神病は発生しえない，と言えよう。

　やがて，発端者が徐々に発病するが，はじめ継発者は，一般的に，この発端者の異常性を相手にせず受け入れない。発端者に同情することはあっても，一般的にはその妄想を否定し，抵抗する傾向がある。これが第2期の抵抗期である。それが，やがて継発者も発端者の妄想に対して半信半疑になって，次の第3期へと進んでいく。抵抗期の中には，積極的な抵抗から消極的な抵抗に至るまで（時に，症例2のように抵抗期の不明のものまで），いろいろな程度がある。

　第2期から第3期に移行するにあたっては感応状態への準備性が高まり，そして第3期への引き金になるべき「結実因子」のみられるのが普通である。「結実因子」とは，当事者同士の団結を強めるための誘因的な危機状況とも言うべきものであって，たとえば，症例2の夫の死，症例3の探偵者の訪問，症例4の父親代わりの母の兄（伯父）の死，などがそれにあたる。

　第3期は同調期で，継発者が発端者の妄想に共鳴し同調してしまう時期である。この第3期の発生機制については，模倣，同情と共感(projective identification)，被暗示性，催眠類似のメカニズム，同一化[4]，同一化要求の昂まり[22]，転移，男性同士では潜在化した同性愛傾向，など[6]が考えられる。Floru, L.[6]がその他，簡潔に紹介している学習心理学，ゲシュタルト心理学，人間学的現象学などの考え方も，この時期の発生を説明している，と言えよう。

　発端者と共にすでに長く親密な生活を続けていて，周囲から閉鎖的になっており，しかも破綻となるような事件（結実因子）が加わると，継発者にとっては発端者の妄想を受け入れないことは，むしろ強い不安になる。従って第3期とは，継発者の危機意識的な不安感情がその現実検討力を圧倒してしまう時期とも言えるのである。

　言い換えれば，第3期に入るに際し，継発者は発端者の妄想を否定して発端者を失うか，あるいは発端者の妄想を受容して発端者との結びつきを強めるかの瀬戸際に立たされ，結局，後者を選び精神病様状態になることで唯一の親密な対人関係を維持しようとするとも現象的には言えるし（症例2，症例3，

症例4），その意味で，発端者への感応は継発者にとって，自己防衛的な反応，また発端者に対する愛と連帯の「証し（あかし）」，と解することができる場合もある。継発者にとって，発端者の妄想を否定し批判することは，これまで親密に暮らしてきた発端者と対立する羽目に陥ることになるからである。

同調がさらに進むと，妄想を相互に支持し強調し合う時期がきて感応精神病は完成する。これを第4期（完成期，相互支持期）と呼んでおく。こうして妄想を完全に共有する病的共同体が形成されるが，この完成期の病態をCameron, N.[3]はparanoid pseudocommunityといい，一方Scharfetter, C.[27]は病的な体験共同体（Erlebnisgemeinschaft）あるいは共生精神病（Symbiontische Psychose）と呼んでいる。またmutual identificationの状態，と言える場合もあろう。

病的共同体にまで至った当事者はお互い同士の分離不安から，一緒に入院してくることが多い（たとえば，症例2，症例4）。

第3期と第4期の境界は臨床上必ずしも明瞭でないことが少なくない。しかし，要するに，影響を受けた継発者が逆に発端者に妄想などに関して明らかな影響を及ぼすことがあれば，第4期に入った兆候としてとらえられる。たとえば，症例4で母は息子の身を案じて外出を禁止し，影響を及ぼしていることは，すでに第4期に入ったひとつのあらわれ，と言えよう。こうして相互に妄想を支持し強め合っていくのである。

ところで，感応精神病発生の経過に際しては，（症例1の継発者も述懐しているように）発端者の異常性が緩慢に起こってくることも重要である。突然の妄想着想や妄想知覚，突拍子もない誇大妄想の発現では，家族からでもすぐに患者は「おかしい」と気づかれやすく，感応されることはまれである。

感応する内容には本邦[1]でも欧米[6,7]でも被害的な内容が多くみられているが，それは，被害妄想はそれ自身，絶対数として誇大妄想などよりも頻度が高いということ以外にも，被害感は人間の根源的不安にかかわりやすく，より人間同士の連帯を強める深刻な雰囲気と状況を醸し出しやすいためではないか，と推察される。

また，第3期および第4期の妄想の共有状態には，発端者の異常性の一部を共有する部分的共有からその全面的共有に至るまで，いろいろな幅が考えられる。時には，症例2のように当事者同士がきわめて強い共生関係を続け，妄想などの異常体験のみならず全生活面にわたってほぼ完全に同調し共有し合っている，と言う非常に極端な例もありうるのである。

発生経過の実例として，この発生経過を症例1についてみておこう。まず第1期の前駆期に関しては，症例1の母と娘はずっと一緒に暮らしてきたので20～30年ということになる。次の抵抗期は，母は昭和50年4月頃に娘がおかしなことを言い出した点に気づいているが，その頃は娘に同情的であり，5月に入って娘の言動を異常と感じているが，それに強い抵抗を示すことなく比較的簡単に共鳴しており，抵抗期が希薄である。5月20日頃の夜中にカチャと音がしたのを聞いて娘の言うことを真実と確信するようになった，ということを同調期へのはっきりとした結実因子と考えれば，症例1の抵抗期は1～2ヵ月ということになろう。それにしてもこの抵抗期は，比較的短期間である。

結実因子（カチャの音）後，母は敏感・関係づけを発展させていくが，自分の異常性によって逆に娘に影響を与えるほどの積極的な働きかけや強さはみられていない。すなわち，第4期の完成期に至らぬ比較的早期の軽症のうちに，この母は病院を訪れている。その意味で，症例1は感応精神病の軽症型，

不全型であると言えよう。このように，症例1を著者が提唱する発生経過に沿ってみていくことによって，症例1は抵抗期が希薄で短く，かつ感応精神病の軽症型，不全型である，という特徴が明瞭になってくる。ここに，著者の発生経過の臨床的意義が存在する。

症例2，3，4はこれに対して完成型であるが，これらの発生経過をまとめて表に示しておく（**表2**）。

ここで視点を全くかえて，分裂病者の家族の多くが感応精神病にはならない，という我々にとってきわめて日常的なケースをも，逆に考えておきたい。

多くの家族に第1期は存在しても（そのあり方も家族によっていろいろ異なるが），次の第2期（抵抗期）中に，おそらく大部分の家族は，患者を「おかしい」と思って病院に連れてくるか医師に相談することが多い，と思われる。

しかしながら，なかには「家族内病識」[24,25]が欠如し，さらには家族が病者の妄想内容を一時的にせよ共有し，同調することも，我々のよく経験しているところである。これはすでに第3期に入っている，と言えよう。第3期には一時的に同調するものから長期に同調して病者に振り回されるものまで，その間に，いろいろな段階の家族が考えられる。

そして，さらにごく少数の家族が，まれに次の第4期の完成期に進むことになる。大部分の分裂病の家族が第4期にまで発展しないのはなぜであろうか。感応精神病の発生という特殊ケースおよび，その要因を考察することは，実はその裏返しとして（すなわち，非感応例においては，それらの発生の要因が不十分であることを考えていけば），分裂病者の家族の多くが感応精神病の第4期にまで至らない理由の解答にもなっているのである。

最後に自験4例の総括を述べる。

表2 発生経過

		症例1	症例2	症例3	症例4
第1期 ↓		約20〜30年間	約30年間	約3年間	約30年間
	発端者発病				
第2期 ↓		約1〜2ヵ月		約2年間	約1年間
	結実因子	カチャの音	夫の死	探偵社の訪問	伯父の死
第3期 ↓		約6日間で受診			約3〜4ヵ月
	相互影響			約6年間で入院へ	約3ヵ月で入院へ
第4期 ↓					

III. 総括

これまでの本邦の感応精神病についての報告を社会文化的状況から概観してみると，近代化の過程で立ち遅れた（あるいは，切り捨てられた）地域や，村落社会での発生例が多く，感応精神病の発生の動因として後進地帯の精神風土がそれらの報告で重要視されていたが，著者があげた4例はいずれも大都市に発生した症例である（表3）。

症例1（第1型）は，共同体意識や隣人関係が希薄な過密住宅地のアパートにおいて生活空間の狭い継発者（母）が娘に感応したものであり，症例2, 3, 4（第2型）は，症例1とは異なって家族自体に強い病理性がみられ，家族や継発者が負い目やコンプレックスを強く有していた症例であった。しかし，両型とも家族が大都市の中にあって周囲から閉鎖的になりえた点では共通している。

著者が提唱した発生経過からみると，症例1は軽症型（不全型），症例2, 3, 4は完成型に相当する。これら大都市例4例の特徴のひとつは，過去の社会文化的な後進地帯での発生例と異なり，まず妄想内容や当事者の置かれた状況に原始的・迷信的・呪術的・宗教的色彩が全くなく，ありふれた関係（被害）妄想を主題にしていたことである。そして，4例とも妄想感応型の感応精神病であった。

また今後，大都市で生じる例は症例1のように軽症型（不全型）にとどまりやすくなるのではないか，とも予想される。それは，精神病の一般的傾向として大都市では発端者の症状自体が軽症化しつつある

表3 大都市における自験4例と木戸らの例

	症例1	症例2	症例3	症例4	木戸らの例
家族	娘→母	母→娘	夫→妻	息子→母|娘	妹→姉
関係	優位→依存	支配→従属	優位→依存	相互依存	優位→依存
居住地	東京都中野区	東京都世田谷区	千葉県船橋市 仏国 パリ市	東京都豊島区	東京都杉並区
主題	関係・被害妄想	関係・被害妄想	関係・被害妄想	関係・被害妄想	関係・被害妄想
タイプ	妄想感応型	妄想感応型	妄想感応型	妄想感応型	妄想感応型
コンプレックス		韓国からの引き上げ 現在も未治癒	地方出身 精神的外傷歴 外国への移住 夫は未治癒	悲惨な境遇 地方出身	社交性の少ない上流家庭 自閉的な母による養育
大都市状況	第1型	第2型	第2型	第2型	第2型
経過	不全型	完成型	完成型	完成型	完成型

ので継発者の症状も軽くなること，大都市では地方にくらべて早期に病院を受診する可能性が高いこと，などの理由からである．ただし，軽症型はみのがされやすく，一過性に終ってしまう可能性が高い点に注意を喚起しておきたい．

　以上の著者の症例の存在とその考察とをまとめて考え合わせると，確かに文明化，近代化，都市化は原始的・呪術的な考えを基礎にした感応機制から我々を解放したが，「感応精神病は既に歴史家の用事となって終った」という指摘[12]，また迷信的・呪術的精神風土を重んずる立場から感応精神病は「歴史の進歩とともに……次第に姿を消していくであろう」という指摘[9,11]などは一面の真理ではあるが全面的には首肯できず，軽症型（不全型）の感応精神病までも含めて考えれば，今後，隣人関係や共同体意識が希薄な大都市の中に（特に症例1のようにアパートに，団地に，マンションに），家族や継発者のもつ病理性や生活空間の狭さ如何によっては，従来の報告にしばしばみられたような迷信的・呪術的色彩のない妄想内容を中心にして，再び発生する可能性も十分に考えられるのである．

まとめ

　大都市で発生した感応精神病（妄想感応型）の4例を報告した．

　1. 症例1は第1型（家族の病理＜大都市の病理）に属する．大都市の居住構造や，隣人関係・共同体意識の希薄性が感応精神病発生の促進因子として働きうることを指摘した．

　2. 症例2，3，4は第2型（家族の病理＞大都市の病理）に属する．

　3. 感応精神病（特に妄想感応型）の発生経過を臨床的に，第1期（前駆期，共同生活期），第2期（抵抗期），第3期（同調期），第4期（完成期，相互支持期）の4期に分けることを提案した．この発生経過に従うと，症例1は軽症型（不全型），症例2，3，4は完成型に相当する．

　分裂病の家族のほとんど大部分は，著者の言う感応精神病の第4期にまで発展しないのはなぜか．感応精神病の発生という特殊ケースやその発生の諸要因を考察することは，裏返しとして，逆に，この問の解答にもなっている．

　4. 一般に感応精神病は近代化，都市化とともにその典型例は減少すると考えられてきたが，著者の症例の存在とその考察は，このような従来の考え方に一つの疑義を提出したものである，と言えよう．

文　献

1) 青木敬喜：感応現象に関する研究（第1報）——その臨床病理場面の概観と社会病理場面への展望——．精神経誌，72；786-811（1970）

2) Berger, G., Kohl, U. : Identische Psychose bei einem eineiigen Zwillingspaar. Fortschr. Neurol. Psychiat., 44 : 373-378（1976）

3) Cameron, N. : Paranoid conditions and paranoia. American Handook of Psychiatry（I）(ed. by S. Arieti), 518-519, Basic Books, New York（1969）

4) Deutsch, H : Folie à deux. Psychoanal. Quart., 7；307-318（1938）

5) Dewhurst, K., Todd, J. : The psychosis of association —— Folia à deux. J. Nerv. & Ment. Dis., 124；451-459（1956）

6) Floru, L. : Der induzierte Wahn —— Theoretischer Überblick und Bemerkungen am Rande von 12 Fällen.

Fortschr. Neurol. Psychiat., 42 ; 76-96（1974）
7) Gralnick, A. : Folie à deux —— The psychosis of association. Psychiatr. Quart., 16 ; 230-263（1942）
8) Gralnick, A. : Folie à deux —— The psychosis of association. Psychiatr. Quart., 16 ; 491-520（1942）
9) 今泉恭二郎：感応精神病に関する一，二の考察．四国医誌，5 ; 125-132（1954）
10) 稲村　博：感応精神病による一家心中．犯罪誌，39 ; 142-155（1973）
11) 伊藤正昭，辻岡　隆，竹村由利彦，片岡　猛，布施勝一郎，胡内就一：感応精神病の一家族例．奈良医誌，10 ; 328-333（1959）
12) Janzarik, W. : Induzierendes Irresein, induzierte Reaktion und die Frage der Suggestion. Fortschr. Neurol. Psychiat., 19 ; 85-99（1951）
13) 柏瀬宏隆，吉野雅博：感応精神病と家族．講座・家族精神医学，第2巻，弘文堂，（1982）
14) 木戸幸聖，李　洙：Folie à duexの1例——病因論的考察を主として——．精神医学，1 ; 793-799（1959）
15) 木村　敏：祈祷性感応精神病の1家族例．臨床心理学研究，7 ; 107-114（1968）
16) Lasegue, C. et Falret, J. : La folie à deux translated by Michaud, R. Am. J. Psychiat., 121 ; 2-23（1964）
17) Lehmann, G. : Zur Kasuistik des induzierten Irreseins（Folie à deux）. Arch. f. Psychiat., 14 ; 145-154（1883）
18) Mester, H. : Induzierter Dermatozoenwahn. Psychiatria clin. 8 ; 339-348（1975）
19) 森田正馬：精神病の感染．神経誌，3 ; 78-79（1904）
20) なだいなだ：シンポジウム——大都市の病理と精神障害，大都市生活者とアルコール中毒．精神医学，18 ; 478-480（1976）
21) 西田博文：Folie à deuxの一症例．九州神経精神医学，12 ; 155-159（1966）
22) 西田博文：思春期の感応現象について——3症例を中心に——．精神医学，16 ; 971-977（1974）
23) 大橋　薫：シンポジウム——大都市の病理と精神障害，研究方法の視点をめぐって．精神医学，18 ; 464-470（1976）
24) 阪本良男：精神分裂症の家族精神療法（その3）——家族内病識——．精神医学，11 ; 217-223（1969）
25) 阪本良男：ふたたび家族内病識について．日医報，2684 ; 69-70（1975）
26) 佐藤幹正，中村精吉：感応性精神病の一症例．鹿児島医誌，3 ; 34-35（1959）
27) Scharfetter, C. : Zur Erbbiologie der symbiontischen Psychosen. Arch. Psychiat. Nervenkr., 211 ; 405-413（1968）
28) 篠原大典：二人での精神病（folie à deux）について．精神経誌，61 ; 2035-2055（1959）
29) Sims, A., Salmons, P. and Humphreys, P. : Folie à Quatre. Brit. J. Psychiat., 130 ; 134-138（1977）
30) Soni, S. D., Rockley, G. J. : Socio-clinical substrates of folie à deux. Brit. J. Psychiat., 125 ; 230-235（1974）
31) 高橋隆夫，三輪登久，沼田満三，見谷久宣：特異的な感応現象をくり返した同胞性精神病の1例．精神医学，15 ; 711-717（1973）
32) 竹山恒寿：一つの場に発生する多人数の精神病状態．神経質，11 ; 41-54（1940）
33) Tuke, D. : Folie à deux. Brit. Med. J., 2 ; 505-G, September 3（1887）
34) Tuke. D. : Folie à deux. Brain, 10 ; 408-421, January（1888）
35) 山川哲也，志賀耕二，鈴木道子，安武伸子，小川暢也：集団発生をみた過呼吸症候群の観察．精身医，9 ; 103-109（1969）

36) 横山茂生，岩井闊之，久保信介，渡辺昌祐：皮膚寄生虫妄想を主症状とする感応性精神病の一家族例．精神医学, 18；527-533（1976）
37) 吉野雅博：感応精神病と祈祷性精神病．現代精神医学大系，第6巻B，中山書店（1978）

初出：精神神経学雑誌　79（11）：571-585, 1977

第2章 感応精神病に関する臨床的研究
―自験8例と本邦の報告例の検討―

本章のもとになった論文は，雑誌「慶應医学」に投稿し，慶應義塾大学医学部三四会賞（1980年度）を受賞した，私にとっては記念すべき論文である。

本章の内容を概観しておく。

I.「定義と輪郭」で，感応精神病と集団ヒステリーと社会病理現象とを区別して新たに感応精神病を定義し直し，II.「研究の歴史」で，1）欧米と2）本邦における感応精神病のそれぞれの研究史を叙述し，III.「自験例」で，自験8例を報告し（うち4例は第1章の4例と同じである），症例1～3と症例4～8とに大別して，さらに自験8例を各事項ごとに包括的に検討を加え，IV.「本邦の報告例」で，まず，1979年当時までの本邦の全報告例を自験例も含めて一覧表に掲げ（総計71組），そして各事項ごとに全報告例の特徴を示し，さらにそれらを諸外国の報告例と比較して，本邦の感応精神病の諸特徴を指摘した。V.「総括」が，本章の内容の要旨となっている。

感応精神病（induziertes Irresein）とは「1人の精神障害者から，その者と親密な結びつきのある他の1人またはそれ以上の人々へ，その妄想観念や異常行動が転移される精神疾患（Gralnick, A.[1,2] 1942)」である。

本章は，感応精神病について自験例と本邦の報告例との検討を中心に据えつつ，その臨床上の諸問題を精神病理学的立場から検討する。

これまで精神病理学の分野では専ら「個の病理」が論じられてきたが，著者はそこにとどまらず，感応精神病の研究を通して，「集団の病理」，「複数の病理」，「関係性の病理」などの領域も切り開いていきたいと考えている。

I. 定義と輪郭

まず，先にあげたGralnick, A.の定義について次の2点に触れておきたい（**第1表**）。

1. 感応精神病はGralnick, A.の指摘するように「親密な結びつきのある人々」の間で発生しているが，そのほとんど大部分は家族成員間である。感応精神病が家族精神病（family psychosis）あるいは夫婦精神病（conjugal psychosis）とも呼ばれるゆえんである。（家族例以外では同一病棟内の患者同士，友人同士の例などがみられるが，それらは稀なばかりでなく，家族例と必ずしも同断には論ずることができない側面も有している。）

2. Gralnick, A.の定義には「妄想観念や異常行動が転移される」とあるが，感応精神病で転移される内容の大部分は妄想観念（あるいは妄想）であり，異常行動はその2次的なものであることが多い。1次的な異常行動のうち「身体症状」が転移される場合は「集団ヒステリー」のことが多く，また社会的な

第1表 病的な集団感応現象

	感応精神病	集団ヒステリー	社会病理現象
主な当事者	家族成員	思春期の学友（女子生徒）	群衆，会衆，乱衆
主な症状	妄想	身体症状	集団行動 パニック

異常行動を呈した場合は「社会病理現象としての感応現象」として区別されよう。

　すなわち，第1表のように，病的な集団感応現象を広く感応精神病を狭く考えた方が臨床的にはより混乱が少ないのではないかと著者には思われるのである。もちろん，これまでの報告例や実際の例の中にはこのようにきれいに分けられない症例もあるが，少なくとも自験例においては全て家族内で妄想が転移されている。

　さて，以上の2点を強調すると，狭義の感応精神病の定義とは次のようになろう。「感応精神病とは，主に家族内において1人の精神障害者の精神症状（とりわけ妄想および妄想観念）が他の1人または1人以上の人々に転移され，複数の人々が同様な精神異常を呈する状態をいう。」

II. 研究の歴史

1）欧米

　感応精神病の研究の歴史は古く，すでに欧米では19世紀前半から同様な現象の記載が散見され（Infektiöses Irresein 1838, Contagio psychica 1846），フランスのBaillarger, J.（1860）がその典型例を報告したと言われるが，この概念を確立したのは同じフランスのLasègue, C. とFalret, J.[3]（1877）であった。

　彼らは，自験例7組を報告し，家族内における人間関係，コミュニケーションやその病理性などについて詳述した。その論文は，当時流行の体質や変質の概念にはほとんど触れず，家族療法の最も初期の論文としても画期的なものであった。彼らは結論を次の9項目に要約している。（(2)，(3)，(4) は1項目にまとめられるので，実質は7項目であろう。）

　(1) 普通の状況では狂気の伝染は起こらない。
　(2) それは次のような例外的特殊条件でのみ起こる。

(3) a) 一方が能動的で知能が優れ，他方が受動的な者である。
　　b) 2人は同じ環境に長期間親密に生活しており，外部の影響から孤立している。
　　c) 妄想内容は，可能性があるような性質のものである。
(4) folie à deux は常に上記の条件で発生し，類似の特徴をもっている。
(5) 女性に多い。
(6) 遺伝負因は血縁者間では発病要因になるが，夫婦例などの非血縁者間には考えられない。
(7) 治療方針は2人を分離することである。
(8) 継発者は軽症である。
(9) まれに第3者に広がることもある。

　そして，彼らの自験例7組のうち，症例1（年配の未婚夫人→8歳の孤児），症例2（母→娘，16歳），症例3（母，35歳→娘，13歳）は継発者が若年者であり，若年者に内在する恐怖とだまされやすさが妄想のエコーになりやすいことが指摘され，他方，症例4（母，66歳→娘，28歳），症例5（姉妹双生児例，41歳），症例6（婦人，49歳→未亡人，46歳），症例7（離婚した姉，57歳→未亡人の妹，47歳）は成人例で，成人では継発者が自分の関心や願望と合う妄想に屈しやすい点が指摘されている。たとえば，症例6の継発者は最近に発端者を知ったのであるが，発端者が億万長者になったらその富の一部をもらえるものと確信していた。

　さらにこの論文では，発端者によって同じ妄想内容がくり返されること，当事者が相互に妥協し合って妄想内容の差異が取り除かれること，継発者は余りに馬鹿げた内容は省いて論理的データで埋めていくこと，感染症のように全く同じ病原菌が移るわけではないのでContagionという用語は不適切なこと，年配者の妄想は理性的な面もあり又年齢が高いため一種の尊敬も受けるので年齢の高いものから低い者に影響を与えやすいこと，などの点も触れられた。

　さて，このフランスにおける folie à deux とほぼ同様の病態を，ドイツ語圏では Lehmann, G.[4]（1883）が inducirtes Irresein と，英語圏では Tuke, D.[5,6]（1887）が double insanity と，更に後になって Gralnick, A.[1,2]（1942）が，病態の背景にある association（連帯，共同生活）を重視して psychosis of association と，呼んだのであった。

　この Gralnick, A. の論文は，総説をまとめ，自験例7組を含むそれまでの英語圏の報告例103組を一覧表にして検討し，それまでの感応精神病研究に関する諸問題をほとんど網羅した特筆すべき論文であった。

　その中で Gralnick, A. は，歴史，同義語，定義（冒頭に前出）を述べ，従来の研究者の分類を統合して次の4型をまとめた。（ところで，分類一般に関しては以下の4型のほかに，1卵性双生児例の場合を第5の亜型として追加することがある[18]。）

1) Folie imposée （imposed psychosis）〔Lasegue, C. と Falret, J. 1877〕精神病者の妄想が健康者に転移され，分離により消失する場合。
2) Folie simultanée（simultaneous psychosis）〔Regis, E. 1880〕親密な結びつきのもとにある2人が同時に同じ精神異常を来たすもの（identical psychosis）であるが，その症状形成の上で精神的感染が考えられない場合。
3) Folie communquée（communicated psychosis）〔Maradon de Montyel, E. 1881〕健康者が他人の妄

想に長い間抵抗した後にこれを受け入れ，分離しても妄想を保持し続ける場合。

4) Folie induite (induced psychosis) [Lehmann, G. 1885] 精神病者が他の精神病者の影響によりその妄想を受け入れる場合。

この4分類については，「folie imposée と folie communiquée との相違は本質的なものではない」また「精神的感染がないような folie simultanée の存在などはあり得ない」などの批判もあるが，現在でもよく引用されている。

さらに Gralnick, A. は，感応精神病発生の重要な要因，また病因とメカニズムなどについても，詳しく考察している。

その後，Jaspers, K[7] (1963) は，妄想病者が1つの運動の中心になるが，この運動はその人物がいなくなると衰えると述べ，Schneider, K[8] (1952) は，「感応精神病と呼ぶよりも感応反応と呼ぶ方が適切である」「感応精神病という言葉は継発者が実際に精神病の場合にだけ正しく，しかもその場合でも，せいぜい主題と内容を受け取ったにすぎない」と述べた。

Scharfetter, C. (1966)[9] は，当事者相互の共生を重視して感応精神病を symbiontische Psychose (共生精神病) と命名する一方，継発者側においても分裂病の遺伝負因が高いことを指摘した。Scharfetter, C. は，その後1970年に著書を出版し，自験例9組を含む240組をまとめて検討している。

他方，精神分析の立場からは，Brill, A. (1920)，Freud, S.[10] (1921)，Hartmann, H. (1931)，Deutsch, H. (1938) らによって，主に「同一化」[10〜13] (無意識的同一化，対象喪失不安の防衛としての同一化，相互の同一化，攻撃者への同一化，など) の機制から，説明が加えられている。

これらのうち，Deutsch, H.[11] の論文を取りあげて内容を紹介してみる。彼女は4症例をあげ，症例1は folie à trois の例で，その妄想内容は意識的・無意識的願望を充足するものであり，症例2は継発者は発端者と直接の関係はなく，発端者の妄想によって継発者側の「家族内ロマンス」の空想が呼び起こされたものであり，症例3は精神病者である母の妄想と神経症者である娘の空想とが平行した例で，娘は母への罪の意識から時々母の妄想を受け入れており，症例4は精神病の姉妹例で，相互の憎しみが外界に被害妄想として投影されずに相互へ向かって心中を企図した例である。精神病者は自己の内・外界が未分化なばかりでなく自他の境界をも破壊し，感応現象とは継発者側に既にあるものが賦活化され，失われた対象を同一化によって回復することであり，それは「恋愛状態」や「集団」や「世代」や「国家」にもみられる点，なども指摘した。しかし，理想のもとでの本能の解放であるヒステリー性の集団行動と，妄想の投影である分裂病とは鑑別されるべきであり，しかも，集団の行為も周囲の承認を受けるかどうかによって英雄的行為か狂人の行為かになる，とも述べている。

Layman, W. A.[13] (1957) らは，両者ともに分裂病が疑われた兄弟例を報告し，継発者側において発端者の妄想内容を取り入れる要請が既に存在していたと述べた。

次に，最近の報告をいくつかあげておこう。

McNiel, J. N.[14] ら (1972) は，老人例に注目した。姉 (77歳) と妹 (72歳) の1組を報告し，さらに，65歳以上の既報告例17組をまとめ，老人例は folie simultaneé が多く (47％)，非血縁者例はなく，高年齢者から低年齢者に影響を与え，老化の関与は少なく，継発者に依存性 (経済的・身体的な依存性) が高く，予後が悪いこと，なども指摘している。

Mester, H.[15] (1975) は，感応性皮膚寄生虫妄想例を検討し，継発者に非血縁者 (特に夫婦) が多く，

この点で血縁者が多い他の感応精神病とは対照的であると述べている。したがって，血縁者の遺伝よりも妄想による情緒的な作用を重要視し，皮膚寄生虫妄想は他の精神疾患よりも伝染性が高いと述べている。

Berger, G. ら[16] (1976) は，1卵性双生児の姉妹例（S. と G. の2人）を報告した。その序文によれば，1卵性双生児で全く同じ病像を呈したのはそれまでにないとのことである。この症状は，S. が症状を呈してG. に影響を与え，その際はS. のみの治療でG. も改善し，また逆にG. が症状を呈してS. に影響を与えた際には，G. のみの治療でS. も改善したものであり，相互に増悪と寛解に影響し合っていた。

Soni, S. D. ら[17] (1974) は，自験例8組を報告し，それまでの報告例109組の発端者と継発者との診断名をリストアップしている。そして，社会的な環境が，実際の妄想内容を決定する要因の1つであり，またいくつかの症例では感応精神病の発生の結実因子にもなっているといい，このようなsocio-clinicalなアプローチこそが治療と予後の両方に貢献する，と述べている。

Floru, L. (1974)[18] は，それまでの研究業績を整理し，しかも自験例12組を呈示して，病前性格，当事者の関係，遺伝，ストレス，社会的な諸要因（職業，住居，経済力，地位），診断，治療などの多元的な観点から詳しい考察を試みている。

Sims, A. ら[19] (1977) の論文は，folie à quatre の報告例であり，長姉が発端者で，次男（folie induite），3男（folie communiquée），3男の嫁（folie imposée）へと広がり，被害・関係妄想を呈している。血縁が異なる3男の嫁の側の家系にはハンチントン舞踏病の遺伝歴が見られている。

最近では，Mundt, Ch. (1978)[20] が，分裂病質の夫が Struktur に，循環病の妻が Dynamik に関与して第3の病像を生じた夫婦例の symbiontische Psychose を報告し，内因性精神病の構成要素には，Struktur と Dynamik の2つがあることを述べている。

さて，以上のように感応精神病の基本問題は今からおよそ100年前の Lasègue, C. と Falret, J. (1887)，およそ40年前の Gralnick, A. (1942) らによって既にほとんど論じられたが，その後も精神分析的立場などによるアプローチ，総説や統計的考察，老人例への注目などの新しい視点，興味ある症例の報告と検討などが行われていて関心は持続しており，欧米におけるこの方面の研究は質，量ともに豊かな印象を受けるのである。

 2) 本邦

一方，本邦における最初の記録は「精神病の感染」と題する森田[21] (1904) の口演のようであって，土佐の一山村で発端者が人格変換（犬神の憑依状態）を呈し，ヒステリー性格の近隣の女性4人が次々と感応したものである。ついで，呉[22]，杉原[23] の報告がみられ，内村ら[24] (1938) はヒステリーの原始型とされる「いむ」の流行現象に言及して，その直接の原因を，暗示による感染であるとした。1940年頃から本邦でも感応精神病の報告例が増え始めるが，各々が未だ社会文化的な後進地帯における1，2の症例報告にとどまっている。その中で，木戸[25] ら (1959) の報告が東京の症例である点が目を引く。続いて，篠原[26] (1959) は古典的諸説の解説と共に，当事者達の「出会い」に注目し，桜井[27] (1967) は，祈祷精神病，感応精神病，原始反応を文化と関係が深い心因症としてまとめ，宮本[28] (1965) は「宗教病理」の枠の中で，感応精神病と祈祷精神病とを共同体の病態としてとらえた。そして，ようやく青木[29] (1970) に至って，自験例5組を含む既報告例50組（ただし，集団ヒステリーも含む）がまとめられ，その中で青木は，発端者による継発者への影響が，主に pathoplastisch に作用している場合と，pathogenetisch に

もpathoplastischにも作用している場合との2つを分けた。また、感応現象をすべての社会現象の根底にあると考え、前近代社会の感応現象は没我方向だけの直線的な反応であり、近代社会のそれは自我の主張から没我の方向に転ずる屈折的な反応であると区別した。

高橋[30]ら（1973）は、弟や妹の精神病の再発に感応されて再発をくり返した女子の精神病患者を報告し、横山[31]ら（1976）は、皮膚寄生虫妄想を主症状とした一家5人の例を記載した。これは本邦で最初の皮膚寄生虫妄想性感応精神病の報告例で、妻から、その夫、母、娘へと感応し、一般の皮膚寄生虫妄想と異なり発端者も含めて予後が良く、各患者間の密接な関係を持続したまま薬物により比較的短期間に軽快している。

稲村[32]（1973）は、東京の下町でおこった一家心中の極めて特異な例を報告している。戦後上京した迷信的雰囲気のある一家で、父の死を契機に母娘の4人（全員女子）が感応精神病に陥り一家心中を行ったが、一人だけが死にきれずに発見され精神鑑定を受けた例であった。この中で、稲村は感応精神病の犯罪例や自殺例をまとめている。

西田[33]（1974）は思春期心性と感応成立に関して考察し、思春期における同一化欲求の重要性を指摘した。そして、吉野[34]（1978）が成書の中で総説的概論をまとめあげている。その中で吉野は、感応精神病を「第1次集団」（共同体的、ゲマインシャフト的小集団）内に発生した病的感応現象の場合に限定し、さらに、この感応精神病を妄想感応型と憑依感応型（感応性の祈祷性精神病）そして広義にヒステリー感応型（集団ヒストリー）の3型に分けて整理している。吉野が「第1次集団」という社会学上の概念をこの分野に持ち込んだ点は注目に値する。

本邦のこれまでの感応精神病の報告は社会文化的な後進地帯における発生例が多く、しかも感応内容などに呪術・宗教的色彩が強かったが[35〜38]、著者[39]は最近、それらの特徴を有さない大都市例や宗教の非関与例にも着目した。

最近では、山田[40]ら（1978）が分裂病の一家でfolie à trois（母、次男、長女）となって籠城した症例（のちに父と次男との軽症なfolie à deuxへと移行）を報告し、津田[41]（1978）は相互依存の関係にあった母娘例で、母が娘との関係の破綻を恐れて娘の妄想世界へと入り込んだ例を報告している。

以上のように、本邦においても森田の報告以来、症例が積み重ねられ、それらを青木や吉野らが集大成し、最近でも興味ある1例報告が行われているが、欧米と異なり本邦の報告例をまとめて統計的に検討した研究やDeutsch, H.のような本格的な精神分析的観点によるアプローチは、未だなされていないようである。

そこで、以下に本邦の報告例の全体についても検討することになるが（ただし、精神分析的な検討はここでは省く）、その前にまず自験例を呈示して、その考察をすることにしたい。

III. 自験例

1) 症例1, 2, 3について

症例1, 2, 3は第1章で前述した[39]ので、後の考察に必要な程度に簡略に触れておく（症例1, 2, 3はそれぞれ、第1章の症例2, 3, 4にあたる）。

症例1：

発端者　母　（56歳），分裂病
継発者　長女（34歳），分裂病
居住地　東京都世田谷区

　韓国から戦後上記の所に引越してきた一家であり，昭和31年に父が死亡してからは母が，まず親戚に対する被害妄想を発展させ，身体が弱かった娘が，一方的にその影響を受けた症例である。昭和39年3月に措置入院となったが，入院後も2人で寄り添って自室内に坐り，他患との交流は少なく，母は娘の面倒をよくみ，娘は母に依存して，入院してから10数年を経た今日でも2人に病識はなく，共生的な生活が続いている。

　本例の母には攻撃的—妄想的（aggressive-paranoic）で能動的—排他的（active-exclusive）な強い性格が，娘には受動的—引きこもりがち（passive-withdrawn）な優しい性格が見られ，2人の間には支配—従属関係が認められた。しかも，相互に良い母，良い娘と良い面でのみ認知し合っていて母子愛が異常に強く，2人を分離させることが困難であり，治療に抵抗を示した。

　2人は長く親密な共同生活を営んできたが，父（夫）の死を契機に経済的にも苦しくなって結びつきは一層強まり，感応精神病へと発展したものである。

症例2：

発端者　夫　（40歳），分裂病
継発者　妻　（39歳），妄想反応
居住地　千葉県船橋市，およびフランス　パリ

　夫婦は昭和37年に結婚（夫23歳，妻22歳）し，夫は画家であった。妻は過去に精神的外傷歴を持ち，田舎出身者のひがみもあって，夫に追従して生活し，近所の人々と親密な交際はせずに暮らしていた。

　まず夫が昭和40年頃から被害・関係妄想を発展させたが，最初の2年間は妻は夫の妄想を認めず受け入れなかった。しかし，私立探偵の訪問を契機に妻は夫の言を認めるようになり，日本で妄想状態の共有が4，5年続いた。その後，心機一転を計るため昭和47年に2人はパリに向かって出発した。パリへの移住という環境の変化後に症状は一旦は軽快したが，数ヶ月後に再燃し，その時はもともとは影響を受けた妻の方が異国にあって夫よりも激しい症状を呈して，日本に昭和48年7月強制送還され入院となった症例である。

　妻は入院後約1カ月半で改善し病識を獲得したが，入院しなかった夫には被害・関係妄想がその後も持続していた。

　退院後も妻はこの夫と同居しているが，その後も妻は再発していない。

症例3：

発端者　長男（30歳），分裂病
継発者　母　（59歳），妄想反応
　　　　長女（41歳），妄想反応
居住地　東京都豊島区

症例3は folie à trois の例である。この一家は悲惨な境遇を過去に経ており，一家が負い目を抱いて東京池袋の裏町で，やはり近所と交際せずに閉鎖的に暮らしていた。

発端者である息子は，昭和40年頃から，自分のアパートの間借り人や近隣の人々に対して被害妄想を持つようになったが，その頃はまだ息子の主張を母と娘は認めなかった。

しかし，それまで頼ってきた母の兄（伯父）が死亡したことを契機に，母と娘は息子の妄想に同調するようになり，この一家は近隣から孤立し，近所の人より措置入院の申請が出されて，当事者3人が同時に同じ精神病院に入院した症例である。

入院後，娘は2カ月弱，母は約5カ月，発端者である息子は約7カ月で妄想は消失した。娘は退院して元気に暮らしているが，母と息子とは現在でも引き続き入院中である。

ここで以上の3例のまとめとして，これらの症例に共通する特徴について述べておきたい。

第1の特徴は，3例の家族が以前から既に病理性の高い変わった家族で，近隣となじめず周囲から閉鎖的に暮らしていた点である。症例1の継発者は身体的不調という負い目を，症例2の継発者は精神的外傷歴と田舎出身者という負い目を，症例3の発端者と継発者は過去の悲惨な境遇という負い目を抱いて周囲から閉鎖的に暮らしており，また社会文化的にも症例1（韓国から移住），症例2（外国への移住），症例3（田舎から大都市への移住）では，その家族がはじめから近所や周囲と十分に適応できない傾向を有していた。

第2の特徴は予後や病態について，症例1は2人とも未だ治癒しておらず，症例2の発端者は軽快せず，症例3の当事者3人中2人は引き続き入院中であって，いずれも病態が軽くはなかったことであり，

第3の特徴は，第2の点とも関連して，継発者が発端者の異常体験のほぼ全部を共有したことであり，

第4の特徴は，いずれもが家族全体を巻き込んだ症例であった点である。もっとも症例1や症例2は2人だけで住んでいる家族ではあったが，症例3は3人とも入院した例であった。

2) 症例4, 5, 6, 7, 8について

症例4も前述したが（第1章の症例1にあたる），その後の観察した経過も興味深いのであわせて述べておきたい。

症例4：

発端者　長女（28歳），分裂病
継発者　母　　（57歳），妄想反応
居住地　東京都中野区

4人家族で，長女がうるさい隣人に対して被害・関係妄想を発展させ，さらに幻聴，作為体験などを呈して精神病院に入院し，一方母はこの長女の影響を受けつつ遂には同じ妄想内容を共有して感応精神病状態となったが，長女の幻聴や作為体験は共有せずに比較的軽症のうちに病院を受診した症例である。

その後の経過で，この第1回目の異常体験から1年半後及び2年後と2回にわたって長女は精神状態の悪化を来たしたが，それらの際には第1回目と異なり母は長女に全く感応されず，むしろ長女に対して再入院をするように説得したのであった。

この2人の間の関係には，長女・優位―母・依存の関係が見られ，第1回目の異常体験の際にはこの関係が一層強まって母は長女に感応され，2回目，3回目の際には，その関係が逆転して母が優位に立ち長女に対して再入院を勧めたのである。

また，同じ家に住みながら，外に仕事を持つ父や次女は母ほど長女との結びつきが強くなく，彼らも長女から軽度には感応されたものの，母ほどには感応されなかったのである。

以下の症例5，6，7，8は，ここではじめて記載する自験例なので，少し詳しく述べておきたい。

症例5：
発端者　母（52歳），幻覚・妄想状態
継発者　次女（23歳），妄想状態
居住地　東京都世田谷区

この一家は，夫はすでに死亡し，長女が結婚して家を出てからは，現在母と次女との二人暮らしである。

母は35歳頃に精神科に入院した既往歴があるが，それ以後は最近まで問題はなかった。ただ気管支喘息のために外出は差しひかえ，また近所にS会の信者が多く，入会をしつこく勧めるので近所づき合いはしていなかった。昭和52年夏頃から母は次女の卒論を手伝ってベンハーの物語を読み，非常に感動して感情的に高ぶっていた。

昭和52年11月下旬に母はS会の隣人からお饅頭をもらって食べたところ，「やせてきた，目が飛び出るようだ」と訴え，数日後に同じ隣人からカリフラワーを貰い娘と一緒に食べたが，頭がチカチカして眠れず，「隣りの人にやられた！」と思い込み，（被毒妄想のために）食事も取らなくなり，また新聞広告の記事などを自分に関係づけるようになった。

12月2日，嫁ぎ先の長女の所へ「隣りの人に毒でやられた，慶應病院に連れて行ってほしい。」と電話を入れたが，長女は母をおかしいと思い，母と妹とをその日のうちに慶應病院精神神経科外来に受診させた。外来で向精神薬が投与されたが，「毒が入っている」と言って服用せず，12月5日になると「盗聴器が仕掛けられている」「放射能で大気が汚染されている」などといい，外へ飛び出し，またベンハーの物語の影響から「四頭馬車」や「キリストの十字架の処刑」が見えると錯視や幻視も訴え，翌6日に再び慶應病院に来院し，即日，精神病院に入院となったものである。

一方，次女には先天的に右半身萎縮症があるが，現在，大学生であり，知能障害や実生活上の支障はない。既述のように，卒論の勉強をしており，昭和52年11月下旬に母と一緒にカリフラワーを食べた2，3日後に眼がさえて眠れず，それを母に「カリフラワーを食べたからよ」と何回も言われているうちにその気になり，以後は母と同様に不眠，被毒妄想，拒食を認めだした。母の言う「新聞広告」への関係妄想もそのまま信じていた。

病院に初診した時点では，娘（次女）にはまだ病識はなかったが，12月6日に来院した時には，前日母が外へ飛び出したことと姉による説得を契機にして，母を「おかしい」と思うようになっている。しかも，母が入院し母と別れてからは，娘は急速に改善した。

なお，娘は母のような錯視・幻視や「盗聴器」・「放射能」体験は呈さなかった。

本例の母―娘の間には，性格上および経済的に優位―依存の関係が見られるが，母は喘息の世話を娘

にしてもらい，娘には先天性半身萎縮症があって，お互いに助け合い相互依存的な関係もみられている。しかも，発病前には2人とも卒論を通して感情的にたかぶっている状態にあったのである。

　本例では，1) 娘が母の異常性に抵抗することなく母の言いなりに同調したが（約10日間），逆に母に影響を及ぼすほどひどくならないうちに娘は治癒している点，2) 娘は，錯視・幻視や「盗聴器」・「放射能」体験は呈さずに母の異常状態の一部だけを共有した点，などから，本例は感応精神病としては軽症例であると考えられる。このように本例が軽症例にとどまった理由としては，嫁いでいる娘（長女）の存在をあげることができる。もし2人を精神科に受診させた長女がいなければ，この2人の異常性はさらに発展したであろうと考えられる。この家族は近所付き合いがなかったが，長女を通して外界からは完全に孤立していなかったために軽症にとどまったと考えられるのである。

症例6：

発端者　母（48歳），分裂病
継発者　次女（20歳），分裂病
居住地　東京都墨田区

　この一家は，母は離婚し，長女は結婚して家を出ており，現在母と次女との2人暮らしである。

　次女は高校卒業後は元気がなく，ほとんど仕事をせず，20歳頃からは特に意欲や自発性が減退し，叔母（カトリック信者）から精神病院への入院をすすめられていた。この時，母もこの娘の異常性を認めたが，「入院させるのはかわいそう。娘は自分の愛情で治せる。」と考えて娘の入院を拒否し，栃木県鹿沼から東京の叔母（S会信者）を頼って昭和48年5月に上京し，2人で上記の所のアパートに住んでいた。

　鹿沼の叔母と東京の叔母とは宗教上の違いもあって仲が悪く，鹿沼の叔母からは「S会に入会するとひどいことになるわよ」とおどかされていた。

　ところで，入院歴はないが古い分裂病の寛解状態と考えられる母は，昭和48年11月頃より「ガスの臭いがする」，「テレビや蛍光灯からバイ菌や毒ガスが出る」，「肉を食べると嘔気がする」……と幻臭，被毒妄想，拒食などを訴え，娘もこれに抵抗することなく同調して感応精神病状態となり，異常体験を5，6日間共有した後に，「S会の会員に意地悪をされた」と思い込み，被毒妄想から「身体がまいってしまって」病院を受診し，2人は分離されてそれぞれ別々の病院に入院したものである。

　入院後は，母，娘共に陽性症状はおよそ2週間ほどで消褪したが，特に娘には軽度の情意鈍麻や自閉傾向のような陰性症状が長く持続していた。

　本例は，最初娘が精神異常を呈した時には母には批判力があったが，今回母が異常体験を訴えると娘は簡単に感応され，母子共に一緒になってあわてふためいている。

　2人が，被害・関係妄想，被毒妄想，拒食のほかに「幻臭」という稀れな症状を共有した点も，本例の興味深いところである。

症例7：

発端者　3男（28歳），分裂病
継発者　次男（35歳），分裂病

居住地　東京都板橋区

　この家族は，母は既に昭和49年に死亡し，6人兄弟で5人が分裂病に罹患しているという分裂病の多発家系の一家であるが，このうち感応し合ったのは2人（3男と次男）だけである。

　まず，弟（3男）が昭和50年7月頃から「盗聴マイクが仕掛けられ監視されている。2階の窓から人がのぞいて，さっと逃げる。家のまわりに暴力団が自動車で乗りつける。」などの被害・関係妄想を訴え，それに対して初め兄（次男）は「そんな馬鹿なことはない」と否定し，弟を励まし弟の面倒をみていた。

　しかし，この兄は昭和51年4月父が新築したアパートへの引越しを契機に弟と同じ内容の被害・関係妄想を呈し，「弟と同じことが起こった。弟のいうことは本当だった。」と認め直して，避難するため自らの希望と父の勧めで精神病院に入院した。入院後は兄は比較的急速に改善し，2週間ほどで「あれは被害妄想でした」との批判力が出てきている。

　この兄弟は，一緒になって大騒ぎしたことは一度もなく，同じ異常体験を時期がズレて訴えており，その点では典型的な感応精神病とは言い難いが，兄は9ヶ月間も弟の話し相手になっていて，その異常体験の内容については弟から明らかな影響を受け感応現象が働いていたものと考えられる。弟と同じ状況が自分にも起こると，それまで弟の言を否定していた兄は「弟の言うことは本当だった」と認め直しているのである。

　ところで，兄は引越しを契機に被害・関係妄想を呈し入院すると急速に軽快し，その後も同じことをくり返して再入院しており，陽性症状の発現には状況依存性がかなり高いと考えられる。この兄の状態は，いわば「分裂病者の妄想反応」ともいえるもので，その反応状態の内容には弟の影響がかなりあったのではないかと考えられる。

　W. v. Baeyer（1932）は，当事者の両方が精神病で共同の妄想内容を形成する場合を konformer Wahn と呼び，内因性の妄想内容にも心的可塑性があることを指摘したが，本例はそれに類似した症例であると言えよう。（たとえ精神病者同士の間でも妄想内容の影響や共有が珍しいことは，普通の精神病院入院中の精神病者同士で本症例のような感応現象はほとんどないことからも，容易に理解されよう。）

　ところで，この症例7では2人の関係で自発性や活動性について優位にあった兄の方が依存的であった弟から影響を受けており，優位―依存の関係が一般の関係とは逆転していた点も興味深いところである（依存→優位の関係）。

症例8：

発端者　長女（34歳），祈祷性精神病
継発者　母（55歳），妄想反応
居住地　東京都練馬区

　この一家は父母と長女と2人の息子との5人暮しである。長女は短大卒業後に母の家事を手伝いながら習い事などをしていたが，その頃友人の母親が毎年死んでいったために，自分の母も今年（昭和52年）は死ぬのではないかと心配する日々を送っていた。

　昭和52年5月15日，母と娘と息子との3人で旅行中に，酒に酔った息子を介抱している母の姿をみて，娘は母に何かがついたと思いショックを受けた。帰宅後も娘は母のことが心配で自分の手を水に入れたり火にかざしたり等のお祓いを開始し，夜も「恐いものがくる」と言って眠らなかった。

翌16日，娘は「私は大日如来よ」と言い出し，声の調子も変化して人格変換をきたし，その夜になると，「私は福娘よ。福をさずけにまいりましたけど～。」と調子をつけて歌いながらしゃべり，外に歩き出したりした。帰宅した父と息子たちは急に様子がおかしくなった娘を病院に連れて行こうと思ったが，娘は「自分の清める気持ちが邪魔される。福島県に行かなければならない。」と考え，翌17日の早朝に福島県郡山市の叔母宅へ母と一緒に向かった。

叔母宅に着くと，娘は「完全な大日如来になりました。ここは，良い家だから福をさずけます。」と歌い出したため，驚いた親戚のものが救急車を呼んで，同日精神病院に入院となったものである。

一方，継発者である母の方は，東京にいる時から娘の命令のままに従って「お清め」や「お祓い」や「祈祷」を行ない，あるいは，娘のそれらを手伝い，入院を拒否して娘と一緒に郡山市に出掛け，娘が入院させられた後は「娘のやり残した行をやらなければならない。やらないと娘は大日如来から人間に戻れない。」と考え，それを済まし，遂にはやはり自分も「大日如来」となって，1日遅れで娘と同じ精神病院に入院したのであった。

入院後は，2人は別々の病棟に分離され，投薬を受けて病識も完全に回復して，およそ1カ月後に退院し，以後は東京に戻り慶應病院精神神経科外来に通院している。

本例の発端者には「大日如来」や「福娘」への人格変換がみられ，しかもそれがお祓いや祈祷中に生じ，診断は広義の祈祷性精神病の範ちゅうに入ると考えられ，他方，継発者はその影響を受けた心因反応で，やはり最終的には「大日如来」と化している。

この2人は，女性同士で1日中家の中にいて家事を協力し合って生活しており，2人の間には相互依存の関係が見られている。一方，同じ家族内のほかの3人の男性は全員が勤め人で昼間は外に出ているために長女との日頃の結びつきは弱く，母のようには長女からは感応されなかったのである。

本例の特徴として，1）発端者はお祓いをした翌日に人格変換を来し，その翌日には入院とかなり早期に入院したために，感応精神病としては軽症でとどまったこと，2）このような祈祷型の感応精神病例は，これまでいわゆる社会文化的な後進地帯には見られても東京のような大都市の中では極めて稀で，我々の調べえた範囲では本例が稲村[32]の報告についで本邦では第2例目にあたること，などがあげられる。

しかし，なぜ大都市にあって宗教的な内容を呈したかの理由は不明で，長女の生まれた年が羊年で，その守り本尊が大日如来であること以外には家族内に特別な宗教や信心などは認められていない。（もっとも，無意識の深層心理の中には宗教の問題が隠されてはいたのであろう。）

ここで以上の症例4〜8に共通する特徴について述べておきたい。

第1の点は，いずれの症例も軽症にとどまったことである。症例4，5，7は継発者が，症例6，8は発端者と継発者の両方が比較的早期に病院を受診したために，これらの症例は軽症で済んだといえるようである。

第2の点は，第1の点とも関連して，継発者が発端者の異常体験のすべてを共有するまでには至らなかったことであり，

第3の点は，感応精神病の波及が家族成員内の一部にとどまり，いずれの症例も2人だけで終わったことである。この点について症例4と8は，発端者と日頃の結びつきが強い継発者だけが感応精神病状態となり，外に仕事を持つ他の家族はほとんど感応されず，症例5，6では長女が既に嫁いでいたため当

事者2人だけの生活を送っており，症例7は皆バラバラで孤立化傾向の強い分裂病の家族であったが，そのうち弟を心配して世話を焼いた兄だけがその影響を受けたのであった。

さて，次に以上の自験8例をまとめて考察しよう。

3) 自験8例についての考察

感応精神病は一般的に，発端者，継発者，その両者の関係，その生活史や社会文化的状況，などの諸要因が相互に絡み合って，はじめて発生し得ると著者は考えているので，この順序で考察を始めたい。

a) 発端者（第2-a表）

自験8例のうち6例の発端者が診断的には分裂病で，残りの2例はそれぞれ幻覚・妄想状態，祈祷性精神病となっている。これまでの文献上でも診断的には分裂病が最も多く[1, 17, 18, 34]，その他パラフレニー，躁うつ病，老人性脳動脈硬化性精神病，パラノイアなどもみられる。発端者の性格特徴としては従来[1, 18, 29]，積極的（aktiv），強力的（sthenisch），闘争的（kämpferisch），あるいは積極的―排他的（active-exclusive），攻撃的―妄想的（aggressive-paranoic）な点が指摘されているが，要するに「強い自我」に関係していると考えられ，この点が著明だったのは症例1の発端者である。しかし，他の自験例においては，これらの点はそれほど顕著であったとは言えないのである。感応精神病の発生に関して発端者の

第2-a表　自験例8組

	発端者	→	継発者	相互の関係	共有した症状
症例1	母（56歳, 分裂病）	→	長女（34歳, 分裂病）	優位→依存〔支配→従属〕	被害・関係妄想
症例2	夫（40歳, 分裂病）	→	妻（39歳, 妄想反応）	優位→依存（相互依存）	同上
症例3	長男（30歳, 分裂病）	→	妻（59歳, 妄想反応） 長女（41歳, 妄想反応）	相互依存	同上
症例4	長女（28歳, 分裂病）	→	母（57歳, 妄想反応）	優位→依存（相互依存）	同上
症例5	母（52歳, 幻覚・妄想状態）	→	次女（23歳, 妄想反応）	優位→依存（相互依存）	同上
症例6	母（48歳, 分裂病）	→	次女（20歳, 分裂病）	優位→依存	同上
症例7	三男（28歳, 分裂病）	→	次男（35歳, 分裂病）	依存→優位	同上
症例8	長女（34歳, 祈祷性精神病）	→	母（55歳, 妄想反応）	相互依存	憑依・宗教妄想

特徴を一方的に考えるのではなく，やはり継発者との関係の中で常に論じられなければならないと言えよう。

発端者の性別では，自験例8人中5人が女性であった。最近のFloru, L.の症例[18]でも12人中9人が女性である。

b) 継発者（第2-a表）

継発者については，これまで診断的には分裂病，身体障害，パラフレニー，性格障害（依存性，ヒステリー性，妄想性），知能低下，反応性精神病，分裂気質（病質）などがあげられてきたが，要するに発端者の影響を受けた反応性の病態であるため（psychogen-reaktiv）[18]，心因反応などをおこしやすい状態が診断的には考えられよう。

自験8例では3人が分裂病で，残りが妄想反応となっている。

症例5の継発者には右半身萎縮症という身体障害もみられている。

継発者の性格特徴としては[1,18,29]，引きこもりがち，隠遁的，閉鎖的，依存性，受動性，被暗示性，情緒的未熟性，視野の狭少・迷信深さ，などが従来からあげられており，要するに「弱い自我」に関係するといえる。自験例の中でその点が比較的明瞭であったのは，症例1，4，5，6の継発者である。しかし，この点もやはり発端者とのかかわり合いの中で相対的に論じていかなければならないと言えよう。

外国においては継発者側に，妄想受容への準備性や心理的要請があることを指摘する報告[11,18]や，また性的欲求不満やサドーマゾ的傾向が存在する症例もある[18]が，自験例ではそのような傾向は認められなかった。

継発者の性別では，自験例計9人中8人が女性であり，女性がほとんど大部分を占めていた。女性が多い理由として，これまで女性の被影響性，被暗示性や依存・受動的傾向，マゾ的傾向などがあげられてきたが[18]，著者はそれらに加えて更に女性同士の「日頃の結びつきの強さ」をも追加したい。男性は外に仕事を持つため家庭内の人間関係では結びつきが弱いのに対し，たとえば母と娘同士などは一日中家にいて一緒に家事などをしているため日頃の結びつきが強く，このような場合に感応し合っていることが多かったのである（症例1，4，6，8）。Floru, L.[18]の例では，継発者15人中10人が女性であった。

　　　（注。ところで，発端者か継発者かを自験例については，「ある時点」においてどちらが先に発症したかで決定したが，両者をいささか明瞭に分けすぎたきらいがないでもない。発端者の発症に実は継発者が影響していることもあるし，また相互に影響し合っていて，どちらがどちらであるかを決定しにくい症例もあり得る。もっとも，2人を分離させて，治癒の良好な方が影響を受けた継発者，治癒の悪い方が発端者と経過から決められる場合もあるが。）

c) 相互の関係（第2-a表）

当事者の相互の関係には，長い間親密な共同生活を営んできて，その間に優位―依存関係（dominant-dependent relationship）あるいは支配―従属関係（dominant-submissive relationship）[1~3]の見られることが多い。優位―依存関係を決定する諸要因にDewhurst, K.[42]（1956）らは，年齢，知性，教育，衝動（攻撃性）などをあげているが，年齢に関しては例外も少なくない。自験例の場合でも2人での症例（計7組）のうち，低年齢（発端者）→高年齢（継発者）が3組もみられている。また症例1に見られたように経済力や身体の健康度なども優位―依存の関係を決定する要因になるといえよう。

自験例の中で1組（症例7）は依存―優位の関係と逆転しているが，このように依存しているものが優

位のものに影響を与える場合は発端者も継発者も分裂病である症例に多いのではなかろうかと思われる。

ところで，自験例で以上のような一方向的な関係だけが明らかに認められたのは症例1や症例7だけにすぎない。たしかに何かの要因について両者に優位―依存の一方向的な関係は見られても，実際は多くの点で相互依存の関係（mutual interdependent relationship）で協力し合って生活してきた場合が少なくないのではないかと考えられる。

著者は，支配―従属関係ばかりでなく，むしろ相互依存の関係という強い相互の結びつきの関係も感応精神病の発生の母胎になることを強調したいのである。

西田[43]が，二重結合性の構造（たとえば，知的経験的には母親が優位，情緒的には娘が優位という2重構造をもった共生関係）もある点を指摘しているのも，このような著者の考え方に近いものと言えよう。

McNiel, J. N. ら[14]は，発端者が途中で軽い脳血管障害を起して優位―依存の関係が逆転したにもかかわらず妄想が持続した姉妹例を報告して，優位―依存の関係よりも intimacy, close relationship が感応精神病の発生に重要であるとしている。これら intimacy や close relationship は相互依存の関係の結果であるとみなしてよいものであろう。

なお，継発者は発端者に対して強い陽性の monovalent な感情ばかりでなく，ambivalent な感情を抱いていることも報告されているが[18]，自験例でそのような傾向がみられたのは症例2，症例3，症例4の継発者であった。

d) 社会・文化的状況，大都市例（第2-b表，第2-c表）

社会・文化的状況については，これまでの本邦の報告例では富裕層や有識層の出身者の例は少なく，大部分が「伝統指向」型の中流以下の庶民層から発生[35～38]していた。すなわち，本邦では社会文化的に立ち遅れた僻地や村落の低階層で多く見られ，このような地域のシャーマニズム的信仰風土や迷信的な雰囲気が，従来，感応精神病発生の動因に重要であると考えられてきた。

自験例についても社会・経済階層は中～下層のものが多く，少なくとも上層階級のものは1組もない（第2-b表）。特に症例3の家族は社会的にも経済的にも極めて悲惨な境遇を体験している。（もっとも，第2-b表の社会・経済階層の上，中，下の分類は，年収などを調べた厳密なものではないが。）

第2-b表 自験例8組

	居住地	住居形態	出身地	大都市の居住期間	社会・経済階層
症例1	東京都世田谷区	一戸建て（住宅街）	韓国	約20年	中～下
症例2	フランス，パリ（千葉県船橋市）	アパート	日本	数カ月	中
症例3	東京都豊島区	アパート（池袋の裏町）	栃木県	30年	下
症例4	東京都中野区	アパート（住宅街）	島根県	30年	中
症例5	東京都世田谷区	一戸建て（住宅街）	栃木県	20年以上	中～下
症例6	東京都墨田区	アパート（住宅街）	栃木県	半年	中～下
症例7	東京都板橋区	一戸建て（工場地帯）	茨城県	30年	中～下
症例8	東京都練馬区	一戸建て（住宅街）	福島県	15年以上	中

第2-c表　自験例8組

	家族	巻き込み形態	大都市状況	妄想の共有状態	病態(経過)
症例1	2人	全体型	第2型	完全型	完成型
症例2	2人	全体型	第2型	完全型	完成型
症例3	3人	全体型	第2型	完全型	完成型
症例4	2人	部分型	第1型	不完全型	軽症型
症例5	2人	全体型	第1型	不完全型	軽症型
症例6	2人	全体型	第2型	不完全型	軽症型
症例7	2人	部分型	第1〜2型	不完全型	軽症型
症例8	2人	部分型	第1型	不完全型	軽症型

＊家族欄の点線内は同居者を，実線内は感応精神病になったものを示している。

ところで、ここに呈示した自験例は、これまでの報告に多い「社会文化的に立ち遅れた」地域での症例ではなく、すべてが大都市（超近代都市、巨大都市）における症例であった。そこで、次に「大都市例」という観点からも自験例を考察しておきたい。

　まず、その居住地は7組が東京都23区内、1組はフランス、パリでの例であった（**第2-b表**）。

　大都市にどの位住んでいるのかという居住期間については、地方から戦後上京してきた家族が多く、既に20年、30年と比較的長く住んでいるものが多い。中には数ヵ月や半年という例もあるが（症例2、症例6）、これらの家族のものは大都市にくる前から既に精神状態が異常であって、はじめから大都市になじめなかった家族といえるものである。

　居住地とその住居形態の特徴について見ると、いわゆる商店街や下町などのように隣り近所との付き合いが多い場所における症例はなく、東京の中でも新興住宅地やアパートなどに住んでいる家族が多かった。そして、その程度の相違はあるが、いずれも隣り近所と親密な交際をせずに生活し隣人関係が稀薄であったという特徴を有していた。

　特に症例1～6は隣人との関係が悪く、隣人に対する被害・関係妄想を訴え、近隣から孤立していた。

　このような点を考えると、前章でも触れたように、いわば大都市における住居形態の特殊性（新興住宅地、アパート）や共同体意識の稀薄さは、周囲から当事者同士を孤立化させてお互いの結びつきを強めさせ、感応精神病の発生の一つの要因あるいは促進因子になりうる可能性がある、といえるようである。

　著者は前章で大都市における症例を「家族と大都市状況との関係」という観点から、第1型と第2型とに分けて整理した。第1型とは、感応精神病発生の要因に家族自身の病理性よりも大都市状況という社会環境がもつ病理性の方がより大きく関与している大都市例（すなわち、家族の病理＜大都市の病理）であり、第2型はその逆の場合の大都市例（すなわち、家族の病理＞大都市の病理）である。

　症例1の継発者は身体的不調という負い目を、症例2の継発者は精神的外傷歴と田舎出身者という負い目を持ち、症例6の発端者と継発者は既に精神異常を呈して上京しており、症例7は分裂病の多発家系というコンプレックスを持って暮しており、いずれも家族自体の病理性が高くて第2型に属し、他方、症例4、5、8は家族全体の病理性は高くなく第1型に属し、症例7はその両面を備えた症例であるといえるようである（**第2-c表**）。木戸ら[25]が報告した大都市例（医師とピアニストの姉妹例）も、社会性の少ない家族に成長し「家族への逃避」傾向を持った病理性の高い家族であった点から、第2型に属するものと考えられる。

　一般に貧困、不幸な境遇、精神的外傷歴あるいは負い目やコンプレックスは、当事者同士の連帯と結びつきを強め、外部に対しては生活防衛上閉鎖的な態度を取らせて、狭い生活圏に孤立化させる要因となりうるのである。

　次にここで**第2-c表**に関して、全体をまとめて述べておこう。

　「巻き込み形態」とは、家族全体を巻き込んだか（全体型）、家族成員内の一部だけであったか（部分型）について分類したものであり、「大都市状況」については、前出の第1型と第2型とに分け、「妄想の共有状態」については、妄想をほぼ完全に共有した場合（完全型）とそうでない場合（不完全型）とに分け、「病態」については感応精神病として完成型（予後不良）であったか軽症型（予後良好）であったかによって分類したものである。（完成型は後述の発生経過の第4期にまで至った例にあたり、軽症型

は，第4期にまで至らなかった不全型に相当する。）そして，これらの点に関しては，**第2-c表の横の2重線**が示すように，自験例は症例1～3と症例4～8とに二大別されるようである。すなわち，症例1～3は全組が全体型で第2型で完全型で完成型であり，一般に経過（予後）も不良であったが，他方，症例4～8は，部分型と第1型が多く，全組が不完全型で軽症型であり，予後も良好であった。しかも，自験例のうちでも，症例1～3は比較的以前の症例であり，症例4～8は比較的最近のものであった。

精神障害は都市化・現代化と共に一般に軽症化するといわれているが，自験例の症例4～8も，比較的早期に病院を受診し，かつ，もともと病理性の高い家族ではなかったために，軽症型で済んでいる。精神衛生思想の普及が進みつつある大都市では，患者が早期に精神科を受診しやすいために感応精神病においても今後はこのような軽症型がみられるのではないかと予想される。

e) 受診動機

感応精神病は家族の者を巻き込むので，誰が，患者たちを病院に連れてきたのか，あるいは何を契機に受診することになったのか，という受診動機の問題も大切である。自験例については，症例1と症例3は措置入院，症例2はパリから強制送還されての入院であり，そして症例4は（初回時は）親戚のすすめ，症例5は被害妄想の治療と長女のすすめ，症例6は被害・関係妄想からの避難と被毒（妄想）の治療，症例7は被害・関係妄想からの避難と父のすすめ，症例8は親戚のすすめ，でそれぞれ病院を受診していた。

一般に，全体型，第2型，完全型，完成型の症例では隣人の申請による措置入院が多く，部分型，第1型，不完全型，軽症型の症例では，他の家族成員や親戚のものが病者らを受診させる場合が多いと言えるようである。興味深いことは，被毒（妄想）の治療（症例5，6）や被害・関係妄想からの避難（症例6，7）などのように，異常体験に基づいてそれに対処するため，患者自らが希望して受診し入院する場合もある点である。

f) 発生経過

感応精神病の発生経過については，前章で著者が「発端者の異常性に対する継発者の態度」によって4期に分けることを提唱した。

自験例の発生経過を，この4期の分類に従ってまとめたものが**第3表**である。

症例1と症例2では第3期と第4期の区分が明らかではなく，症例1，5，6，8では継発者が発端者の妄想に抵抗しておらず，第2期が欠如している。さらにこの表から分かることは，症例1～3までは第4期があるのに対し，症例4～8は第4期が欠如し第3期のうちに病院を受診しているという点である。したがって，症例1～3は感応精神病の完成型であるが，症例4～8は第4期に至らぬ不全型であるといえよう。

g) 治療後の経過

治療の原則は，当事者を環境から離し，当事者同士を分離させることであるが[3]，病院受診後の状況について自験例では，当事者が同じ病院でしかも同じ病棟に入院した場合（症例1，症例3の2人，症例7），同じ病院で異なる病棟に入院した場合（症例3，症例8），それぞれ別の病院へ入院した場合（症例6），発端者だけが入院した場合（症例4，症例5），あるいは継発者だけが入院した場合（症例2）などが見られ，さまざまである。

第3表 自験例の発生経過

時期＼症例	症例1	症例2	症例3	症例4	症例5	症例6	症例7	症例8
（第1期）発端者の発病	（約30年間）	（約3年間）	（約30年間）	（約20〜30年間）	（約20年間）	（約20年間）	（約30年間）	（約30年間）
（第2期）	—	（約2年間）	（約1年間）	（約1〜2ヵ月間）	—	—	（約9ヵ月間）	—
結実因子	父(夫)の死	私立探偵の訪問	伯父の死	カチヤの音	カリフラワーの摂取	ガスの臭い	引越し	母の姿
（第3期）相互影響	（約7年間で入院したが,その後も相互影響が続いている。）	（約6年間で入院へ）	約3〜4ヵ月間	約6日間で受診へ	約一週間で受診へ	5〜6日間で入院へ	約2週間で入院へ	3日間で入院へ
（第4期）			（約3ヵ月間で入院へ）					

点線および実践の斜線は，その時期が欠如していることを示す。

h) その他の諸点（第2-a表，第2-c表）

a) 自験例では2人の場合（folie à deux）が7組とほとんど大部分を占め，3人での場合（folie à trois）が1組である（第2-a表）。なるほど，近年の核家族化の風潮のためか2人で住んでいる家族も少なくないが（第2-c表），人数の多い家族でも日頃の結びつきの強いもの同士だけが感応し合っていたのである。

b) 2人での場合（計7組）のうち，同性例は6例（女性―女性例5例，男性―男性1例），異性例が1組（夫婦例）であって，同性例（特に女性同士の例）が多い（第2-a表）。

c) 自験例の全例が家族例であり，友人間や患者同士などの非家族例はない。家族例のうち母―娘例が5組，夫婦例が1組，兄弟例が1組，……となっているが，姉妹例はない。血縁者か否かでみると，血縁者例が7組と大部分を占め，非血縁者例は1組（夫婦例，症例2）にすぎない（第2-a表）。
血縁者例の7組にはその発生要因として相互の遺伝関係も考えられるが，血縁者の中においても日頃の結びつきの強いもの同士だけが感応し合っており，著者は発生要因として遺伝関係よりもやはり「日頃の結びつきの重要性」を強調したいのである。
しかし，Scharfetter, C.[9] は発端者ばかりでなく，継発者側にも高い遺伝負因があることを強調している。

d) 共有した症状は全例が妄想である（第2-a表）。しかも，その主題では被害・関係妄想が大部分を占め（7組），1組が憑依・宗教妄想であった。大都市における感応精神病はこれまでの報告例と異

なり（後述），被害・関係妄想を共有することが多いといえるようである。

Ⅳ．本邦の報告例

次に，本邦における感応精神病の報告例を自験例も含めて検討し，外国例とも比較して考察する。

1）本邦の報告例

著者が調べえた本邦の報告例はこれまで71組あって，それらを年代順にまとめると**第4表**のようになる（「集団ヒステリー」や「社会病理現象としての感応現象」は省く）。

a）発端者と継発者

全例が71組であるから，発端者は71人いることになるが，継発者の方はそれよりも多く総計119人である。

b）年齢

発端者71人中，年齢の記載がある報告例は61人で，その平均年齢は36.4歳（12歳～87歳）であり，継発者119人中，年齢の記載がある報告例は98人で，その平均年齢は34.2歳（9歳～85歳）である。

c）人数（第5表）

2人での場合が71組中51組あり，およそ全体の3／4を占めている。本邦の最高の人数は8人の例である。

d）家族例，血縁者例（第6表）

2人での場合では，家族例が大部分を占め，家族以外の例では，患者同士の例，友人同士の例などがある。家族例では，夫婦例と母子例が多く，ついで兄弟例，姉妹例と続いている。

血縁者か否かで見ると，血縁者例が多い。血縁者のうち同胞例が18組，親子例が14組となっており，この親子例のうち母子例が13組で，父子例はわずか1組しかない。非血縁者例では夫婦例がその大部分を占めている。また，3人以上での場合でも，全例をあわせた場合でも，家族例が圧倒的に多い。

e）性別（第7表）

発端者でも継発者でも女性がやや多い。

f）相互のペア（第8表）

当事者間の相互のペアでは，同性間の例が異性間の例よりも多く，特に女性同士の例がやや多い。
異性間の例の中では，女性が男性に影響を与えた症例の方が逆の場合よりもやや多くなっている。

g）相互の年齢（第9表）

相互の年齢の関係については，低年齢の者から高年齢の者に影響を与えた場合が，その逆の場合よりもやや多い。

h）相互の関係（第10表）

優位→依存の関係が多いが，逆に依存→優位の関係のものも数は少ないが見られている。（しかし，この点については不明および記載なしの文献例が半数も占めている。）

i）診断名（第11表）

発端者では分裂病が最も多く，次に妄想反応，祈祷性精神病と続いており，以下は稀れとなる。

第4表　本邦の報告例（1970年代まで）

症例番号	報告者（年）	発端者（診断名，年齢） →	継発者（診断名，年齢）	相互の関係	共有した症状	発生地
1	森田[21]（1904）抄	主婦（分裂病，?） →	主婦（妄想反応，?） 主婦（〃，?） 主婦（〃，?） 主婦（〃，?）	?	憑依・宗教妄想	地方
2	三宅[44]（1913）抄	夫（分裂病，62歳） →	妻（分裂病，54歳）	?	被害・関係妄想	?
3	三宅（1913）抄	夫（分裂病，?） →	妻（類破瓜病，? 奇人，）	?	誇大妄想	?
4	三宅（1913）抄	女主人（妄想反応，?） →	下婢（妄想反応，?）	優位→依存	好訴妄想	?
5	橋[45]（1916）抄	妻（祈祷性精神病，40歳） →	夫（祈祷性精神病，45歳）	?	憑依・宗教妄想	?
6	呉[22]（1921）	娘（躁病，15歳） →	母（躁病，37歳）	?	憑依・宗教妄想	?
7	呉（1921）	弟（分裂病，20歳） →	兄（分裂病，26歳）	優位→依存	興奮状態	?
8	呉（1922）	妻（躁病，34歳） →	夫（祈祷性精神病，40歳）	?	憑依・宗教妄想	?
9	呉（1922）	妻（分裂病，30歳） →	夫（分裂病，35歳）	?	憑依・宗教妄想	?
10	杉原[23]（1929）	三男（分裂病，27歳） →	父（妄想反応，63歳） 長男（〃，32歳） 次男（分裂病，30歳）	?	憑依・宗教妄想	?
11	杉原（1929）	弟（躁病，20歳） →	兄（妄想反応，24歳）	相互依存	憑依・宗教妄想	?
12	杉原（1929）	妹（分裂病，23歳） →	姉（妄想反応，36歳）	優位→依存	被害・関係妄想	?
13	太田[46]（1939）	弟（分裂病，27歳） →	兄（躁病，41歳）	?	興奮状態	?
14	竹山[35]（1940）	次男（妄想反応，35歳） →	長男（妄想反応，39歳） 三男（〃，29歳） 次男の妻（〃，32歳）	?	憑依・宗教妄想	中都市
15	三宅[47]（1940）抄	夫（分裂病，37歳） →	妻（妄想反応，35歳）	優位→依存	被害・関係妄想	大都市
16	下田[48]（1942）	母（祈祷性精神病，?） →	息子（祈祷性精神病，16歳）	?	憑依・宗教妄想	?
17	今泉[36]（1954）	父（妄想反応，44歳） →	長男（妄想反応，24歳） 妻（〃，?） 長女（〃，22歳） 次女（〃，20歳） 三女（〃，9歳） 長男（〃，18歳） 次男（〃，13歳）	?	憑依・宗教妄想	地方
18	今泉（1954）	三男（妄想反応，26歳） →	長男の妻（妄想反応，25歳） 父（〃，?） 長男（〃，?） 次男（〃，?）	?	憑依・宗教妄想	地方
19	布施[49]（1956）抄	長男（分裂病，?） →	母（祈祷性精神病，?） 長女（非定型精神病，?） 弟（分裂病，）	?	憑依・宗教妄想	?
20	桜井[50]（1957）	母（祈祷性精神病，49歳） →	姉（祈祷性精神病，25歳） 妹（〃，15歳）	?	憑依・宗教妄想	地方
21	佐藤[37]（1959）	長男（心因反応，17歳） →	次女（祈祷性精神病，25歳） 長女（〃，30歳） 三女（〃，22歳） 四女（〃，14歳） 母（〃，48歳）	?	憑依・宗教妄想	地方

症例番号	報告者（年）	発端者（診断名，年齢）	継発者（診断名，年齢）	相互の関係	共有した症状	発生地
22	伊藤[38)](1959)	次女（妄想反応，30歳） →	長女（妄想反応，32歳） 母　（　〃　，62歳） 四女（　〃　，26歳） 三女（　〃　，28歳） 父　（　〃　，59歳） 長女の夫（〃，33歳）	?	憑依・宗教妄想	地方
23	木戸[25)](1959)	妹（分裂病，47歳） →	姉（分裂病，48歳）	優位→依存	被害・関係妄想	大都市
24	篠原[26)](1955)	母（神経症，62歳） →	息子（神経症，24歳）	相互依存	心気症	?
25	篠原（1959）	夫（妄想反応，30歳） →	妻（妄想反応，25歳）	依存→優位	被害・関係妄想	?
26	篠原（1959）	妻（分裂病，40歳） →	夫（妄想反応，35歳）	優位→依存	被害・関係妄想	?
27	篠原（1959）	息子（分裂病，27歳） →	父（祈祷性精神病，55歳）	?	憑依・宗教妄想	?
28	篠原（1959）	弟（分裂病，41歳） →	兄（進行麻痺，51歳）	?	被害・関係妄想	?
29	篠原（1959）	大学生（分裂病，24歳） →	恋人（分裂病，24歳）	?	?	?
30	篠原（1959）	行者と称する（分裂病，72歳）老婆 →	女工（変質性精神病，25歳）	?	憑依・宗教妄想	?
31	篠原（1959）	母（分裂病，47歳） →	娘（分裂病，22歳）	?	被害・関係妄想	?
32	篠原（1959）	夫（分裂病，55歳） →	妻（分裂病，32歳）	優位→依存	心気症	?
33	篠原（1959）	弟（分裂病，23歳） →	兄（分裂病，26歳）	?	被害・関係妄想	?
34	白石[51)](1960)	三女（変質性精神病，22歳） →	長男（変質性精神病，25歳） 母　（　〃　，54歳） 父　（　〃　，59歳） 長女（　〃　，32歳） 次男（　〃　，16歳） 祖母（　〃　，85歳）	?	憑依・宗教妄想	地方
35	稲野[52)](1960)	兄（分裂病，22歳） →	弟（妄想反応，22歳）	相互依存	被害・関係妄想	?
36	柴田[53)](1961)	弟（分裂病，20歳） →	兄（分裂病，24歳）	?	被害・関係妄想	?
37	柴田（1961）	姉（分裂病，22歳） →	妹（分裂病，21歳）	?	?	?
38	田島[54)](1964)	兄（強迫神経症，27歳） →	弟（強迫神経症，27歳）	優位→依存	強迫症状	中都市
39	米倉[55)](1965)抄	妻（分裂病，32歳） →	夫（妄想反応，33歳）	?	被害・関係妄想	?
40	宮本[56)](1965)	長女（分裂病，40歳） →	次女（妄想反応，37歳） 三女（　〃　，35歳）	相互依存	憑依・宗教妄想	?
41	近間[57)](1966)抄	母（分裂病，73歳） →	娘（分裂病，49歳）	相互依存	被害・関係妄想	?
42	西田[43)](1966)	娘（妄想反応，19歳） →	母（妄想反応，45歳）	相互依存	被害・関係妄想	?
43	島田[58)](1967)抄	兄（幻覚・妄想状態，21歳） →	弟（妄想反応，21歳）	相互依存	被害・関係妄想	?
44	平林[59)](1967)抄	妻（分裂病，?） →	夫（分裂病，?）	優位→依存	誇大妄想	?
45	木村[60)](1968)	母（祈祷性精神病，87歳） →	息子の嫁（祈祷性精神病，38歳） 息子（　〃　，47歳）	?	憑依・宗教妄想	地方
46	杉本[61)](1968)抄	妹（分裂病，?） →	姉（分裂病，?）	依存→優位	?	?
47	服部[62)](1968)抄	夫（分裂病，?） →	妻（分裂病，?）	優位→依存	?	?

症例番号	報告者（年）	発端者（診断名，年齢） →	継発者（診断名，年齢）	相互の関係	共有した症状	発生地
48	福田[63]（1970）	男性患者A（心因反応，46歳） →	男性患者B（心因反応，65歳） 男性患者C（〃，62歳）	?	?	?
49	高橋ら[64]（1970）	女性患者M（分裂病，19歳） →	女性患者A（分裂病，22歳） 女性患者T（分裂病，31歳）	?	被害・関係妄想	地方
50	青木[29]（1970）	母（分裂病，46歳） →	次女（分裂病，18歳）	?	憑依・宗教妄想	地方
51	青木（1970）	母（妄想反応，45歳） →	父　（妄想反応，51歳） 長女（〃，23歳） 次女（〃，21歳）	優位→依存	被害・関係妄想	中都市
52	青木（1970）	妻（妄想反応，41歳） →	夫（妄想反応，49歳）	優位→依存	被害・関係妄想	?
53	青木（1970）	男性患者A（分裂病，63歳） →	男性患者B（分裂病，63歳）	?	被害・関係妄想	?
54	高橋[65]（1972）抄	父（幻覚・妄想状態，?） →	長女（幻覚・妄想状態？） 次女（〃？） 長男（〃？）	?	憑依・宗教妄想	?
55	稲村[32]（1973）	次女（妄想反応，24歳） →	三女（妄想反応，19歳） 母（〃，53歳） 長女（〃，27歳）	相互依存（?）	憑依・宗教妄想	大都市
56	高橋[30]（1973）	弟（分裂病，14歳） →	長女（分裂病，18歳）	依存→優位	錯乱状態 昏迷　〃	?
57	高橋（1973）	次女（分裂病，18歳） →	長女（分裂病，20歳）	依存→優位	昏迷状態	?
58	斉藤[66]（1975）抄	女性（祈祷性精神病，40歳） →	義兄（祈祷性精神病，?）	?	憑依・宗教妄想	?
59	山崎[67]（1975）抄	姉（分裂病，55歳） →	妹（妄想反応，52歳）	優位→依存	被害・関係妄想	?
60	横山[31]（1976）	妻（皮膚寄生虫妄想，43歳） →	次女（妄想反応，10歳） 夫　（〃，50歳） 母　（〃，63歳） 長女（〃，20歳）	?	皮膚寄生虫妄想	中都市
61	近藤[68]（1977）抄	弟（神経症，?） →	兄（分裂病，?）	相互依存	神経症的状態	?
62	山田[40]（1978）	母（分裂病，55歳） →	次男（分裂病，23歳） 姉　（分裂病，26歳）	優位→依存	被害・関係妄想	中都市
63	津田[41]（1978）	長女（分裂病，21歳） →	母（妄想反応，43歳）	依存→優位 （相互依存）	被害・関係妄想	中都市
64	柏瀬（1979）	母（分裂病，56歳） →	長女（分裂病，34歳）	優位→依存 （支配→従属）	被害・関係妄想	大都市
65	柏瀬（1979）	夫（分裂病，40歳） →	妻（妄想反応，39歳）	優位→依存 （相互依存）	被害・関係妄想	大都市
66	柏瀬（1979）	長男（分裂病，30歳） →	母　（妄想反応，59歳） 長女（妄想反応，41歳）	相互依存	被害・関係妄想	大都市
67	柏瀬（1979）	長女（分裂病，28歳） →	母（妄想反応，57歳）	優位→依存 （相互依存）	被害・関係妄想	大都市
68	柏瀬（1979）	母（幻覚・妄想状態，52歳） →	次女（妄想反応，23歳）	優位→依存 （相互依存）	被害・関係妄想	大都市
69	柏瀬（1979）	母（分裂病，48歳） →	次女（妄想反応，20歳）	優位→依存	被害・関係妄想	大都市
70	柏瀬（1979）	三男（分裂病，28歳） →	次男（妄想反応，35歳）	依存→優位	被害・関係妄想	大都市
71	柏瀬（1979）	長女（祈祷性精神病，34歳） →	母（妄想反応，55歳）	相互依存	憑依・宗教妄想	大都市

注）記載が不十分その他の理由によって，この表から落とした報告例（学会抄録）も，2，3ある。

第5表　関与した人数

```
                                総計      71組（100％）
 a)    2人での場合 ———————————— 51組 （72％）
 b)    3人以上での場合 ———————— 20組 （28％）
         ⎧ 3人 ———————— 7組 ⎫
         ⎪ 4人 ———————— 6組 ⎪
         ⎨ 5人 ———————— 3組 ⎬
         ⎪ 6人 ———————— 1組 ⎪
         ⎪ 7人 ———————— 2組 ⎪
         ⎩ 8人 ———————— 1組 ⎭
```

第6表　家族例，血縁者例

```
 a)    2人での場合      51組
                                     ⎧ 夫婦例 （14組）
                                     ⎪ 母子例 （13組）
       家 族 例：   47組（92％）      ⎨ 兄弟例 （10組）
                                     ⎪ 姉妹例 （ 6組）
                                     ⎩ その他 （ 4組）
                                     ⎧ 患者例 （ 1組）
       非家族例：    4組（ 8％）      ⎨ 友人例 （ 1組）
                                     ⎩ その他 （ 2組）

       血縁者例：   32組（63％）
                                     ⎧ 姉妹例 （ 6組）
         ⎧ 同 胞 例   18組            ⎨ 兄弟例 （10組）
         ⎨                            ⎩ その他 （ 2組）
         ⎪                           ⎧ 母子例 （13組）
         ⎩ 親 子 例   14組            ⎨ 父子例 （ 1組）
                                     ⎩

       非血縁者例： 19組（37％）
         ⎧ 夫 婦 例   14組
         ⎨ 非家族例    4組
         ⎩ そ の 他    1組

 b)    3人以上での場合      20組
         ⎧ 家 族 例：  17組（85％）
         ⎨                            ⎧ 患者例 （ 2組）
         ⎩ 非家族例：   3組（15％）   ⎨ 友人例 （ 1組）
                                     ⎩
 c)    全例での場合（a+b）
         ⎧ 家 族 例：  64組（90％）
         ⎨
         ⎩ 非家族例：   7組（10％）
```

第7表　性別

	発端者	継発者	総計
総　計	71人（100%）	119人（100%）	190人
女　性	40人（56%）	72人（61%）	112人
男　性	31人（44%）	47人（39%）	78人

第8表　相互のペア（2人での場合）

51組（100%）

a) 同　性　例		32組（63%）
	女性 ─→ 女性例	19組（37%）
	男性 ─→ 男性例	13組（25%）
b) 異　性　例		18組（35%）
	女性 ─→ 男性例	10組（20%）
	男性 ─→ 女性例	8組（16%）
c) 不　明		1組（2%）

第9表　相互の年齢の関係（2人での場合）

発端者 ─→ 継発者	51組（100%）
低年齢 ─→ 高年齢	23組（45%）
高年齢 ─→ 低年齢	16組（31%）
同年齢 ─→ 同年齢	3組（6%）
不明	3組（6%）
記載なし	6組（12%）

第10表 相互の関係について

相互の関係	総計 71組 %
優位 → 依存	19組（27%）
典型例	16組
その他	3組
相互依存	11組（15%）
依存 → 優位	6組（ 8%）
不明，および記載なし	35組（49%）

第11表 診断名

順位	発端者 71人	（%）	継発者 119人	（%）
1	分裂病 42人	（59%）	妄想反応* 59人	（50%）
2	妄想反応* 12人	（17%）	分裂病 28人	（24%）
3	祈祷性精神病 6人	（ 8%）	祈祷性精神病 15人	（13%）
	幻覚・妄想状態 3人	（ 4%）	変質性精神病 7人	（ 6%）
	躁病 3人	（ 4%）	幻覚・妄想状態 3人	（ 3%）
	神経症 3人	（ 4%）	躁病 2人	
	皮膚寄生虫妄想 1人	（ 1%）	神経症 2人	
	変質性精神病 1人	（ 1%）	非定型精神病 1人	
			進行マヒ 1人	
			類破瓜病（あるいは奇人） 1人	

＊ ヒステリー，心因性精神病，心因反応も含む。

　継発者では，発端者の影響を受けた妄想反応が最も多く，次に分裂病，祈祷性精神病が続き，以下の頻度はずっと少なくなっている。（なお，妄想反応の中にはヒステリー，心因性精神病，心因反応と記載された症例も含めた。）

j）相互の診断の関係（第12表）

　これは，どの診断の者（発端者）からどの診断の者（継発者）へ影響を与えたかを継発者の総数について見たものである。

　妄想反応→妄想反応，分裂病→分裂病，分裂病→妄想反応……と続いている。（発端者の分裂病をすべて合わせると，発端者では分裂病が最も多いことになる。）

k）共有した症状（第13表）

　感応される内容，すなわち発端者と継発者とが共有した症状では，妄想が最も多く，しかもその主題の大部分が被害・関係妄想と憑依・宗教妄想とであり，残りはずっと頻度が少なくなっている。

第12表　相互の診断の関係

順位	発端者	→	継発者	(119人)	%
1	妄想反応	→	妄想反応	(32人)	27%
2	分裂病	→	分裂病	(27人)	23%
3	分裂病	→	妄想反応	(19人)	16%
4	祈祷性精神病	→	祈祷性精神病	(7人)	6%
5	変質性精神病	→	変質性精神病	(6人)	5%
6	妄想反応	→	祈祷性精神病	(5人)	4%
7	皮膚寄生虫妄想	→	妄想反応	(4人)	3%
8	幻覚・妄想状態	→	幻覚・妄想状態	(3人)	
9	幻覚・妄想状態	→	妄想反応	(2人)	
10	分裂病	→	祈祷性精神病	(2人)	
11	その他			(12人)	

第13表　共有した症状

総計　71組　%

妄想	58組	(82%)
被害・関係妄想	29組	(41%)
憑依・宗教妄想	25組	(35%)
誇大妄想	2組	(3%)
好訴妄想	1組	(1%)
皮膚寄生虫妄想	1組	(1%)
心気的訴え*	3組	(4%)
昏迷・錯乱	2組	(3%)
興奮状態	2組	(3%)
強迫症状	1組	(1%)
意識障害（症状精神病）	1組	(1%)
不明	4組	(6%)

*　心気症状，心気妄想も含む．

1）発生地（第14表）

　発生地については，東京，大阪などの大都市例，山間僻地や農村などの地方例，その中間の中都市例と3群に分類すると，**第14表**のような結果になる．

次に，以上の本邦の資料について，外国例とも比較しながら考察する。

2) 外国例との比較と考察

a) 例数，年齢，人数

以上，著者は本邦の報告例71組（継発者119人）をまとめたが，他方，欧米ではGralnick, A.[1]が103組，Scharfetter, C.[69]が240組（継発者322人），Soni, S.D.[17]が109組（継発者123人）の症例をまとめており，またMester, H.の論文[15]によると継発者が346人いるとのことである。ドイツ語圏には69の業績があるといわれている[18]。

本邦の発端者の最高年齢は87歳で最低年齢は12歳，継発者の最高年齢は85歳で最低年齢は9歳であったが，McNiel, J. N.ら[14]の老人例の論文の中では，発端者81歳，継発者77歳の例，またLasègueとFalretの例の中には[3] 8歳の継発者の例がみられている。

人数は，本邦では8人の例が最高であったが，外国ではWaltzer, H.[70]が家族内で起きた12人の例を報告している。

本邦では2人での場合が72％を占めていたが，Scharfetter, C.[69]の統計でも75％とほぼ同様な傾向が見られている。言いかえると，感応精神病の4分の3は「2人での精神病」であると言えよう。

b) 家族例

本邦と同じようにGralnick, A.の統計[1]も家族例が全例を占めている（**第15表**）。

興味深いことに，本邦では母子例13組に対し，父子例はわずか1組しかないが，Gralnick, A.の統計でもほぼ同様な傾向が見られている（**第15表**）

なぜ母子例が本邦でも欧米でもこのように多く，父子例は少ないのであろうか？これも家族内の結びつきの強さの相違を反映しているのではないかと著者には思われるのである。すなわち，父は外に出て働いているために子供らとの結びつきは一般に弱く，また妻と別れても男は再婚しやすいために父子だけで暮すチャンスは母―子とくらべて少ないのではないかと考えられる。

また，本邦では姉妹例は第4位で多くないが，Gralnick, A.の統計では姉妹例が一番多く，この点で本邦と欧米とで著しい相違を示している（**第15表**）。

なぜ欧米ではこのように姉妹例が多いのであろうか？欧米の姉妹例とは，オールドミス，離婚女性，未亡人などの姉妹が一緒に生活して感応精神病になっている場合が多い。欧米では子供は両親から早く独立してしまうので，このような姉妹同士の生活共同体が本邦よりもできやすいのではないかと思われる。本邦では，姉妹同士は結婚するとそれぞれの嫁ぎ先の家に入りその嫁家のメンバーとなってバラバ

第14表　発生地

	総計 71組	％
大都市例（東京，大阪など）	11組	(15%)
中都市例	6組	(8%)
地方例	10組	(14%)
不明，および記載なし	44組	(62%)

第15表　本邦と欧米の比較（家族例）

	本　邦	（47組）	%	Gralnick, A. の統計	（109組*）	%
1	夫　婦　例	（14組）	30%	姉　妹　例	（40組）	37%
2	母　子　例	（13組）	28%	夫　婦　例	（26組）	24%
3	兄　弟　例	（10組）	21%	母　子　例	（24組）	22%
4	姉　妹　例	（ 6組）	13%	兄　弟　例	（11組）	10%
5	弟・姉　例	（ 1組）	2%	姉妹・兄弟例	（ 4組）	4%
	女・義兄例	（ 1組）	2%	兄弟・姉妹例	（ 2組）	2%
	父　子　例	（ 1組）	2%	父　子　例	（ 2組）	2%
	不　　明	（ 1組）	2%			

＊ Gralnick, A.[1] は103組をまとめたが，継発者を中心に扱ったせいか，109組（正しくは109例）となっている。

ラになりやすく，一緒に住むことは稀れであろう。また，本邦では欧米よりも離婚率も低いし，更にたとえ離婚しても親元に戻る場合が多くて姉妹同士で暮すことは比較的珍しいのではないかと思われる。

欧米の姉妹例の頻度が高い背景には，レスビアン的要因もあるのかもしれない。

ところで本邦では，姉妹例が兄弟例よりもさらに少ないが，これも本邦では姉妹同士の方が兄弟同士よりもバラバラになりやすいためではないかと考えられる。

夫婦例は本邦でも欧米でも多くなっている。（遺伝学者によれば，この夫婦例のような血縁関係や遺伝関係がない場合に限って folie à deux と呼ぶべきであるという[18]。）

このように夫婦例が多いことは，やはり「遺伝関係」よりも「日頃の結びつきの強さ」が感応精神病発生の重要な母胎となることを物語っているといえよう。

第15表から姉妹例を除いて本邦と欧米とを比較すれば，残りはほぼ同様な傾向順位が見られている。

家族例については，この他「家族内病識[71,72]」などの問題がある。

c）相互の年齢，性別

Gralnick, A. の統計[1]では高い年齢から低い年齢の者に影響を与えた症例がはるかに多く，その逆の場合の2倍を占めている（42例：21例）。

しかし，本邦では低年齢者→高年齢者の場合がやや多く（**第9表**），欧米とは著しく異なっている。

これまで年齢も優位（高年齢）―劣位（低年齢）の関係を決定する要因の一つである点が Dewhurst, H.ら[42]， Lasègue と Falret[3] などによって指摘されてきたが，本邦ではそれはあてはまらないと言えるようである。

性別については，本邦でも又 Scharfetter, C.[69] の統計でも，発端者も継発者も女性が男性よりも優位を占めており，特に継発者において女性が多くなっている。しかしながら，この結論からすぐに女性の方が男性よりも，特に影響を受けやすいとは一概に言いきれないであろう。なぜならば，**第8表**で見たように異性例の中では女性が男性に影響を与えた例もかなり見られるからである。たしかに一般には女性は男性よりも被影響性が高いであろうが，感応精神病の発生にはやはり2人の強い結びつきがより根本

的な前提条件になるのではないかと考えられる。

d) 診断名，共有した症状

　本邦の診断名を Soni, S. D. ら[17]の統計と比較すると，**第16表**のようになる。

　まず発端者についてはともに分裂病が最も多いが，本邦ではパラフレニーが（診断の立場上の違いもあるが）極めて稀れである点は特徴的である。

　一方，継発者では本邦では分裂病が少なく，さらに身体障害は稀れとなっている。（Soni, S.D. らの統計の身体障害25人の内訳は，聴力障害19人，脳血管障害4人，アルコール依存症2人である。）たしかに，外国例では継発者に身体障害（及びその合併）が少なくないようである[18]（しかし，これは本邦では妄想反応に入れられる可能性がある。）

　ところで，当事者同士が共有した症状については本邦では妄想が最も多く，しかもその主題は被害・関係妄想と憑依・宗教妄想とがその大部分を占めていた（**第13表**）。Gralnick, A.[1]の統計でもやはり被害・関係妄想が多いが，次はずっと頻度が減って（71例：10例，およそ7分の1程度）宗教妄想となっている。このように本邦では憑依・宗教妄想が欧米よりも多い点は，本邦の感応精神病の特徴の一つではないかと考えられる。しかも，同じ宗教妄想といっても本邦では祈祷性精神病などのいわゆる急性の錯乱状態が中心であるのに対し，欧米の宗教妄想は「自分はキリストである」などの慢性の病態を示している点で，その内容もかなり異なるものではないかと考えられる。

　なお，本邦では皮膚寄生虫妄想を共有した感応精神病例はわずか1組（継発者は3人）しか報告されていないが，Mester, H.[15]によると外国では継発者53人が報告されており，この点も外国統計と著しく様相が異なっている。

第16表　本邦と欧米の比較（診断名）

発端者について

	本　邦	（71人）	％	Soni, S. D. らの統計	（109人）	％
1	分　裂　病	（42人）	59％	分　裂　病	（65人）	60％
2	妄想反応	（12人）	17％	パラフレニー	（31人）	28％
3	祈祷性精神病	（6人）	8％	躁うつ病	（9人）	8％
4	幻覚・妄想状態	（3人）	4％	老人性脳動脈硬化性精神病	（4人）	4％
5	躁　病	（3人）	4％			

継発者について

	本　邦	（119人）	％	Soni, S. D. らの統計	（123人）	％
1	妄想反応	（59人）	50％	分　裂　病	（40人）	33％
2	分　裂　病	（28人）	24％	身体障害	（25人）	20％
3	祈祷性精神病	（15人）	13％	パラフレニー	（20人）	16％
4	変質性精神病	（7人）	6％	性格障害	（18人）	15％
5	幻覚・妄想状態	（3人）	3％	精神遅滞	（5人）	4％

e) 大都市例

　外国では大都市における症例はかなり多いようである。そのような観点から考察した論文は見当たらないので正確な統計は不明であるが，最初に folie à deux の概念をまとめた Lasègue と Falret の論文の中の7組もすべてパリでの症例であった（そして6組が被害・関係妄想を共有している）。

　ところで本邦では**第14表**で示したように，大都市例は11組，中都市例6組，地方例10組となっていて不明および記載なしの文献例が多いが，これら不明および記載なしの例は著者が文献を読んだ印象からはほとんど大部分が中都市および地方の例に入るのではないかと思われる。しかも，大都市例11組のうち8組は著者の自験例であった。これまで本邦では大都市における報告例は少なかったのである。

　そして，大都市例の妄想の内容は自験例が示すように被害・関係妄想が多く，呪術・宗教的色彩の内容は少なかったのである。

　これらを考え合わせると，地方と比較し共同体意識が稀薄な大都市という社会構造は，当事者同士の「2人での孤独」（"isolation à duex"）を強めさせ，周囲に対しては被害・関係妄想を発展させやすい環境も有しているのではなかろうかと考えられるのである。

V. 総括

　1) 感応精神病を，「集団ヒステリー」や「社会病理現象としての感応現象」から整理をするために「家族成員間の発生」と「妄想の転移」が多い点を強調し，さらに，感応精神病に関する欧米と本邦の研究の歴史を展望した。

　2) 本邦では報告が少ない大都市における自験例8組（7組が東京，1組がパリ）を報告して，考察を加えた。

　症例1は支配—従属関係が強い母娘例，症例2は継発者である妻がパリで精神状態の増悪をきたし日本に強制送還された夫婦例，症例3は悲惨な境遇を持つ3人での例，症例4は初発時と再発時とで発端者に対する継発者の態度が全く変化した母娘例，症例5は長女がいなければ更に重症になったであろうと考えられる母娘例，症例6は「幻臭」という稀な症状も共有した上京して間もない母娘例，症例7は多発家系の一家で兄が弟と類似の症状を時期が遅れて呈した同胞例，症例8は祈祷性精神病を呈した母娘例，である。

　著者の分類によると，症例1〜3は家族全体を巻き込んだ全体型，家族の病理性が強い大都市例の第2型，妄想内容をトータルに共有した完全型，発生経過の第4期にまで至った完成型であったが，他方，症例4〜8は部分型と環境の病理性が強い第1型が多く，しかも不完全型であり軽症型であった。

　従来，感応精神病の報告例は症例1〜3のような完成型が多かったが，精神衛生思想が普及しつつある大都市では早期に病院を受診する機会が高いために，症例4〜8のような軽症例も見られてくるのではないかと考えられる。

　3) これまで本邦の報告例全体をまとめて考察した研究はないので，著者は自験例8組を含めた総計71組を一覧表にまとめて，さまざまな観点から検討し，その特徴を外国例とも比較して考察した。そして，本邦の報告例の外国例と異なる点として，姉妹例が少なく，低年齢の者から高年齢の者に影響を与えた

場合がやや多く，妄想の内容では被害・関係妄想と並んで憑依・宗教妄想が多いこと，などの点を指摘した．

　4）当事者間の関係として従来言われていた支配—従属関係のほかに「相互依存の関係」も重要であることを強調し，また，同一家族内でも一部の人だけが関与したり，遺伝関係のない夫婦例も既報告例の中では数が多い点などの理由から，感応精神病の発生には当事者同士の遺伝関係よりも「日頃の結びつき」が特に重要ではないかと思われた．

　「相互依存の関係」と「日頃の強い結びつき」とは，感応精神病発生の母胎になりうるものと考えられる．

文　　献

1) Gralnick, A. : Folie à deux — The psychosis of association, Psychiatr. Quart., 16 : 230 〜 236, 1942
2) Gralnick, A. : Folie à deux — The psychosis of association, Psychiatr. Quart., 16 : 491 〜 520, 1942
3) Lasègue, C. et Falret, J. : La folie à deux translated by Michaud, R. Am. J. Psychiat., 121 : 2 〜 23, 1964
4) Lehmann, G. : Zur Casuistik des inducirten Irreseins（Folie à deux), Arch. f. Psychiat., 14 : 145 〜 154, 1883
5) Tuke, D. : Folie à deux, Brit. Med. J., 2 : 505 〜 G, September 3, 1887
6) Tuke, D. : Folie à deux. Brain, 10 : 408 〜 421, January, 1883
7) ヤスパース, K.（内村祐之，西丸四方，島崎敏樹，岡田敬蔵訳）：精神病理学総論中巻，岩波書店，p. 160, 1960
8) シュナイダー, K.（平井，鹿子木訳）：「妄想について」，「今日の精神医学」，p. 31 〜 54, 文光堂, 1957
9) Scharfetter, C. : Zur Erbbiologie der symbiontischen Psychosen, Arch. Nervenkr., 211 : 405 〜 413, 1968
10) フロイト, S.（小此木啓吾訳）：「集団心理学と自我の分析」フロイト著作集，(6), p. 195, 人文書院, 1970
11) Deutsch, H. : Folie à deux, Psychoanal. Quart., 7 : 307 〜 318, 1938
12) Pulver, S. E. and Brunt, M. Y. : Deflection of hostility in folie à deux, Arch. Gen. Psychiat., 5 : 257 〜 265, 1961
13) Layman, W. A. and Cohen, L. : A modern concept of folie à deux, J. Nerv. & Ment. Dis., 125 : 4 〜 12, 1957
14) McNiel, J. N., Verwoerdt, A. and Peak, D. : Folie à deux in the aged（Review and case report of role reversal), J. Am. Geriatr. Soc., 20 : 316 〜 323, 1972
15) Mester, H. : Induzierter Dermatozoenwahn, Psychiatria clin., 8 : 339 〜 348, 1975
16) Berger, G. und Kohl, U. : Identische Psychose bei einem eineiigem Zwillingspaar, Fortsche. Neurol. Psychiat., 44 : 373 〜 378, 1976
17) Soni, S. D. and Rockley, G.J. : Socio-clinical substrates of folie à deux, Brit. J. Psychiat., 125 : 230 〜 235, 1974
18) Floru, L. : Der induzierte Wahn-Theoretischer Überblick und Bemerkungen am Rande von 12 Fällen, Fortschr. Neurol. Psychiat., 42 : 76 〜 96, 1974
19) Sims, A., Solomons, P. and Humphreys, P. : Folie à Quatre, Brit, J. Psychiat., 130 〜 138, 1977
20) Mundt, Ch. : Psychopathologische Überlegungen an Hand einer symbiontischen Psychose, Nervenarzt, 49 : 235 〜 239, 1978
21) 森田正馬：精神病の感染（抄），神経誌, 3 : 78 〜 79, 1904
22) 呉　秀三：臨床講義「感伝性精神病三例」，神経誌, 22 : 47 〜 54, 1922

23) 杉原満次郎：感応性精神病ノ知見補遺, 精神経誌, 30：248～272, 1929
24) 内村祐之, 秋元波留夫, 石橋俊実：あいぬノいむニ就イテ, 精神経誌, 42：1～69, 1938
25) 木戸幸聖, 李煕沫：Folie à deux の1例—病因論的考察を主として, 精神医学, 1：793～799, 1955
26) 篠原大典：2人での精神病（Folie à deux）について, 精神経誌, 61：2035～2055, 1959
27) 桜井図南男：神経症・心因反応, 日本精神医学全書第3巻, p.27～28, 金原出版, 1967
28) 宮本忠雄, 小田 晋：宗教病理, 異常心理学講座（5）, 133～218, みすず書房, 1965
29) 青木敬喜：感応現象に関する研究（第1報）—その臨床場面の概観と社会病理への展望—, 精神経誌, 72：786～811, 1970
30) 高橋隆夫, 三輪登久, 沼田満三, 貝谷久宣：特異的な感応現象をくり返した同胞性精神病の1例, 精神医学, 15；711～717, 1973
31) 横山茂生, 岩井闊之, 久保信介, 渡辺昌裕：皮膚寄生虫妄想を主症状とする感応性精神病の1家族例, 精神医学, 18：527～533, 1976
32) 稲村 博：感応精神病による1家心中, 犯罪誌, 39：142～155, 1973
33) 西田博文：思春期の感応現象について—3症例を中心に—, 精神医学, 16：971～977, 1974
34) 吉野雅博：感応精神病と祈祷性精神病, 現代精神医学系（第6巻）, 中山書店, p.143～171, 1978
35) 竹山恒寿：1つの場に発生せる多人数の精神病状態, 神経質, 11：41～54, 1940
36) 今泉恭二郎：感応精神病に関する1, 2の考察, 四国医誌, 5；125～132, 1954
37) 佐藤幹正, 中村精吉：感応精神病の1症例, 鹿児島医誌, 3：34～35, 1959
38) 伊藤正昭, 辻岡 隆, 竹村由利彦, 片岡 猛, 布施勝市郎, 胡内就一：感応精神病の1家族例, 奈良医誌, 10：328～333, 1959
39) 柏瀬宏隆：感応精神病について—大都市における自験4例の考察—, 精神経誌, 79：571～585, 1977
40) 山田通夫, 村田正人, 山本 節：分裂病家族における感応現象について, 精神医学, 20：951～955, 1978
41) 津田次臣：母娘にみられた Folie à deux, 臨床精神医学, 7：1351～1358, 1978
42) Dewhurst, K. and Todd, J.：The psychosis of association-Folie à deux, J. Nerv. &Ment. Dis., 124：451～459, 1956
43) 西田博文：Folie à deux の1症例, 九州神経精神医学, 12：155～159, 1966
44) 三宅鉱一：臨床講義（抄）, 神経誌, 12：257, 1913
45) 橋 健行：夫婦に現われたる所謂祈祷性精神病の一例（抄）, 神経誌, 15：67～68, 1916
46) 太田清之：同胞間精神病に就いて, 診断と治療, 26；1030～1040, 1939
47) 三宅安三郎：感応性偏執的反応の一例（抄）, 精神経誌, 44：225, 1940
48) 下田光造：精神衛生講話, 岩波書店, p.372, 1942
49) 布施勝市郎ら：興味ある精神分裂病家族例（抄）, 精神経誌, 58：514, 1956
50) 桜井図南男：祈祷性精神病とその感応による尊属殺人の例, 精神鑑定例集, 徳大同門会, 48, 1957
51) 白石英雄：感応精神病の事例, 精神医学, 2：47～52, 1960
52) 稲野穎武, 稲野久子：双生児精神障害（folie gémellaire）の1例, 精神医学, 807～810, 1960
53) 柴田洋子, 矢吹賀江：同胞性分裂病についての知見補遺, 精神医学, 3：381～390, 1961
54) 田島 昭, 菱山珠夫, 堀越伸行：一組の一卵性双生児に見られた強迫神経症, 精神医学, 6：739～745, 1964
55) 米倉育男：folie à deux の一例（抄）, 精神経誌, 67：383～384, 1965

56) 宮本忠雄, 小田　晋：宗教病理, 異常心理学講座第5巻, みすず書房, p. 178～180, 1965
57) 近間　悟：二人だけの精神病 folie à deux の一例（抄）, 熊本医誌, 40：720, 1966
58) 島田昭三郎, 中川充宏, 岸　秀雄, 仲村　肇, 綱脇敬子：双生児感応精神病の一例（抄）, 精神経誌, 69：621, 1967
59) 平林幹司, 沼田浩三：Folie à deux のかたちで現われた分裂病患者夫婦の妄想について（抄）, 精神経誌, 69：1185, 1967
60) 木村　敏：祈祷性感応精神病の1家族例, 臨床心理学研究, 7：107～114, 1968
61) 杉本直人, 高橋隆夫, 三輪登久：同胞性精神病の一例―その感応現象について―（抄）, 精神経誌, 70：584, 1968
62) 服部尚史, 斎藤純一：Folie à deux の例（抄）, 精神経誌, 70：584, 1968
63) 福田一彦, 白橋宏一郎, 岩淵辰夫：上顎癌手術後の患者三例にみられた精神障害, 10：985, 1968
64) 高橋隆夫, 水野隆正, 赤座　叡, 江口和夫：精神分裂病患者間に生じた異常体験の感応現象, 精神医学, 12：129～134, 1970
65) 高橋隆夫, 広瀬伸男, 三輪善子：家族内において生じた集団精神病状態（抄）, 精神経誌, 74：368, 1972
66) 斎藤利和, 片岡幸三, 石橋幹雄：心理感染により憑依状態を呈した1例（抄）, 77：59, 1975
67) 山崎　学, 郡　暢茂, 山崎　哲, 三上直子：folie à deux の症例について（抄）, 日大医誌, 35：742, 1976
68) 近藤健治, 大曽根義子, 仁木　繁, 岡　保紀, 生田琢己：一卵性双生児における Folie à deux（抄）, 精神経誌, 79：209, 1977
69) Scharfetter, C.：共生精神病における妄想共同体―分裂病型精神病研究への寄与― Schulte, W.and Tölle, R.：Wahn, Georg Thieme, Verlag, Stuttgart, 1972（飯田　真, 市川　潤, 大橋正和共訳「妄想」, p. 74～82, 医学書院, 1978）
70) Waltzer, H.：A psychotic family（folie à douze）. J. Nerv. Ment. Dis. 137：67～75, 1963
71) 阪本良男：精神分裂病の家族精神療法（その3）―家族内病識―, 精神医学, 11：217～223, 1965
72) 阪本良男：ふたたび家族内病識について, 日医報, 2784, p. 69～70, 1975

初出：慶応医学 56（3）：249-273, 1979

第3章 感応状態（感応精神病，二人組精神病）
―自験例と本邦の報告例の検討―

> まず概念として，感応精神病と二人組精神病とは，同義語として用いられる場合と，感応精神病が継発者の診断名としてのみに用いられる場合とがあることに，注意したい。ICDとDSMにおける感応精神病についての診断名は，いずれも後者の継発者についての診断名である。
>
> 20年間の経過を観察しえた自験例（母娘例）を，報告した。現在でも私の外来に2人で来院しており，相互依存関係の基本的構造は変わっていない。私のこれまでの全報告例で現在も私の外来に通院しているのは，本例だけとなってしまった。
>
> 本邦の報告例を，症例番号72（1980年）～症例番号113（1995年）までで，一覧表に示した。もちろん，1996年以降も現在に至るまで，興味深い症例報告や優れた研究は続いているが，それらの点についての整理は次回なり，あるいはまた若い世代の研究者におまかせすることになる。
>
> 本章で，感応精神病の寛解過程を3期に分けることを提案した（離脱期，自己批判期，他者批判期）。しかしながら，この寛解過程の提案は私の発生経過の提案ほどには引用されていないのは，誠に残念である。

I．はじめに

1）概念

感応状態（感応精神病，二人組精神病）とは，「主に家族内において1人の精神障害者の精神症状（とりわけ妄想および妄想観念）が，他の1人または1人以上の人々に転移され，複数の人々が同様な精神異常を呈している状態」（柏瀬[19]，1979）を言う。すなわち，2人，3人と複数の人々が同時に同様な精神異常を呈するものである[8,9,10]。

感応精神病（ドイツ語由来）と二人組精神病（フランス語由来）とは，同義語として用いられる場合と，感応精神病が継発者の診断名としてのみに用いられる場合とがある。厳密に言えば，感応精神病については後者の用いられ方が正しいのではないかと思われる[24,25]。たとえば，最新の診断基準であるDSM-IV[5]をみてみる。DSM-IVで，感応精神病にあたる用語はshared psychotic disorder（共有精神病性障害）であるが，その診断基準は以下のようである。

A．ある妄想が，すでに確立した妄想を持つ他の人（々）と親密な関係にある患者において，発展している。
B．その妄想は，確立した妄想をすでに持っている人の妄想内容と類似している。
C．その障害は，ほかの精神病性障害（例：精神分裂病）や精神病性特徴を伴う気分障害ではうまく説明されず，また物質（例：乱用薬物，投薬）や一般身体疾患の直接的な生理的作用によるものでもない。

A.とB.の基準から，これは継発者の診断名であることは明白であろう。（ちなみに，C.の基準から，継発者がたとえば分裂病者である場合は，この診断名から除外されることになる。）

しかしながら，事はそれほど容易ではない。実は，DSM-Ⅳの shared psychotic disorder にはカッコして folie à deux とつけられているのであり，また感応精神病という日本語訳の原典になった Lehmann, G. のドイツ語論文にも inducirtes Irresein にカッコして folie à deux と補われているのである[33]。

したがって，感応精神病という用語をみた場合には，二人組精神病と同義なのか，あるいは継発者の診断名だけを意味しているのか，に注意を払わなければならないことになろう。

二人組精神病（folie à deux）の場合は，人数に応じて folie à trois, folie à quatre, folie à cinq, ……といった言い廻しが可能であって，便利である。

2）ICDとDSMの中の変遷

ここで，ICDとDSMにおける感応精神病の取り扱われ方の変遷をみておきたい。

まず，ICD-9（1975）では paranoid states の中に induced psychosis とあり，次の ICD-10[68]（1993）では，induced delusional disorder となっている。ここで，induced という用語には変わりはないが，psychosis は delusional disorder に変化しており内容が妄想に絞られてきていて，その範囲は狭くなったと言えよう。

他方，DSM-Ⅲ[3]（1980）では paranoid disorders の中に shared paranoid disorder が，DSM-Ⅲ-R[4]（1987）では psychotic disorders not elsewhere classified の中に induced psychotic disorder が，さらに DSM-Ⅳ[5]（1994）では schizophrenia and other psychotic disorders そのものの中に shared psychotic disorder（folie à deux）が，ある。

まず DSM-Ⅲ から Ⅲ-R の shared から induced への変化の趣旨については，shared よりも induced の方が障害の本質を示しているからとの理由が説明されている[4]。しかしながら，DSM-Ⅳ になると再び shared に戻っている（その理由は説明されていない。DSM が病因的な名称よりも現象学的な名称を重視しているせいではなかろうか，著者は推測している）。Induced よりも shared の方が範囲が広いと言えるし，用語としても shared の方が優れているように思われる。また，DSM-Ⅲ から Ⅲ-R および Ⅳ へは，paranoid から psychotic へと変化している。妄想（paranoid）に絞られていた内容が精神病性（psychotic）へと，やはり範囲は広くなったと言えよう。

以上のまとめとして，現行の ICD-10（induced delusional disorder）と DSM-Ⅳ（shared psychotic disorder）とを比較してみると，DSM-Ⅳ の方が shared と psychotic との両方の意味合いから，ICD-10 よりもその内実はより範囲が広いと言えるようである。

ところで，以上の ICD と DSM の中の診断名は，いずれもすべて継発者についてのそれなのである（発端者は，それぞれの診断名が付与される）。

Ⅱ．自験例

次に提示する症例は，著者が初発から20年間の経過を観察しえた感応精神病例である。このような長期経過をみた報告例は本邦にも諸外国にもない。本例は前章で述べたが（症例8），さらにこの20年間の

経過をも追加して述べたい。

1) 症例
　発端者　長女（34歳），祈祷性精神病
　継発者　母　（55歳），妄想反応
　居住地　東京都
　この一家は父母と長女と2人の息子との5人暮らしである。
　長女は短大卒業後に母の家事を手伝いながら習い事などをしていたが，その頃友人の母親が毎年死んでいったために，自分の母も今年（昭和52年）は死ぬのではないかと心配する日々を送っていた。
　昭和52年5月15日，母と娘と息子との3人で旅行中に，酒に酔った息子を介抱している母の姿を見て，娘は母に何かがついたと思いショックを受けた。帰宅後も娘は母のことが心配で，自分の手を水に入れたり火にかざしたり等のお祓いを開始し，夜も，「恐いものがくる」と言って眠らなかった。
　翌16日，娘は「私は大日如来よ」と言い出し，声の調子も変化して人格変換をきたし，その夜になると，「私は福娘よ。福をさずけにまいりましたけど～」と調子をつけて歌いながらしゃべり，外に歩き出したりした。
　帰宅した父と息子達は急に様子がおかしくなった娘を病院に連れていこうと思ったが，娘は「自分の清める気持が邪魔される。F県に行かなければならない」と考え，翌17日の早朝にF県K市の叔母宅へ母と一緒に向かった。
　叔母宅につくと，娘は「完全な大日如来になりました。ここは，良い家だから福をさずけます」と歌い出したため，驚いた親戚のものが救急車を呼んで，同日精神病院に入院となったものである。
　一方，継発者である母の方は，東京にいる時から娘の命令のままに従って，「お清め」や「お祓い」や「祈祷」を行ない，あるいは娘のそれらを手伝い，入院を拒否して娘と一緒にK市に出掛け，娘が入院させられた後は「娘のやり残した行をやらなければならない。やらないと娘は大日如来から人間に戻れない」と考え，それを済まし，遂にはやはり自分も「大日如来」となって，1日遅れで娘と同じ精神病院に入院した。
　入院後は，2人は別々の病棟に分離され，投薬を受けた。経過は良好で，2人とも病識は完全に回復して，およそ1カ月後に退院し，東京に戻りK病院精神神経科外来に通院している。

2) 症例の考察
　本例の発端者には「大日如来」や「福娘」への人格変換がみられ，しかもそれがお祓いや祈祷中に生じ，診断は広義の祈祷性精神病の範ちゅうに入ると考えられ，他方，継発者はその影響を受けた心因反応で，やはり最終的には「大日如来」と化している。
　この2人は，女性同士で1日中家の中にいて家事を協力し合って生活しており，2人の間には相互依存関係（柏瀬）がみられている。一方，同じ家族内のほかの3人の男性は全員が勤め人で昼間は外に出ているために長女との日頃の結びつきは弱く，母のように長女からは感応されなかったのである。
　本例の特徴として，1) 5人の家族のうち2人だけが関与しており，著者の言う家族部分型の感応精神病であること，2) 発端者はお祓いをした翌日には入院とかなり早期に入院したために，感応精神病としては軽症でとどまったこと，3) このような憑依感応型の感応精神病は，これまでいわゆる社会文化的な

後進地帯にはみられても東京のような大都市の中では極めて稀れで，著者の調べえた範囲では本例が稲村の報告についで本邦では第2例目にあたること，などがあげられた。

3）その後の20年間の経過

さて，発端者である娘は，この20年間に数回のシュープ（増悪）を起こしたが，入院するに至ることはなかった。しかも，憑依状態や祈祷性精神病を呈したのではなく，服薬中断後に幻聴が出現して受診したり，また抑うつ状態と自殺念慮のために受診していた。いずれの場合も抗精神病薬（sulpiride, levomepromazine）の増量によって軽快している。

このようなその後の経過から，発端者は分裂病圏と考えられ，初発時は分裂病者が祈祷性精神病を呈したものと考えられる（娘が母になにかがついたと思い込んだのは，妄想着想と呼んでよいような体験だったのであろう）。

最近は，1カ月に1回母親と共に規則的に来院し，規則的に服薬している。

一方，継発者の母親は娘がシュープを繰り返した時は動揺することはあっても感応されることはなく，娘の精神症状に対し病識は一貫して保たれていた。しかし，時に不眠になることはあり，睡眠薬は服用していて，最近は娘とともに規則的に来院している。

この20年間の間に，父親は脳内出血で死亡，長男は結婚し独立，現在では母と娘と次男の3人暮しである。娘と次男は，いまだ独身である。

精神科外来には，母娘2人で一緒に来院することが多いが，時には都合で1人ずつ来て，それぞれ相手の薬ももらって帰ることがある。面白いことに，睡眠薬は同じもの（estazolam）を処方しているので不足した時にはその薬をお互いにやり取りすることがある，という。

また，お互いに相手に対しては常に同情的であった。すなわち娘は母親について「両親が夫婦げんかした時には，いつも母の味方をした。今でも母を守らなくてはという気持がある」と言い，母親は娘について「娘は神経が細かいので，弱いので，疲れやすいのです。病気になってからは，勤めさせていません」と言い，母親の年金で生活している。

以上のことから，20年間を経過しても2人の間には相互依存関係が持続していると言えよう。すなわち，相互依存関係は持続したまま，しかしながら感応精神病としては再発することなく現在に至っているのである。

Ⅲ．本邦の報告例

本邦の感応精神病の報告例は，「精神病の感染」と題する森田[37]（1904）の口演を嚆矢として，著者が調べ得た範囲では表1のように113例にのぼる（症例番号71までの表については第2章を参照されたい[19]）。もっとも，記載が不十分その他の理由によって，表から落とした報告例もあるので，過去90年間で少なくとも113例以上の報告例があることになる。表には学会発表（抄）も含めたが，集団ヒステリー[20]（ヒステリー感応型[70]）は省いてある。さらに，報告されていない症例ももちろん多くあると推測され，実際の例数はもっと多いはずである。

ここでは本邦の報告例の全体を概観する紙幅はないので，最近（1990年代について）の感応精神病の

表1 本邦の報告例

症例番号	報告者（年）	発端者（診断名，年齢）	→	継発者（診断名，年齢）	相互の関係	共有した症状	発生地
72	高頭[60]（1980）	母（分裂病，66歳）	→	娘（心因反応，33歳）	優位→依存	被害・関係妄想（嫉妬妄想）	大都市
73	森本ら[36]（1981）抄	娘（?，21歳）	→	母（?，46歳）	相互依存	?	?
74	青木ら[6]（1981）抄	妻（分裂病，45歳）	→	夫（心因反応，50歳）	相互依存	被害・関係妄想	?
75	鈴木ら[57]（1981）抄	息子（心因反応，26歳）	→	母（分裂病，57歳）	依存→優位	被害・関係妄想	?
76	高橋ら[58]（1982）	娘（心因反応，29歳）	→	父（心因反応，62歳）	相互依存	被害・関係妄想（嫉妬妄想）	大都市
			→	母（心因反応，56歳）	相互依存		
77	石黒[14]（1983）抄	息子（分裂病，22歳）	→	母（心因反応，?）	相互依存	被害・関係妄想	?
78	Oguchiら[45]（1983）	次女（分裂病，22歳）	→	母（分裂病，51歳）	相互依存	被害・関係妄想	?
			→	長女（妄想反応，26歳）	相互依存		
79	西田ら[41]（1983）	妻（分裂病，50歳）	→	夫（妄想反応，55歳）	相互依存	被害・関係妄想	中都市
80	西田ら（1983）	母（分裂病，41歳）	→	祖母（分裂病，75歳）	相互依存	被害・関係妄想	地方
			→	娘（妄想反応，12歳）	優位→依存		
81	安田ら[69]（1985）	母（?，?）	→	娘（心因反応，46歳）	相互依存	被害・関係妄想	?
82	東原ら[62]（1985）	男性患者A（中毒性精神病 37歳）	→	男性患者B（中毒性精神病 32歳）	優位→依存	被害・関係妄想	?
			→	男性患者C（中毒性精神病 25歳）	優位→依存		
83	高橋[59]（1986）	弟（分裂病，38歳）	→	姉（妄想反応，44歳）	相互依存	被害・関係妄想	大都市
84	高橋（1986）	妻（妄想反応，32歳）	→	夫（妄想反応，40歳）	相互依存	被害・関係妄想	大都市
85	岡本ら[46]（1986）抄	夫（分裂病，40歳）	→	妻（妄想反応，49歳）	相互依存	?	大都市
86	菊池[31]（1987）抄	息子（分裂病，29歳）	→	母（分裂病，59歳）	相互依存	被害・関係妄想	?
87	渡辺ら[67]（1987）	姉（分裂病，56歳）	→	妹（妄想反応，54歳）	相互依存	被害・関係妄想	大都市
88	市川[13]（1988）抄	母（分裂病，55歳）	→	娘（分裂病，29歳）	相互依存	被害・関係妄想	?
89	斉藤[50]（1988）	姉（皮膚寄生虫妄想 67歳）	→	夫（心因反応，68歳）	優位→依存	皮膚寄生虫妄想	地方
90	澤原ら[55]（1988）	母（パラノイア，45歳）	→	長女（妄想反応，19歳）	相互依存	被害・関係妄想	?
91	佐藤ら[54]（1988）	妻（分裂病，56歳）	→	夫（妄想反応，76歳）	優位→依存 相互依存	被害・関係妄想	大都市
92	神庭ら[15]（1988）	母（妄想反応，55歳）	→	娘（妄想反応，33歳）	優位→依存	被害・関係妄想	大都市
			→	孫娘（妄想反応，6歳）	〃	〃	
93	辻ら[65]（1990）抄	姉（分裂病，42歳）	→	妹（妄想反応，42歳）	優位→依存	?	?
94	大橋ら[47]（1990）	友人（分裂病，21歳）	→	友人（妄想反応，21歳）	優位→依存	憑依状態（恋人同士）	大都市（?）

症例番号	報告者（年）	発端者（診断名，年齢）	→	継発者（診断名，年齢）	相互の関係	共有した症状	発生地
95	橋本ら[11]（1991）	母（分裂病，53歳）	→	長女（妄想反応，29歳）	相互依存（流動的）	被害・関係妄想	中都市（？）
96	佐伯ら[48]（1991）	母（心因反応，40歳）	→	娘（心因反応，12歳）	相互依存	憑依・宗教妄想	大都市
97	斉藤[49]（1991）	母（分裂病，38歳）	→	長女（妄想反応，15歳）	優位→依存	？	？
98	柏瀬[23]（1992）	兄（分裂病，34歳）	→	妹（神経症，28歳）	相互依存	自己臭恐怖	大都市
99	新井ら[7]（1992）	母（分裂病，42歳）	→	長女（妄想反応，15歳）	相互依存	被害・関係妄想	中都市
			→	長男（心因反応，10歳）	優位→依存	〃	
100	鈴木ら[56]（1992）	姉（分裂病，46歳）	→	妹（分裂病，40歳）	優位→依存	被害・関係妄想 カプグラ症候群	大都市
			→	父（心因反応，84歳）	優位→依存	被害・関係妄想	
101	西田ら[43]（1992）	妻（パラノイア，43歳）	→	夫（分裂病，47歳）	優位→依存	被害・関係妄想	中都市
102	足立ら[1]（1992）	夫（分裂病，40歳）	→	妻（妄想反応，34歳）	優位→依存	「自然な生活」についての妄想 病的合理主義	大都市
				長女（〃，10歳）	〃	〃	
				長男（〃，8歳）	〃	〃	
103	金森ら[16]（1993）抄	夫（皮膚寄生虫妄想，76歳）	→	姉（皮膚寄生虫妄想，63歳）	優位→依存	皮膚寄生虫妄想	？
104	三田ら[34]（1993）	兄（分裂病，25歳）	→	弟（分裂病，19歳）	相互依存	憑依状態	地方（山村）
				妹（妄想反応，22歳）	〃	〃	
105	三田ら（1993）	妹（分裂病，38歳）	→	姉（妄想反応，40歳）	相互依存	憑依状態	地方（漁村）
				姉の夫（〃，41歳）	〃	〃	
106	徳永ら[63]（1994）抄	妻（皮膚寄生虫妄想，72歳）	→	夫（皮膚寄生虫妄想，78歳）	優位→依存	皮膚寄生虫妄想	中都市
107	森川ら[35]（1994）	妻（分裂病，65歳）	→	夫（妄想反応，65歳）	優位→依存	被害・関係妄想	中都市
108	風祭ら[30]（1995）	長女（分裂病，27歳）	→	次女（妄想反応，24歳）	相互依存	祈祷性精神病 憑依妄想	大都市
			→	父（妄想反応，59歳）	〃	〃	〃
109	堀端ら[12]（1995）	妻（分裂病，35歳）	→	夫（妄想反応，38歳）	優位→依存	被害妄想（誇大妄想）	中都市
110	天笠[2]（1995）抄	次男（分裂病，35歳）	→	母（妄想反応，65歳）	相互依存	被害・関係妄想	？
111	天笠（1995）抄	次女（分裂病，47歳）	→	母（妄想反応，74歳）	相互依存	被害・関係妄想	？
112	天笠（1995）抄	長女（分裂病，32歳）	→	母（妄想反応，62歳）	相互依存	被害・関係妄想	？
113	遠乗ら[64]（1995）抄	弟（分裂病，？歳）	→	兄（妄想反応，？歳）	優位→依存	被害・関係妄想	？

報告例に限って検討し，その特徴をみておきたい。

まず，珍しい症状を共有した症例の報告が目を引く（症例番号98の「足の裏の臭い」という稀れな部位の自己臭恐怖，症例番号100の父親を姉妹が否認したカプグラ症候群，症例番号102の「自然な生活」についての妄想と病的合理主義）。皮膚寄生虫妄想も2例（症例番号103，106）みられており，また現代においても憑依状態，憑依妄想の報告は続いている（症例番号94，96，104，105，108）。継発者に子どもが巻き込まれているケースがある（症例番号96，97，99，102）。

老夫婦の症例も認められる（症例番号103，106，107）。高齢化社会を迎え，さらに核家族化，少子化とも相まって，老夫婦だけの生活形態が今後増えてくると考えられることから，このような老夫婦の感応精神病例はこれからも増加してくることが予想されよう。

症例番号102の発端者（夫）は在日外国人である（継発者である妻は日本人）。日本の国際化の進展にともなって，このような国際結婚のカップル症例も今後出現してくるかもしれない。

症例番号108は，宗教が絡み放火に至った精神鑑定例である。いわば宗教病理が関与した犯罪例であった。

以上をまとめると，現代という時代は，新しい家族病理（核家族化，少子化，孤立化，家族内葛藤），高齢化，国際化，宗教病理などの社会状況を抱え込んでおり，感応精神病はそのような社会状況を見事に照射しているとも言えるのである[28]。

IV. 治療

まず，感応精神病の様態とその当事者間の力動を把握する。そのためには，発端者と継発者，彼らの生活史，相互の関係，彼らのおかれた状況に注意を払うことである（これらの諸点の詳細については別稿[17,18,21,29]およびその他[27,38,39,42,59]を参照されたい）。

1）発端者と継発者を分離すべきか

分離すべきか，分離すべきでないか。分離する場合は，分離の仕方をどうするか（急激にか徐々にか）。分離の期間をどうするか。その後，2人を一緒にする仕方はどうするか……などは，確かに難しい問題である[42]。当事者の分離は，相互に心的外傷を生じるので反治療的な処置である，という意見もある。しかしながら，著者の経験では，分離は一時的なショックを与えるが，感応精神病としては結果として治りがよい。問題は，分離後の治療者による両者のフォローの仕方にある。分離後の両者の心の痛みに配慮し，支持することが大切である。そして，改善してくれば，次第に両者同士の面会を増やしていくという自然の流れがよいように著者には思われる。

西田[42]が言うように，分離すべきかすべきでないかという二者択一的な選択ではなく，症例の特徴に応じての柔軟な対応を必要としよう。

2）発端者と継発者について

当事者を環境から離し，当事者同士を分離させることが治療の原則であるが，影響を受けた継発者は発端者と離れるだけで軽快に向かうことがあり，一方発端者の方はその原疾患の経過をたどるので，その治療法に準拠する。両者ともに薬物療法と精神療法とが必要になることもある。薬物療法では，抗不

安薬や抗精神病薬を投与し，精神療法では，当事者同士の閉じた病的な連帯を開放し異常感応現象に対する洞察を深めさせ，現実検討を増しつつ，より開かれた広い精神的視野を獲得させていく。

著者は，「継発者の寛解過程」を病識[51,52]という観点から次のように3期に分けてみた。

(1) 離脱期

継発者が発端者から離れて，正しい現実検討や病識が生じてくるまでの時期である。治療上は，継発者における発端者への分離不安と依存性とをサポートしなければいけない時期である。継発者は，発端者の妄想に対して半信半疑となりつつ，狭間を揺れ動きながらも，次第に病識を獲得していく。

(2) 自己批判期

まず，自分自身の精神状態に対して継発者に病識が出てくる時期である。しかし，自分のすべての過去の言動について病識が出てくるということはむずかしい。

(3) 他者批判期

次に，発端者や他の継発者の言動に対しても病識が出てくる時期である。自己批判期に並行して生じてくることもある。治療上は，この時期においては相互の関係を再構築していく（一般的には，相互依存の関係から相互自立の関係へ）。

なお，当事者を入院させるにあたっては，他の家族や親戚の協力を得ることが大切であり，また退院させるにあたっては，再発する例が報告されているので[60]，再発予防に努める。

V. 総括

感応精神病（二人組精神病）の概念とICDおよびDSMにおけるその取り扱われ方の変遷とについて触れ，また20年間の長期経過を観察しえた自験例を呈示した。さらに，本邦の感応精神病の報告例を一覧表に示し，特に1990年代の報告例の特徴についてまとめた。その結果，感応精神病は，家族病理（核家族化，少子化，孤立化，家族内葛藤），高齢化，国際化，宗教病理といった現代の社会状況を見事に照射している病態であると言えた。次に，治療について概説し，特に継発者の寛解過程を病識の観点から3期に分けて考えてみた（離脱期，自己批判期，他者批判期）。

文　献

1) 足立直人，石原勇，堀彰，他：国際結婚家庭におけるfolie à familleの1例．臨床精神医学，21；1597-1600, 1992.

2) 天笠崇：感応性精神病3例の治療経過と若干の考察．家族療法研究，12；59-60, 1955.

3) American Psychiatric Association : Diagnostic and Statistical Manual of Mental Disorders, Third Edition. APA, Washington, D.C., 1980.

4) American Psychiatric Association : Diagnostic and Statistical Manual of Mental Disorders, Third Edition, Revised. APA, Washington, D.C., 1987.

5) American Psychiatric Association : Diagnostic and Statistical Manual of Mental Disorders, Fourth Edition. APA, Washington, D.C., 1994.

6) 青木省三, 小松謙二, 堀井茂男：感応精神病の1例. 精神経誌, 83；186, 1981.
7) 新井弘, 柏瀬宏隆：継発者に2人の子どもを含むfolie à troisの1例. 精神医学, 34；951-956, 1992.
8) Dewhurst, K., Todd, J. : The psychosis of association — Folie à deux. J. Nerv. & Mental Dis., 124；451-459, 1956.
9) Gralnick, A. : Folie à deux — the psychosis of association. Psychiatr. Quart., 16；230-236, 1942.
10) Gralnick, A. : Folie à deux — the psychosis of association. Psychiatr. Quart., 16；491-520, 1942.
11) 橋本泰子, 市川康夫：感応精神病の母娘の関係について―心理検査による検討. 神奈川県精神医学会誌, 41；45-53, 1991.
12) 堀端広直, 郭哲次, 坂口守男, 他：Folie à deuxを呈し"宇宙語"で交話する1夫婦例. 精神医学, 37；297-302, 1995.
13) 市川康夫：感応精神病の母娘の症例について. 医療, 42；342, 1988.
14) 石黒順吉：二人精神病の1例について. 精神経誌, 85；236, 1983.
15) 神庭靖子, 照屋和子, 田村敦子：救急診療を求めて来た女性の三人精神病. 精神医学研究, 8；196-200, 1988.
16) 金森一郎, 道又利, 小木田勇輝, 他：皮膚寄生虫妄想を呈したfolie à deuxの一夫婦例. 精神経誌, 95；316-317, 1993.
17) 柏瀬宏隆：感応精神病について―大都市における自験四例の考察―. 精神経誌, 79；571-585, 1977.
18) 柏瀬宏隆：感応精神病について. 日本医事新報, 2845；135, 1978.
19) 柏瀬宏隆：感応精神病に関する臨床的研究. 慶応医学, 56；249-273, 1979.
20) 柏瀬宏隆, 久場川哲二, 石井弘一, 他：集団ヒステリー――自験例と本邦の報告例の検討―. 臨床精神医学, 10；1107-1117, 1981.
21) 柏瀬宏隆：感応精神病について. 講座・家族精神医学, 第2巻, 加藤正明, 他（編）：pp. 199-217, 弘文堂, 東京, 1982.
22) 柏瀬宏隆：感応精神病からみた「家族の問題」. 臨床精神病理, 5；29-38, 1984.
23) 柏瀬宏隆：「足の裏の臭い」という自己臭症状を呈し, 一方向の感応現象が認められた兄妹例について. 臨床精神医学, 21；245-254, 1992.
24) 柏瀬宏隆：感応精神病. 新版精神医学事典, 加藤正明, 他（編）：pp.130-131, 弘文堂, 東京, 1993.
25) 柏瀬宏隆：二人（組）精神病. 新版精神医学事典, 加藤正明, 他（編）；pp. 701-702, 弘文堂, 東京, 1993.
26) 柏瀬宏隆：Folie à deux：自己臭症状（足の裏の臭い）を呈したfolie communiquéeの一例. シリーズ精神科症例集5, 神経症・人格障害, pp. 178-187, 中山書店, 東京, 1994.
27) 柏瀬宏隆, 中山道規, 川村智範：古典紹介 Ch, Lasègue et J. Falret；LA FOLIE A DEUX OU FOLIE COMMUNIQUÉE, 第3回. 精神医学, 37；435-440, 1995.
28) 柏瀬宏隆, 清水邦夫：15. 感応性妄想性障害. 精神科治療学10（臨時特大号）；104-105, 1995.
29) 柏瀬宏隆：感応精神病（感応性妄想性障害）.「臨床精神医学講座」, 第3巻, 精神分裂病Ⅱ, 中根允文, 他（編）：pp.445-458, 中山書店, 東京,（1997）.
30) 風祭元, 鈴木幹夫, 斎藤高雅, 他：家族への憑霊妄想に基づいて自室に放火した三人組精神病（folie à trois）. 精神医学, 37；153-161, 1995.
31) 菊地貞雄：息子の発症が先行した母子の感応精神病における治療の試み. 精神経誌, 89；1039, 1987.
32) 北西憲二：気分障害を共に呈した夫婦の力動. 精神医学, 36；689-696, 1994.

33) Lehmann, G. : Zur Casuistik des inducirten Irreseins (Folia à deux). Arch. f. Psychiat., 14 ; 145-154, 1883.
34) 三田俊夫, 酒井明夫, 上田均, 他：憑依現象を呈したFolie à troisの2例. 精神医学, 35 ; 983-989, 1993.
35) 森川将行, 飯田順三, 田中弘, 他：器質的要因が関与していると考えられる老夫婦のfolie à deuxの1症例. 臨床精神医学, 23 ; 1651-1659, 1994.
36) 森本清, 佐藤光源, 大月三郎：良好な経過を示した感応精神病の1症例. 精神経誌, 83 ; 186, 1981.
37) 森田正馬：精神病の感染（抄）. 神経誌, 3 ; 78-79, 1904.
38) 中山道規, 柏瀬宏隆, 川村智範：古典紹介 Ch. Lasègue et J. Falret ; LA FOLIE A DEUX OU FOLIE COMMUNIQUÉE, 第1回. 精神医学, 37 ; 207-214, 1995.
39) 中山道規, 柏瀬宏隆, 川村智範：古典紹介 Ch. Lasègue et J. Falret ; LA FOLIE A DEUX OU FOLIE COMMUNIQUÉE, 第2回. 精神医学, 37 ; 321-327, 1995.
40) 西田博文：思春期の感応現象について―3症例を中心に―. 精神医学, 16 ; 971-977, 1974.
41) 西田博文, 野中幸保, 寺嶋正吾, 他；Folie à deuxに関する二, 三の考察. 精神経誌, 85 ; 361-377, 1983.
42) 西田博文：感応の精神病理. 金剛出版, 東京, 1989.
43) 西田博文, 倉光正春, 新保友貴：初老夫婦のfolie à deuxの1症例―妄想共同体の形成と解体の特異性を中心に. 精神医学, 34 ; 945-950, 1992.
44) 西田博文：シリーズ精神医学用語解説125. 感応精神病. 臨床精神医学, 24 ; 363-365, 1995.
45) Oguchi, T., Murasaki, M., Miura, T. : Eine Familie mit induziertem Irresein. 10th Anniversary Selected Papers of Kitasato Psychiatry 1971-1980, pp. 227-234, 1983.
46) 岡本直, 稲葉伸実, 遠山良造, 他：感応精神病の夫婦例. 防衛衛生, 33 ; 375, 1986.
47) 大橋嘉樹, 柳生隆視, 加護野洋三, 他：恋人を発端者として出現した感応精神病の一例. 関西医科大学雑誌, 42 ; 146-149, 1990.
48) 佐伯俊成, 矢野哲生, 中原俊夫, 他：母娘で憑依妄想を共有したfolie à deuxの一症例. 臨床精神医学, 20 ; 457-462, 1991.
49) 斎藤悦郎：Folie à deuxの母娘例. 精神経誌, 93 ; 961, 1991.
50) 斎藤正武：夫婦で罹患した皮膚寄生虫妄想. 精神医学, 30 ; 1015-1021, 1988.
51) 阪本良男：精神分裂病の家族精神療法（その3）―家族内病識―. 精神医学, 11 ; 217-223, 1965.
52) 阪本良男：ふたたび家族内病識について. 日医報, 2784 ; 69-70, 1975.
53) 桜井図南男：神経症・心因反応. 日本精神医学全書, 第3巻, pp. 27-28, 金原出版, 東京, 1967.
54) 佐藤哲男, 一ノ渡尚道：folie à deuxを呈した老人夫婦の事例―地域社会において引き起こした問題点をめぐって. 社会精神医学, 11 ; 363-369, 1988.
55) 澤原光彦, 帆秋孝幸：感応精神病と不適応行動児を含む特異な家族例. 臨床精神医学, 17 ; 1517-1523, 1988.
56) 鈴木ひろ子, 柏瀬宏隆：Folie à deuxとCapgras症候群とが同時に認められた1家族例. 精神医学, 34 ; 957-964, 1992.
57) 鈴木康譯, 星野良一, 藍澤鎮雄, 他：母子心中を企てたfolie à deuxの背景と経過について. 精神医学, 23 ; 561-568, 1981.
58) 高橋明, 土居通哉, 臼井宏, 他：三人組精神病の一家族例―知見補遺―. 精神医学, 24 ; 637-643, 1982.
59) 高橋伸吾：二人組精神病. 臨床精神医学, 15 ; 795-797, 1986.

60) 髙頭忠明：「二人での精神病」(folie à deux) の一症例—その発生機序と共生関係についての考察—. 臨床精神医学論集, 土居健郎教授還暦記念論文集刊行会編：pp. 353-365, 星和書店, 東京, 1980.
61) 髙臣武史：精神医学における家族の問題. 社会精神医学, 懸田克躬, 加藤正明 (編)：pp 50-110, 医学書院, 東京, 1970.
62) 東原繁樹, 宮本宜博, 中嶋照夫：感応精神病を呈した慢性覚醒剤中毒者例. アルコール研究と薬物依存, 20 ; 350-358, 1985.
63) 徳永恵美子, 篠田由里, 林三郎：皮膚寄生虫妄想を呈した老年期 Folie à deux. 臨床精神病理, 15 ; 103-104, 1994.
64) 遠乗秀樹, 杉山健志, 田中朋子, 他：同時に左第5趾を切断した精神分裂病と感応精神病の兄弟例. 神奈川医学会雑誌, 22 ; 347, 1995.
65) 辻幸江, 草野亮：Folie à deux の1症例について——卵性双生児の心中未遂例—. 北陸神精医誌, 3 ; 57, 1990.
66) 内村祐之, 秋元波留夫, 石橋俊実：あいぬノいむニ就イテ. 精神経誌, 42 ; 1-69, 1938.
67) 渡辺勉, 鈴木裕子, 白浜恭子：ロールシャッハ・テストからみた folie à deux の老姉妹について. 神奈川県精神医学会誌, 37 ; 13-20, 1987.
68) World Health Organization : Pocket Guide to the ICD-10 Classification of Mental and Behavioural Disorders with Glossary and Diagnostic Criteria for Research. WHO, Geneva, 1994.
69) 安田秀, 井関栄三, 岩淵潔, 他：幻覚・妄想を呈し, いわゆる感応精神病と考えられた Werner 症候群の一例. 神奈川県精神医学会誌, 35 ; 13-17, 1985.
70) 吉野雅博：感応精神病と祈祷性精神病. 現代精神医学大系, 第6巻, 懸田克躬 (編)：pp. 143-171, 中山書店, 東京, 1978.

初出：精神科治療学 12 (3)：223-231, 1997

第4章 感応精神病
（感応性妄想性障害）

> 本章は，感応精神病について教科書的・成書的にまとめたものである．特に，II．本邦の研究の歴史において，最近の症例報告のひとつひとつの概要も説明してあり，前章における表の内容と合致するものである．（残念ながら，1995年の時点まででとどまっている点は，読者にお詫びしなければならない．）
> 本章だけでも通読していただければ，感応精神病についての総括的・全般的知識をまとめて得られるはずである．

I．概念

よく引用されるGralnick[6,7]の定義によると感応精神病とは，「1人の精神障害者から，その者と親密な結びつきのある他の1人またはそれ以上の人々へ，その妄想観念や異常行動が転移される精神疾患」をいう．しかしながら，この定義では「異常行動」も入れられうるために意味が広く，集団ヒステリーや社会病理現象も含むことになってしまう．

著者[16]は，病的な集団感応現象を，関与する主なメンバーとその呈する主症状から，感応精神病と集団ヒステリーと社会病理現象との3つに分けて整理した（**表1**）．すなわち，感応精神病は家族成員に起こり妄想を呈しやすく，集団ヒステリーは思春期の女子生徒間に起こり過換気症候群や失神発作などの身体症状を呈しやすく，社会病理現象は互いに無名・匿名的な群集，会衆，乱衆が集団行動やパニックを起こすものである．

そこで著者[16]は，感応精神病を主として家族内に起こり，とりわけ妄想および妄想観念を呈しやすいことを強調して定義し直し，集団ヒステリーや社会病理現象から区別した（略，第2章を参照）．

次に，感応精神病induziertes Irreseinと二人（組）精神病folie à deuxとの用語の関連性について触れる[21,22]．わが国では，感応精神病と二人（組）精神病とは同義語として使用されてきた．しかしながら，前者はドイツ語圏に由来し感応という機制を強調した用語であるのに対し，後者はフランス語圏に由来し，複数の人々が同時に精神異常を呈しているという様態を示した用語である．もちろん実際には，二人（組）精神病は感応精神病であることが多い[21]．二人（組）精神病の場合には，人数に応じてfolie à deux, folie à trois, folie à quatre, folie à cinq, ……という言い回しが可能である．ところで，感応精神病という用語にはもう1つの場合として，継発者の診断名としてのみに用いられる場合がある．厳密にいえば，感応精神病という用語は，このような継発者の診断名としての使われ方が正しいのではないかと考えられる[21]．DSM-IV[2]ではshared psychotic disorder（297.3）として，またICD-10[66]ではinduced delusional disorder（F 24）として扱われているが，いずれも継発者の診断名である．

ICD-10の感応性妄想性障害induced delusional disorderのDCR[66]（diagnostic criteria for research, 研究

表1 病的な集団感応現象（柏瀬）

	感応精神病	集団ヒステリー	社会病理現象
主な当事者	家族成員	思春期の学友（女子生徒）	群衆 会衆 乱衆
主な症状	妄想	身体症状	集団行動 パニック

用診断基準）による診断基準をあげておく（A～C）。

A：本症者は，ほかの人によって元来保持されていた妄想や妄想体系を発展させている。
B：当事者たちは，互いに異常なほど親密な関係にあり，他人からは相対的に孤立している。
C：本症者は，その相手と接触する前には妄想を有していたことはなく，ほかの精神障害にも罹患していたことはない。

ICD-10の本症の中には，二人（組）精神病（folie à deux），induced paranoid disorder, 感応性精神病性障害（induced psychotic disorder），共生精神病（symbiotic psychosis）なども含まれているが，共時精神病（folie simultanée）は含まないとされている。すなわち，一緒にいる人々が同じ精神病性障害に罹患していても相互に精神的感染がない場合は，除かれているのである。

ちなみに，感応精神病の診断基準として歴史的に有名なものは，DewhurstとTodd（1956）によるものである。それは，次の3基準である。

(1) 親密な共同生活
(2) 妄想内容（異常体験）の類似性
(3) 当事者相互による妄想内容（異常体験）の受容・支持・共有

II. 本邦の研究の歴史

感応精神病の本邦における研究の歴史については，1970年代までは柏瀬[16]がすでにまとめたので（第2章を参照），便宜上1970年代以前と1980年代以降とに分けて記載する。

1）1970年代まで[16]

本邦における最初の記録は「精神病の感染」と題する森田[34]の口演のようであって，土佐の一山村で発端者が人格変換（犬神の憑依状態）を呈し，ヒステリー性格の近隣の女性4人が次々と感応したものである。次いで，呉[30]，杉原[53]の報告がみられ，内村ら[64]はヒステリーの原始型とされる「いむ」の流

行現象に言及して，その直接原因を，暗示による感染であるとした．1940年ごろからわが国でも感応精神病の報告例が増えはじめるが，各々がいまだ社会文化的な後進地帯における1，2の自験例にとどまっている．その中で，木戸[27]らの報告が東京の症例である点が眼を引く．続いて，篠原[52]は古典的諸説の解説とともに当事者たちの「出合い」に注目し，桜井[48]は祈祷精神病，感応精神病，原始反応を文化と関係が深い心因症としてまとめ，宮本[32]らは「宗教病理」の枠の中で感応精神病と祈祷精神病とを共同体の病態としてとらえた．そして，ようやく青木[3]に至って，自験5例を含む既存報告50例（ただし，集団ヒステリーも含む）がまとめられ，その中で青木は発端者による継発者への影響が，主に病像形成的（pathoplastisch）に作用している場合と，病像成因的（pathogenetisch）にも病像形成的にも作用している場合との2つを分けた．また，感応現象をすべての社会現象の根底にあるものと考え，前近代社会の感応現象は没我方向だけの直線的な反応であり，近代社会のそれは自我の主張から没我の方向に転ずる屈折的な反応であると区別した．

高橋ら[56]は，弟や妹の精神病の再発に感応されて再発を繰り返した女子の精神病患者を報告し，横山ら[69]は，皮膚寄生虫妄想を主症状とした一家5人の例を記載した．これはわが国の最初の皮膚寄生虫妄想性感応精神病の報告例で，妻から，その夫，母，娘へと感応し，一般の皮膚寄生虫妄想と異なり発端者も含めて予後がよく，各患者間の密接な関係を持続したまま薬物により比較的短期間に軽快している．

稲村[11]は，東京の下町で起こった一家心中の極めて特異な例を報告している．戦後上京した迷信的雰囲気のある一家で，父の死を契機に母娘の4人（全員女子）が感応精神病に陥り一家心中を行ったが，1人だけが死にきれず発見され精神鑑定を受けた例である．この論文の中で，稲村は感応精神病の犯罪例や自殺例をまとめている．

西田[37]は思春期心性と感応成立に関して考察し，思春期における同一化欲求の重要性を指摘した．

そして，吉野[70]が成書の中で総説的概論をまとめた．その中で吉野は感応精神病を，「第一次集団」（共同体的，ゲマインシャフト的小集団）内に発生した病的感応現象の場合に限定し，さらにこの感応精神病を，狭義（妄想感応型と憑依感応型）と広義（ヒステリー感応型）とに分けて整理している．

わが国のそれまでの感応精神病の報告は，社会文化的な後進地帯における発生例が多く，しかも感応内容などに呪術・宗教的色彩が強かったが[10,12,28,49,61]，柏瀬[14]が，それらの特徴を有さない大都市例に着目した．大都市例では妄想感応型と親和性が高いことを述べている．

また柏瀬[16]は，病的な集団感応現象を，感応精神病，集団ヒステリー，社会病理現象の3群に分け，自験8例と1979年までの狭義の感応精神病に関するわが国の報告総計71例（発端者71人，継発者119人）について考察を加え，欧米例とも比較した．

山田ら[67]が分裂病の一家でfolie à trois（母，次男，長女）となって籠城した症例（のちに父と次男との軽症なfolie à deuxへと移行）を報告し，津田[62]は相互依存の関係にあった母娘例で，母が娘との関係の破綻を恐れて娘の妄想世界へと入り込んだ例を報告している．

2）1980年代以降

第3章の**表1**を参照．

高頭[59]は継発者である娘が発端者である母に依存しながら，他方では一貫して母からの分離，独立を求めた再発例を報告し，鈴木ら[55]は，経過中に心中を企て，それがfolie à deux解体の動因となった興味ある親子例とそのロールシャッハ・テスト成績を示し，高橋ら[57]は，娘と両親とを含むfolie à troisを報

告し，娘の妄想が両親に抵抗なく受容され，両親の不満の発散に役立った点を指摘した。

Oguchiら[42]は，1家族例をドイツ語で発表し，西田ら[38]は，自験2例（夫婦のfolie à deux，祖母・母・娘のfolie à trois）を報告し，一方向的関係と相互的関係とは二者択一的ではなく相対的・流動的であり，またいくつかの同一視が感応現象のタイプや局面に応じて多彩に作動していることを示し，さらに子供を含むfolie à deuxについて考察を試みた。

安田ら[68]は，幻覚妄想状態を呈しWerner症候群であった継発者について詳述し，東原ら[63]は，感応精神病を呈した慢性覚醒剤中毒者の3例を報告した。安田らの例は症状精神病が，また東原らの例は中毒精神病が感応現象を呈した点で，珍しい症例である。

高橋[58]は2例をあげてfolie à deuxを解説し，渡辺ら[65]は，50歳台の姉妹例を示し，2人の間にはロールシャッハ・テストからみて投影性同一視と攻撃者との同一視という否定的同一視がピンポン球のように交換されることによって親密な結びつきが保全されてきた点を推測している。

斎藤[45]は，盲目の妻に発生した皮膚寄生虫妄想が夫にも感応した老夫婦例について，2人ともに入院治療を行って経過を観察し，澤原ら[51]は，長い経過の母の妄想を長女は共有したが，共有しなかった長男と次男とは不適応行動をきたした特異な家族例を報告した。

佐藤ら[50]は，発端者が妻（56歳），継発者が夫（76歳）という高齢者の事例を保健所の精神衛生相談で体験し，本事例は地域社会を巻き込んで問題を引き起こしたが治療の軌道にのせるのが困難であり，高齢化社会を迎えた今日，このような事例が増加することを柏瀬[19]と同様に予測した。

神庭ら[13]は，大都市（東京）において，妄想，幻覚をはじめとする種々の症状を共有し，孫娘の失神発作を契機に救急受診を求めてきた母―娘―孫娘の3代のfolie à troisを報告したが，孫娘の年齢は6歳であり，わが国では（またおそらく世界的にみても）最年少の継発者である。

大橋ら[43]は憑依状態を共有した恋人同士の1例を報告した。発端者は男性（21歳，大学生），継発者が女性（21歳，無職）であり，この継発者の方が興奮状態となったため入院となり，憑依状態からの脱出後には霊的エクスターゼを疑わせる状態を呈した。本例は，恋人関係という非家族例として興味深い症例である。

佐伯ら[44]は，憑依妄想を共有した母娘例を報告し，妄想感応型，憑依感応型，ヒステリー感応型という吉野の分類には移行型が存在することを示した。

橋本ら[8]は感応精神病の母娘例に心理検査による詳しい検討を行って2人の関係は流動的であることを確認し，さらに発生要因に先行する息子の不幸な死および娘の結婚の破談という喪失体験が関与していると考えた。

柏瀬[20]は，妹が一人相撲的に兄の影響を受け「足の裏の臭い」というまれな部位の自己臭症状を共通して訴えた希有な兄妹例を経験し，11年間という長期間の経過を観察した。診断学的には兄は分裂病，妹は神経症と考えられ，また妹は長い間兄に抵抗しており，しかも兄から離れても症状を保持し続けた点から，folie communiquéeの症例として位置づけた[23]（第6章を参照）。

新井ら[4]は，継発者に2人の子供（15歳の娘と10歳の息子）を含むfolie à troisを報告し，継発者の感応過程の相違から娘を積極的関与型，息子を消極的関与型と分類した（第6章を参照）。

鈴木ら[54]は，folie à deuxとCapgras症候群とが同時に現れた，わが国では最初の症例を報告した。被害関係妄想を共有した姉妹のうち，姉には父や妹に対するCapgras症候群も現れ，さらに妹も一時的で

はあったが父に対する姉のCapgras症候群を共有した（第6章を参照）。

西田ら[40]は妄想共同体の形成と解体に特異性が認められた初老夫婦例を報告した。すなわち，妻に生じた妄想気分様体験が夫の妄想を誘発し，その妄想に妻が同調してfolie à deuxが形成され，次いで夫が妻を加害者の側に組み替えることによってこの妄想共同体が内部から解体した症例である。

足立ら[1]は，在日外国人の夫，沖縄出身の妻，2人の子供の一家4人を巻き込み，「自然な生活」を主題とする妄想と病的合理主義を共有したfolie en familleの症例を報告した。文化の障壁は家族の孤立化を深め，継発者が発端者の妄想を受け入れることは異文化間結婚の障害を克服するための利益にかなった，としている。

三田ら[31]は，それぞれ山村と漁村を舞台に憑依現象を呈したfolie à troisの2例を報告し，病態発生の要因として従来いわれてきた，地域における民間信仰の重要性を再確認した。

森川ら[33]は，老夫婦例を報告した。継発者である夫には，長期にわたる妄想の共有期間に加え，難聴と器質的要因（脳萎縮，脳波で基礎波の徐波化）が認められた点を，発端者との分離後も妄想が消失しなかった理由として考えた。

風祭ら[26]は，憑霊妄想に基づき悪霊を払うために自室に放火したfolie à troisの司法精神鑑定例を報告し，感応精神病の司法責任能力について論じた。結論は，「責任能力は，事例ごとに個別に検討されるべきであろう」としたが，本例では3人とも犯行時精神病状態にあったと考えられ不起訴処分になっている。

堀端ら[9]は，夫婦の間で約5年間と比較的長期に持続したfolie à deuxを報告した。まず妻が宇宙からの通信を受け被害妄想をもち，妻に抵抗していた夫も長女の事故を結実因子として感応され，その2年後には今度は夫が"宇宙語"をしゃべりはじめ，その半年後に妻も同調し，夫婦間の"宇宙語"による交話が約2年間続いた。夫婦は近所にトラブルを頻繁に起こしていたが精神科治療への導入が困難で，通行人への暴力行為を契機に妻が措置入院となった。妻との分離により夫は速やかに軽快している。

西田[39]は，「感応の精神病理」（金剛出版）という優れた著書をものにした。ただし，広義の感応現象を取り扱い，その歴史から書き起こし，吉野の3亜型（妄想感応型，憑依感応型，ヒステリー感応型）という範疇的態度に立脚して各亜型のそれぞれを詳述し，さらにライフサイクル（小児期，思春期，老年期）の観点からも検討を加えた。わが国では初の単著であり，感応現象を進化論的および精神病理学的に興味深くまとめあげている。

中山ら[35,36]，柏瀬ら[24]は，LasègueとFalretによる原著論文（フランス語）の全訳を，「精神医学」誌の「古典紹介」に3回に分けて発表し，かつその内容と原著者らについて解説を加えた。このフランス語論文には英訳があり，これまでわが国の研究者はこの英訳論文をもっぱら引用してきたが，原著論文からの直接の日本語訳の完成は非常に意義深いと考えられる（第7章を参照）。

そのほか，柏瀬[21,22]，西田[41]による用語の説明，柏瀬ら[25]による用語と治療の解説がある。

以上のように，わが国においては森田[34]の最初の報告以来，興味ある症例が着実に積み重ねられ，途中で青木[3]と柏瀬[16]が既報告例をまとめたが，現時点（1996）では学会発表（抄録）も含めると110例以上の多数の報告例が認められているのである。

Ⅲ. 一般的なこと

1）発端者と継発者とその関係[18]

　感応精神病は一般に，発端者，継発者，その両者の関係，その生活史・社会文化的状況の4要因が相互に絡み合って発生する。

　発端者については，診断的には分裂病，パラフレニー，パラノイア，その他，妄想反応，祈祷精神病などがみられている。その性格特徴としては，権威的，主導的，支配的，積極的 aktiv，強力的 sthenisch，闘争的 kämpferisch，あるいは積極的-排他的 active-exclusive，攻撃的-妄想的 aggressive-paranoic な点が指摘されており，要するに「強い自我」に関係する。

　継発者については，診断的にはヒステリー，知能低下，反応精神病，分裂気質（分裂病質），分裂病，妄想反応，心因反応，祈祷精神病などがみられている。性格特徴としては，引きこもりがち，隠遁的，閉鎖的，依存的，服従的，受動性，被暗示性，情緒的未熟性，視野の狭小さ，迷信深さ，などがあげられ，要するに「弱い自我」に関係する。継発者側における妄想受容への準備性やその心理的要求性が関与している場合もある。

　発端者も継発者も，男性よりは女性が多い。発端者と継発者との関係には，長い間親密な共同生活を営んでいて，しかもその両者の間には優位-依存関係（dominant-dependent relationship）あるいは支配-従属関係（dominant-submissive relationship）」のみられることが多い。優位-依存関係を決定する諸要因に Dewhurst ら[5]は，年齢，知性，教育，衝動（攻撃性）などをあげた。しかしながら，年齢に関しては例外も少なくない。また経済力，身体の健康度なども優位-依存関係を決定する要因となりえよう。

　柏瀬[16]は，以上のような一方向的な関係ではなく，両者の「相互依存関係（mutual interdependent relationship）」が感応精神病の発生に重要である点を強調している。

　また，以上の一方向的関係と相互的関係とは二者択一的なものではなく流動的であることを指摘する研究[8,39]もある。しかしながら，そのような場合でも，相互依存関係が常に背景的あるいは根底的には存在しているものと考えられる。

　発端者と継発者との生活史や境遇の特徴に関しては，貧困な生活環境，精神的外傷歴，不幸な境遇，田舎から都市への移住，移民や少数者集団，などがみられ，このような共通の負い目やコンプレックスは，当事者同士の連帯と結びつきを強め，外部に対しては生活防衛上閉鎖的な態度をとらせて，狭い生活圏に孤立させる要因となりうる。

　社会文化的状況についてみると，わが国の報告例では富裕層や有識層の出身者は少なく，大部分が「伝統指向」型の中流以下の庶民層から発生してきた。すなわち，これまで，社会文化的に立ち遅れた僻地や村落の低階層で多くみられ，このような地域のシャーマニズム的信仰風土や迷信的な雰囲気が，その動因に重要であると考えられていた（特に憑依感応型の感応精神病において）。

　しかしながら，近年では前項の研究史の中でみてきたように，中都市や大都市における妄想感応型の感応精神病が数多く報告されるようになってきている。

　なお，疫学については，DSM-Ⅳ[2]の本症の診断名である共有精神病性障害（shared psychotic disorder, folie à deux）の解説によると，本症の有病率について系統立った情報はほとんどないこと，認められるほどまでに至らない症例もあること，本症は臨床場面ではまれであること，男性よりも女性で幾分

多いこと，などの点が示唆されている。

2) 発生機制[18]

なぜ発端者に継発者が感応するのか，の発生の機制については，学派や立場によって，さまざまな説明がなされている。例えば，模倣（Nachahmung），伝染・感染（Ansteckung・Infektion），同情・共感（Sympathie），被暗示性（Suggestibilität），催眠（Hypnose），洗脳，取り込み（Adoption），同一化（Indentifizierung），同一化欲求，転移（Übertragung），自我境界の障害，潜在的な同性愛傾向，学習（条件づけ），客観性喪失と共通の主観性（我々-関係，Wir-Beziehung），……などである。

以上のうち，精神分析の立場および最近の心理検査に基づく研究などでは，同一化（同一視）を重要視するものが多い。無意識的同一化，対象喪失不安の防衛としての同一化，攻撃者への同一化，相互の同一化，投影性同一視などがあげられており，またこれらいくつかの同一化が感応現象のタイプや局面に応じて多彩に作動している点も示されている[38,65]。

感応精神病の病因に関する遺伝と環境について，CraikeらやKallmanは血縁者間の遺伝を強調し，Dewhurstらは遺伝と環境の両方を強調している。わが国では以前は主に環境の特異性が重視され，俗信的観念の根強い環境が，被影響性や感応性を亢進させると考えられてきた。「遺伝」と「環境」の関与の程度は，結論的には，各症例ごとに検討していかなければならないといえる。

ところで，発端者が抱く妄想などは「ありえそうな内容」のものでなければ，継発者によって受容されにくいわけである。そして，受け入れられやすい「ありえそうな内容」の妄想であればあるほど，抵抗期（発生経過の第2期—後述）なしに継発者によって受容されやすくなるともいえるのである。

3) 分類

a. Gralnickの分類

Gralnick[6,7]は，従来の研究者の分類を統合して，次の4型をまとめた。後述するような問題点も内包しているが，この4型は現在でも，特に本邦では非常によく引用される分類である。

まずGralnickの論文[6,7]から抜粋して紹介し，次に解説を加えたい。

(a) folie imposée（imposed psychosis）

1877年，LasègueとFalretによって記載された。

発端者である精神病者の妄想が，精神的に健康なものに転移され，発端者からの分離によって継発者の妄想は消失するものである。当事者間には親密な関係が認められる。

(b) folie simultanée（simultaneous psychosis）

1880年，Régisによってはじめて記載された。

長期間親密な結びつきのもとにあり，病的素因のある2人が，同じ原因により同時に同じ精神異常（identical psychosis）をきたすが，2人の間には精神的感染（mental contagion）は考えられないものである。

(c) folie communiquée（communicated psychosis）

1881年，Marandon de Montyelによってはじめて記載された。

継発者が発端者の妄想に長い間抵抗した後にこれを受け入れ，発端者から分離されても妄想を保持し続けるものである。

(d) folie induite（induced psychosis）

1885年，Lehmannによってはじめて記載された。

精神病者が別の精神病者の影響により妄想を受け入れ，新しい妄想を追加するものである。

さて，(a) folie imposée は，folie à deux としては最も頻度が高い，しかも代表的な亜型である。継発者は，妄想受容に際しほとんど抵抗を示さない点も Gralnick の原著では指摘されている。

(b) folie simultanée は，2人の間に精神的感染が認められていないことから，(folie à deux には含めても) 感応精神病には含めない考え方もある。前述のICD-10はその立場である。

(c) folie communiquée においては，わが国ではこれまで継発者は健康者である点が指摘されてきた。しかし，それは誤りであり[23]，原著には，そのような点は記載されていない。

(d) folie induite について

一般に精神病者は別の精神病者の妄想を受け入れやすいように考えられがちであるが，それは珍しいことである。この点は，精神病院入院中の分裂者同士が相互に妄想を影響し合うことはまれである点からも理解されよう。分裂病者も，ほかの分裂病者の妄想に対しては"病識"を抱くのである。

folie induite における継発者は「精神病者が妄想反応を呈している状態」にあるといえよう。ちなみに，ICD-10（"induced delusional disorder"）[66]，特にDSM-IV（"shared psychotic disorder"）[2] においては，継発者が精神分裂病などの精神病者である場合は，その診断基準などから考えてこれらの診断名には入らないことになっているので，このfolie induite は含まれないことになるのである。

b. 吉野の分類

吉野[70]が整理した分類も，わが国の症例報告などで非常によく引用される分類である。表2でみるように，吉野は感応精神病を狭義と広義（ヒステリー感応型）とに分け，狭義をさらに妄想感応型と憑依感応型とに分ける。この狭義の妄想感応型と憑依感応型とが，よく引用されている。このうち憑依感応型は欧米ではあまりみられずわが国に特有なものであり，その感応のされ方にはヒステリー感応型に類

表2 感応精神病の外的特徴とその周辺（吉野）

		タイプ	発端者の精神異常		社会集団また集団行動とその特徴		
感応精神病（感応性反応）	狭義	妄想感応型	分裂病，パラフレニー，妄想反応，非定型精神病，躁うつ病，退行期精神障害など（宗教者の妄想様確信）	精神医学的	第一次集団（共同体的ゲマインシャフト的小集団）	対面的不断の個人的接触共同生活（相互依存関係）	家族（親族），近隣（村の），民間信仰（近代民衆宗教）グループ，思春期の朋友
		憑依感応型	祈祷性精神病，（憑依症候群），（宗教者の神がかり状態）				
	広義	ヒステリー感応型（感応ヒステリー）	身体症状，意識障害，行動異常				
いわゆる流行病と呼んでいたもの精神的		舞踏狂，タランティズム，狼つき，（魔女狩り）宗教的オージー（orgy）の一部（ええじゃないか，おかげまいり）		社会（宗教）病理的	集合行動（一時的結合自然発生的）	群衆心理的	群衆（会衆，乱衆）
乱衆行動		パニック（防衛的），モッブ（攻撃的）（流行蜚語・デマ）			小集団より規模大	互いに無名・匿名的	

似した側面も有している。

c. 柏瀬の分類，ほか

柏瀬[15]は，Gralnickの4型分類を批判・簡素化し，発端者は分裂病などの精神病者である場合が多いことから，継発者が元来健康者か精神病者（あるいは精神障害者）か，の2分類で十分ではないかと考えた（継発者-健常型と継発者-精神病型）。継発者が健常者である場合を感応精神病A型，精神病者である場合を感応精神病B型と呼んだ。

この2分類は，発端者の診断名は別にして，継発者の診断名によってのみ分類しようとするものである。これに従うと，folie imposéeは継発者-健常型（A型），folie induiteは継発者-精神病型（B型）となり，精神的感染のないfolie simultanéeは感応精神病からは除外され，folis communiquéeは継発者-健常型（A型）か継発者-精神病型（B型）かに解体される。

また，柏瀬[16]は吉野の分類も簡略化した。すなわち，感応精神病を狭義にのみ限定し，広義のヒステリー感応型は感応精神病に含めずに集団ヒステリー[17]として独立させた（前出の**表1**を参照）。

英語圏の言い回しであるinduced delusional disorder（ICD-10），shared paranoid disorder（DSM-Ⅲ），induced psychotic disorder（DSM-Ⅲ-R），shared psychotic disorder（DSM-Ⅳ）も，症状がdelusionalとかparanoidとかpsychoticの場合に限定されており，身体症状を呈するいわゆる集団ヒステリーは柏瀬の分類と同じように，これらからはやはり除外されることになるのである（ちなみに，身体症状を呈する場合はICDやDSMではsomatization disorderやconversion disorderに入れられるのであろう）。

次に，新井ら[4]は，発病時における発端者に対する継発者の関与の仕方という面から，積極的に妄想を共有していく積極的関与型とそうではない消極的関与型とに分類している。これまでの報告例では消極的関与型は強調されてきたが，抵抗期（次項参照）のない積極的関与型は強調されてこなかった，という。積極的関与型は治療に抵抗し，精神療法の比重がより増大する。したがって，継発者を積極的関与型と消極的関与型との視点からみることによって，治療への反応性が予測されうる，と彼らは述べている。

4）発生経過

ここで感応精神病の発生の経過をまとめる。柏瀬[14]は，「発端者の異常性に対する継発者の態度」によって次の4期に分けて整理している（**表3**）。

第1期は前駆期（共同生活期）で，いわば発端者と継発者とが共同生活を送っている時期である。この時期の間に，一般に両者は両者だけの閉鎖的な孤立した生活状況に入っていく傾向が認められる。

やがて発端者が発病してくるが，はじめ継発者はこの発端者の異常性に対して「そんなばかなことはない，思い過ごしではないか，疲れているのではないか」などと，抵抗することが少なくない。これが第2期の抵抗期である。

第3期は同調期で，継発者が発端者の異常性についに共鳴し同調してしまう時期である。そして，この第2期から第3期への移行にあたっては感応精神病への準備性が亢進し，しかも「引き金」になるような結実因子のみられることが多い。

さらに同調が進むと，もともと影響を受けた継発者が異常性に関して逆に発端者に影響を及ぼすようになり，妄想を相互に支持し強化し合う時期がきて感応精神病は完成する。これが第4期（完成期，相互支持期）で，こうして病的な妄想共同体が形成される。

表3　発生経過（柏瀬）

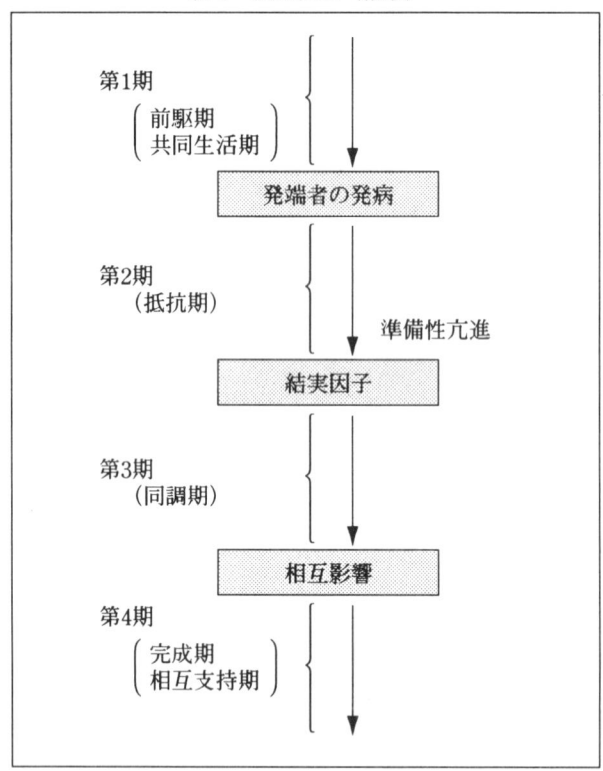

```
第1期
(前駆期
 共同生活期)
        ↓
      発端者の発病

第2期
(抵抗期)
        ↓  準備性亢進
      結実因子

第3期
(同調期)
        ↓
      相互影響

第4期
(完成期
 相互支持期)
        ↓
```

　以上の4期は理想型あるいは理念型であって，すべての症例がこの4期を経るわけではなく，またこの順序に経過するわけでもない。しかしながら，この理想型にあてはめて考えていくことによって臨床例がいっそう明確化してくるといえよう。

　柏瀬[14]は，経過のうえから，第4期にまで進んだ症例を完成型，第3期にとどまった症例を不全型，とに分けて整理している。

5）家族の病理

　感応精神病は，母-娘例，夫婦例などのように家族内に発生することが多く，家族精神病（family psychosis），あるいは夫婦精神病（conjugal psychosis）とも呼ばれている。発端者は分裂病であることが多いことから，本書の第5章において，感応精神病を分裂病の家族の病理から考察[18,19,46,47,60]する。

6）治療 [25, 29]

a. 治療の原則

　まず，当事者たちを環境から離し，かつ当事者同士を分離させることである。感応された継発者は，発端者と離れるだけで軽快に向かうことが多い。他方，発端者の方はその原疾患の経過をたどるので，その原疾患の治療に準拠する。

　しかしながら，当事者同士の分離がなかなか困難な場合もある。

b. 外来治療と入院治療

　当事者たちが軽症な場合，外来での治療を試みることもあるが，一般にはどちらか一方か両者の入院

治療が必要になることが多い。したがって，入院治療に際しては，以下のような可能性が考えられる。
(1) 発端者だけが入院し，継発者は入院しない場合
(2) 継発者だけが入院し，発端者は入院しない場合
(3) 両者ともに入院する場合
　　(a) 両者が別々の病院に入院する場合
　　(b) 両者が同じ病院に入院する場合
　　　①両者が別々の病棟に入院する場合
　　　②両者が同じ病棟に入院する場合

　継発者の病態レベルによっても異なるが，臨床上は，(1)の場合のことが多い。
　一番最後のように，当事者同士を分離させることが困難な場合には，当事者を同じ病院内のしかも同じ病棟内に入院させることもある。しかし，この場合には，妄想を相互に支持・強化し合うことがあって，治療経過は一般に良好ではない。
　なお，当事者たちを入院させるにあたっては，ほかの家族や親戚の人々の協力，保健所保健婦や相談員などの協力も得るように配慮することが大切である。
　両者ともに，次の薬物療法と精神療法とが必要になることがある。

c. 薬物療法
　両者に対し適宜対症的に，抗精神病薬，睡眠薬，時に抗不安薬や抗うつ薬などを投与する。抗精神病薬では，文献上，haloperidol，bromperidol，sulpiride などがよく使用されてきた。憑依感応型ではより強力な投薬が行われることが多い。

d. 精神療法
　当事者同士の閉ざされた病的な連携を開放し，このたびの異常な感応状態に対する洞察を深めさせながら，現実検討を増しつつ，より開かれた広い精神的視野を獲得させていくことが大切である。
　ほとんどのケースが家庭内に発症しているので，次の家族療法的アプローチも重要となる。

e. 家族療法
　感応精神病は，家族病理の特異なケースである。結果として病的な共生関係を形成しているので，相互の自我境界が明確になるように働きかけていく。そのためには，1人1人の個人面接と家族の同席面接とを併用する。
　当事者間の相互依存関係を相互の自立および自律へと転換していく。「依存と自立の葛藤」の処理が必要となるケースもある。また家族全体（family as a whole）にもアプローチしていく。
　このように家族全体を視野に入れながら当事者同士の自我境界を明確化しつつ，それぞれの新しい役割の獲得や新しい生活空間への参加をも援助していく。

f. 各種の集団療法
　これらには，両者の同時の出席もよいが，どちらか一方の出席だけでも両者の相互依存関係や周囲からの孤立的状況を洞察させ変えさせうる契機となる。
　さらには，身近な親戚の介入などを含めた環境の調整が必要になる場合もある。

　さて，改善した後に当事者同士を同じ共同生活の場に再び戻す場合には，再発をきたさないように十

分に留意する．それには，当事者の定期的な外来通院のほかに，保健所保健婦などの第三者の継続的な訪問を考慮することが必要となるケースもある．

文　献

1) 足立政人，石原勇，堀彰ほか：国際結婚家庭における folie à famille の1例．臨精医 21：1597-1600（1992）
2) American Psychiatric Association：Diagnostic and Statistical Manual of Mental Disorders, 4th ed. APA, Washington DC（1994）
3) 青木敬喜：感応現象に関する研究（第1報）—その臨床場面の概観と社会病理への展望．精神誌 72：786-811（1970）
4) 新井弘，柏瀬宏隆：継発者に2人の子どもを含む folie à trois の1例．精神医学 34：951-956（1992）
5) Dewhurst K, Todd J：The psychosis of association — Folie à deux. J Nerv Ment Dis 124：451-459（1956）
6) Gralnick A：Folie à deux — the psychosis of association. Psychiatr Quart 16：230-236（1942）
7) Gralnick A：Folie à deux — the psychosis of association. Psychiatr Quart 16：491-520（1942）
8) 橋本泰子，市川康夫：感応精神病の母娘の関係について—心理検査による検討．神奈川精医会誌 41：45-53（1991）
9) 堀端広直，郭哲次，坂口守男ほか：Folie à deux を呈し"宇宙語"で交話する1夫婦例．精神医学 37：297-302（1995）
10) 今泉恭二郎：感応精神病に関する一，二の考察．四国医誌 5：125-132（1954）
11) 稲村博：感応精神病による一家心中．犯罪誌 39：142-155（1973）
12) 伊藤正昭，辻岡隆，竹村由利彦ほか：感応精神病の一家族例．奈良医誌 10：328-333（1959）
13) 神庭靖子，照屋和子，田村敦子：救急診療を求めて来た女性の三人精神病．精神医学研 8：196-200（1988）
14) 柏瀬宏隆：感応精神病について—大都市における自験四例の考察．精神誌 79：571-585（1977）
15) 柏瀬宏隆：感応精神病について．日医新報 2845：135（1978）
16) 柏瀬宏隆：感応精神病に関する臨床的研究．慶応医学 56：249-273（1979）
17) 柏瀬宏隆，久場川哲二，石井弘一ほか：集団ヒステリー—自験例と本邦の報告例の検討．臨精医 10：1107-1117（1981）
18) 柏瀬宏隆：感応精神病について．講座・家族精神医学，加藤正明ほか（編），第2巻，pp 199-217，弘文堂，東京（1982）
19) 柏瀬宏隆：感応精神病からみた「家族の問題」．臨精病理 5：29-38（1984）
20) 柏瀬宏隆：「足の裏の臭い」という自己臭症状を呈し，一方向の感応現象が認められた兄妹例について．臨精医 21：245-254（1992）
21) 柏瀬宏隆：感応精神病．新版 精神医学事典，加藤正明ほか（編），pp 130-131，弘文堂，東京（1993）
22) 柏瀬宏隆：二人（組）精神病．新版 精神医学事典，加藤正明ほか（編），pp 701-702，弘文堂，東京（1993）
23) 柏瀬宏隆：Folie à deux；自己臭症状（足の裏の臭い）を呈した folie communiquée の一例．シリーズ精神科症例集 5，神経症・人格障害，牛島定信（編），pp 178-187，中山書店，東京（1994）
24) 柏瀬宏隆，中山道規，川村智範：古典紹介 Ch. Lasègue et J. Falret：La Folie à Deux ou Folie Communiquée，第3回．精神医学 37：435-440（1995）

25) 柏瀬宏隆, 清水邦夫：15. 感応性妄想性障害. 精神科治療 10（臨時特大号）：104-105（1995）
26) 風祭元, 鈴木幹夫, 斎藤高雅ほか：家族への憑霊妄想に基づいて自室に放火した三人組精神病（folie à trois）. 精神医学 37：153-161（1995）
27) 木戸幸聖, 李熙沫：Folie à deux の 1 例—病因論的考察を主として. 精神医学 1：793-799（1959）
28) 木村敏：祈禱性感応精神病の 1 家族例. 臨心理学研 7：107-114（1968）
29) 北西憲二：気分障害を共に呈した夫婦の力動. 精神医学 36：689-696（1994）
30) 呉秀三：臨床講義「感伝性精神病三例」. 神経誌 22：47-54（1922）
31) 三田俊夫, 酒井明夫, 上田均ほか：憑依現象を呈した Folie à trois の 2 例. 精神医学 35：983-989（1993）
32) 宮本忠雄, 小田晋：宗教病理. 異常心理学講座, 第 5 巻, pp 133-218, みすず書房, 東京（1965）
33) 森川将行, 飯田順三, 田中弘ほか：器質的要因が関与していると考えられる老夫婦の folie à deux の 1 症例. 臨精医 23：1651-1659（1994）
34) 森田正馬：精神病の感染（抄）. 神経誌 3：78-79（1904）
35) 中山道規, 柏瀬宏隆, 川村智範：古典紹介 Ch. Lasègue et J. Falret : La Folie à Deux ou Folie Communiquée, 第 1 回. 精神医学 37：207-214（1995）
36) 中山道規, 柏瀬宏隆, 川村智範：古典紹介 Ch. Lasègue et J. Falret : La Folie à Deux ou Folie Communiquée, 第 2 回. 精神医学 37：321-327（1995）
37) 西田博文, 思春期の感応現象について—3 症例を中心に. 精神医学 16：971-977（1974）
38) 西田博文, 野中幸保, 寺島正吾ほか：Folie à deux に関する二, 三の考察. 精神誌 85：361-377（1983）
39) 西田博文, 感応の精神病理. 金剛出版, 東京（1989）
40) 西田博文, 倉光正春, 新保友貴：初老夫婦の folie à deux の 1 症例—妄想共同体の形成と解体の特異性を中心に. 精神医学 34：945-950（1992）
41) 西田博文：シリーズ 精神医学用語解説 125, 感応精神病. 臨精医 24：363-365（1995）
42) Oguchi T, Murasaki M, Miura T : Eine Familie mit induziertem Irresein. 10th Anniversary Selected Papers of Kitasato Psychiatry 1971-1980, pp 227-234（1983）
43) 大橋嘉樹, 柳生隆視, 加護野洋三ほか：恋人を発端者として出現した感応精神病の一例. 関西医大誌 42：146-149（1990）
44) 佐伯俊成, 矢野哲生, 中原俊夫ほか：母娘で憑依妄想を共有した folie à deux の一症例. 臨精医 20：457-462（1991）
45) 斎藤正武：夫婦で罹患した皮膚寄生虫妄想. 精神医学 30：1015-1021（1988）
46) 阪本良男：精神分裂病の家族精神療法（その 3）—家族内病識. 精神医学 11：217-223（1965）
47) 阪本良男：ふたたび家族内病識について. 日医新報 2784：69-70（1975）
48) 桜井図南男：神経症・心因反応. 日本精神医学全書, 第 3 巻, pp 27-28, 金原出版, 東京（1967）
49) 佐藤幹正, 中村精吉：感応性精神病の 1 症例. 鹿児島医誌 3：34-35（1959）
50) 佐藤哲男, 一ノ渡尚道：folie à deux を呈した老人夫婦の事例—地域社会おいて引き起こした問題点をめぐって. 社精医 11：363-369（1988）
51) 澤原光彦, 帆秋孝幸：感応精神病と不適応行動児を含む特異な家族例. 臨精医 17：1517-1523（1988）
52) 篠原大典：2 人での精神病（Folie à deux）について. 精神誌 61：2035-2055（1959）

53) 杉原満次郎：感応性精神病ノ知見補遺．精神誌 30：248-272（1929）
54) 鈴木ひろ子，柏瀬宏隆：Folie à deux と Capgras 症候群とが同時に認められた1家族例．精神医学 34：957-964（1992）
55) 鈴木康譯，星野良一，藍澤鎮雄ほか：母子心中を企てた folie à deux の背景と経過について．精神医学 23：561-568（1981）
56) 高橋隆夫，三輪登久，沼田満三ほか：特異的な感応現象をくり返した同胞性精神病の1例．精神医学 15：711-717（1973）
57) 高橋明，土居通哉，臼井宏ほか：三人組精神病の一家族例—知見補遺．精神医学 24：637-643（1982）
58) 高橋伸吾：5．二人組精神病．臨精医 15：795-797（1986）
59) 高頭忠明：「二人での精神病」（folie à deux）の一症例—その発生機序と共生関係についての考察．臨床精神医学論集，土居健郎教授還暦記念論文集刊行会（編），pp 353-365，星和書店，東京（1980）
60) 高臣武史：精神医学における家族の問題．社会精神医学，懸田克躬，加藤正明（編），pp 50-110，医学書院，東京（1970）
61) 竹山恒寿：1つの場に発生せる多人数の精神病状態．神経質 11：41-54（1940）
62) 津田次臣：母娘にみられた folie à deux．臨精医 7：1351-1358（1978）
63) 東原繁樹，宮本宣博，中嶋照夫：感応精神病を呈した慢性覚醒剤中毒者例．アルコール研と薬物依存 20：350-358（1985）
64) 内村祐之，秋元波留夫，石橋俊実：あいぬノいむニ就イテ．精神誌 42：1-69（1938）
65) 渡辺勉，鈴木裕子，白浜恭子：ロールシャッハ・テストからみた folie à deux の老姉妹について．神奈川精医会誌 37：13-20（1987）
66) World Health Organization : Pocket Guide to the ICD-10 Classification of Mental and Behavioural Disorders with Glossary and Diagnostic Criteria for Research. WHO, Geneva（1994）
67) 山田通夫，村田正人，山本節：分裂病家族における感応現象について．精神医学 20：951-955（1978）
68) 安田秀，井関栄三，岩淵潔ほか：幻覚・妄想を呈し，いわゆる感応精神病と考えられた Werner 症候群の一例．神奈川精医会誌 35：13-17（1985）
69) 横山茂生，岩井闊之，久保信介ほか：皮膚寄生虫妄想を主症状とする感応性精神病の1家族例．精神医学 18：527-533（1976）
70) 吉野雅博：感応精神病と祈禱性精神病．現代精神医学大系，懸田克躬ほか（編），第6巻B，pp 143-171，中山書店，東京（1978）

初出：臨床精神医学講座，第3巻，精神分裂病Ⅱ（中山書店）：445-458, 1997

第5章 感応精神病からみた「家族の問題」

本章では，感応精神病から見た「家族の問題」をとりあげた。これは，精神病理懇話会（宝塚市，1983年）のシンポジウム「家族の病理」で発表した内容である。

Ⅰ.で本邦と諸外国とにおける家族例と感応精神病の共有症状を比較し，Ⅱ.で3自験例を呈示し，Ⅲ.で家族の殺害例（他殺例と心中例）について触れ，心中例の中には「2人でのうつ病」（depression à deux）があるであろう点を予測した。

Ⅳ.で感応精神病の家族の内部に起きている病理を，そしてⅤ.で家族の特徴を整理し，Ⅵ.では分裂病の家族病因説を批判し，Ⅶ.で感応精神病の今後の問題として，中都市や大都市における発症例の増加，核家族化に伴う少人数化，高齢化社会に伴う高齢者例の増大などの点があることをすでに予測した。Ⅷ.で「家族の問題」として私が感じているいくつかの重要な点をまとめて論じている。

Ⅰ．一般的なこと

感応精神病は家庭内に起こりやすい。家庭内ではどのような結びつきが多いかをまず統計的にみてみる。

表1は，著者が以前にまとめた統計[8]である（第2章を参照）。これによれば，本邦では夫婦例と母子例が多く，ついで兄弟例，姉妹例と続いており，他方欧米のGralnick, A.の統計[1,2]では（いささか古い統計だが）姉妹例が最も多く，ついで夫婦例，母子例，兄弟例と続いている。姉妹例を省くと，残りの

表1 感応精神病の家族例

	本　邦（47組）	％	Gralnick, A.の統計（109組）	％
1	夫　婦　例（14組）	30%	姉　妹　例（40組）	37%
2	母　子　例（13組）	28%	夫　婦　例（26組）	24%
3	兄　弟　例（10組）	21%	母　子　例（24組）	22%
4	姉　妹　例（ 6組）	13%	兄　弟　例（11組）	10%
5	弟・姉　例（ 1組）	2%	姉妹・兄弟例（ 4組）	4%
	女・義兄例（ 1組）	2%	兄弟・姉妹例（ 2組）	2%
	父　子　例（ 1組）	2%	父　子　例（ 2組）	2%
	不　　　明（ 1組）	2%		

傾向は両者でほぼ同様である。したがって，本邦と欧米との相違点の１つは，欧米では姉妹例が多いことである。これは，欧米では子供の親離れが早く，姉妹同士が一緒に生活していることが多い点の反映と考えられ，transculturalな相違点として興味深い。

また，本邦でも欧米でも母子例が多いのに対し，父子例は少なくなっている。これは，日頃の家庭内の結びつきでは母子の結びつきが父子のそれよりも強く，またたとえ離婚しても父親は再婚することが多く，父子だけで暮らす機会がまれなためによるものと考えられる。母子例が多く，父子例が少ないことは，洋の東西を問わないようである。

共有した症状（発端者と継発者が呈した症状）をみてみる[8]（表２）。妄想が多いが，妄想の中では被害・関係妄想と憑依・宗教妄想とが最も多くなっている。ほかの諸症状は，まれである。

妄想とは，普通は１人に起こる，いわば「１人での精神病」であるが，感応精神病では複数の人々が共有し合い，妄想一般の定義には合わないものである。そして，影響を受けた継発者については，妄想を呈することから診断学的には一般に，妄想反応，心因性精神病，反応性精神病あるいは環境因性精神病と考えられる*。

表２　感応精神病の共有症状（本邦）

	総計71組	％
妄　　　想	58組	(82％)
被害・関係妄想	29組	(41％)
憑依・宗教妄想	25組	(35％)
誇　大　妄　想	2組	(3％)
好　訴　妄　想	1組	(1％)
皮膚寄生虫妄想	1組	(1％)
心気的訴え*	3組	(4％)
昏迷・錯乱	2組	(3％)
興奮状態	2組	(3％)
強迫症状	1組	(1％)
意識障害（症状精神病）	1組	(1％)
不　　　明	4組	(6％)

＊心気症状，心気妄想も含む

＊なお，ここで継発者が分裂病の場合も感応精神病と呼ばれている事実を指摘しておこう。感応精神病のGralnick, A.[1,2]の有名な四亜型分類，すなわちfolie imposée, folie communiquée, folie simultanée, folie induiteの中では，folie induiteが発端者と継発者の両者が分裂病の場合をさしている。実際，Gralnick, A.の統計[1,2]（103組），Scharfetter, C.の統計[13]（240組），Soni, S. D.らの統計[14]（109組）でも，継発者が分裂病の場合も含まれているのである。Baeyer, W. V.は，両者が精神病で共同の妄想反応を形成する場合をkonformer Wahn同形妄想と呼んだが，これは両者が妄想内容を共有していれば感応精神病の一型と考えられよう。歴史的には，Baeyer, W. V.（1932）のいう同形妄想は，Gralnick, A.（1942）の四亜型分類よりも以前になされた論述なのである。分裂病者が別の分裂病者の影響を明らかに受けて同じ妄想内容を呈している場合には「分裂病者の妄想反応」と考えてよいのではなかろうか。いずれにしても実際の診療場面では，継発者が果たして妄想反応なのか分裂病なのかは経過を観察しないと最終的には断言できないことが多いのである。

次に感応精神病の実際の症例をいくつか提示する。

II. 自験例

1）症例1（表3を参照）

　発端者は母親（56歳，分裂病），継発者は娘（34歳，分裂病）の例である。この家族はもともと両親と娘との3人家族で，戦後韓国から引きあげて住宅街の一軒家に住んでいたが，警戒心が強くて近隣との付き合いはなかったようである。夫の死後は，母親と娘との結びつきが一層強まっている。

　母親には aggressive-paranoic（攻撃的—妄想的）で active-exclusive（積極的—排他的）な精力性性格が認められ，一方娘は身体的にも丈夫ではなく passive-withdrawn（受身的—引きこもりがち）で優しい性格が認められている。2人の間には，健康面，性格面，生活面で，母親・優位—娘・依存の関係が認められた。

　まず母親が親戚や近所の人々に被害妄想を発展させ，そしてその影響を娘が一方的に受けて，母親の言いなりになった例である。

　周囲の人々から孤立化傾向にあった家族が，母親の分裂病発症以後は一層孤立化し，さらに夫の死亡後は経済的にも危機感が高まり，2人の結びつきは一層強まったものと考えられる。

　2人は措置入院後も寄り添って生活し，他患との交流は乏しく，母親は娘の面倒をよくみ，娘は母親に依存して生活するという優位—依存的（あるいは支配—従属的）な共生関係が続いている。娘だけを開

表3　自験例のまとめ

	発端者→継発者	家　族	相互の関係	共有した症状	備　考
症例1	母 → 長女 （56歳，分裂病）（34歳，分裂病）		優位→依存 [支配→従属]	被害・関係妄想	母はaggressive-paranoic 娘はpassive-withdrawn 家族の孤立化 母子一体化 相互の分離不安 相互の理想化
症例2	五男 → 次男 （28歳，分裂病）（35歳，分裂病）		依存→優位	同　上	分裂病の多発家系 抵抗→引越し→"同じことが起こった"→自主入院 遺伝か環境か→環境 部分型
症例3	長女 → 母 （28歳，分裂病）（57歳，妄想反応）		優位→依存 [相互依存]	同　上	関係の変化 family as a whole 家族内の結びつきの違い 家族全体の態度の変化 初期の病的感応現象

放病棟に移そうとしても，娘は母親と離れるのを嫌がり，母親も「娘は身体が弱いから決して出せません」と反発し，母子一体化が強く，相互の強い分離不安が認められた。しかも，お互いにそれぞれ「良いお母さん」，「良い娘」と良い面でのみ認知し合い，相互に理想化し合っていた。すなわち，mutual な separation anxiety, mutual な idealization が異常に強く認められた母娘例である。

2）症例2（表3を参照）

発端者は弟（五男，28歳，分裂病），継発者は兄（次男，35歳，分裂病）の例である。この一家は6人同胞で5人が分裂病に罹患しているという分裂病の多発家系の一家である。両親が苦労して子供を育て，母親は数年前に死亡。そして，5人の分裂病同胞中，感応し合ったのは五男と次男の2人だけである。

まず弟が，「盗聴マイクがしかけられ監視されている。2階の窓から人がのぞいて，さっと逃げる。家のまわりに暴力団が自動車で乗りつける」などの被害・関係妄想を訴え，それに対しはじめ兄は，「そんなバカなことはない」と弟の異常体験を否定し，弟を慰め励ましていた。弟が，暴力団から逃れるために2階から飛び降りて骨折したときにも，この兄が母親がわりになって弟の面倒をみていた。

しかしながら，この兄がアパートに引越しすると，これを契機に，同じ内容の被害・関係妄想を呈し，「弟と同じことが起こった。弟の言うことは本当だった」と弟の言ったことを認め始めたのである。そして，暴力団から避難するために自らの希望と父親のすすめで，精神病院への入院に至ったのである。

入院後は，兄は比較的急速に回復し，2週間ほどで「あれは被害妄想でした」との批判力が出てきている。兄の診断は，典型的な「分裂病者の妄想反応」であったといえよう。

この兄弟は，一緒になって大騒ぎをしたことは一度もなく，同じ異常体験を時期をずれて訴えており，この点では典型的な感応精神病とはいいがたい。しかし，兄は9カ月間も弟の話し相手となって面倒をみてきており，その異常体験の内容については弟の影響を受けたものと考えられる。

本例では，いわば世話をやき優位にあった兄が，弟からその妄想内容の影響を受けており，普通にみられる優位－依存の関係が逆転していた点も興味深い。

なお，感応精神病の発生に関し，遺伝が大切か，環境が大切かについて本例において述べると，分裂病5人の同胞中で同じ妄想反応を呈したのは2人だけであり，感応精神病の発生（すなわち同じ妄想反応の共有）という観点からいえば，2人の日頃の結びつき，すなわち環境の方がより大切ではないかと考えられるのである。

この症例2のように家族の一部を巻き込むものを著者は家族部分型の感応精神病と呼び，家族全体を巻き込む家族全体型の感応精神病と区別している。

ところで，感応されなかったほかの同胞達は欠陥分裂病であった。感応された兄が同胞中では一番活発だったのである。したがって，感応されるには自閉的ではないある種の活発さと，他人との交流性が必要である点が示唆されよう（この点に関し，分裂病者の多い精神病院の中で相互に感応し合う患者が意外にも少ないことは象徴的であろう。そしてまた，分裂病者も他人の異常体験については「良好な病識」を示すのである）。

3) 症例3 (表3を参照)

発端者は長女 (28歳, 分裂病), 継発者は母親 (57歳, 妄想反応) の例である。そして次女も軽度に感応し, 父親も妻や娘たちに同情的になった4人家族である。

母親は, 長女を日頃はしっかりした子なので信頼し, 最近は何でもむしろ長女に相談しており, 2人には長女・優位—母・依存の関係が認められていた。一方, 父親は家庭内では影のうすい存在で, 家に帰ると一杯飲んでテレビを見て寝てしまい, 最近は2人の娘をもっぱら母親にまかせっきりであったとのことである。

この一家は, 家が火事にあい, アパートに引越してきたが, その入居当時から隣人が洋裁屋で仕事上の音がうるさくて困っており, あまり付き合いはなかった。

まず, 長女が隣人のうるさいことから神経衰弱状態となり, さらにうるさい隣人に対する被害・関係妄想を発展させ, 盗聴器体験や幻聴も認めて, ついには精神病院に1ヵ月間の入院に至ったのである。

この間, はじめ母親は長女の述べる異常体験に半信半疑であったが, 次第に影響を受け, やがて同じ妄想内容を呈していった。長女は異常性が亢じるにつれて攻撃的となり, 長女・優位—母・劣位の関係が一層強まり, 妄想が母親に押しつけられていったというケースである。

母親は入院はせずに, 長女から離れると次第に改善している。そして, 長女がほぼ完全寛解して退院した後には, 2人の長女・優位—母・依存の関係はもとの状態にやわらいでいる。

その後, 長女は数回にわたり幻覚・妄想状態を再発して入院したが, これら再発時には母親は長女に全く感応されずに混乱している長女を励まし再入院をすすめ, この再発時には長女・優位—母・依存の関係が逆転して母が優位に立っている。そして長女が退院してくると, また元来の長女・優位—母・依存の関係が回復していくが, 長女は再発をくり返すにつれ, その生活態度は無為・自閉的となり, 次第に母親が優位となってきているのが現状である。

このように, 両者の関係は時期や状態によって変化が認められ, 一方向的で固定的なものではなく相互関係的で流動的なものであったといえるのである。

一方, 長女の初発時には, 次女も長女と同じように後をつけられていると思い, また父親も「娘も妻も疲労しているのではないですか」と同情的で, 家族内病識が欠如しており, 治療上 family as a whole としてのアプローチが必要であった。

しかも母親と, 次女および父親との間には感応の程度に差異がみられた (母親は長女に強く感応し, 次女および父親は軽度)。これは, 家庭内では母親—長女の関係が強いのに対し, 外に仕事をもつ次女および父親の存在は影がうすかったという日頃の結びつきの相違によるもの, と考えられる。

ところで, 本例では初発時には家族同一性が融合的に働き, いわば家族ぐるみの狂気 (foile en famille) に類似した感応精神病状態となったが, 再発時には長女は家族同一性から離される形で家族全員から説得されて再入院している。このように初発時と再発時とで家族同一性や, 病者に対する家族全体の態度が変化した点も, 興味深い。

そして, 分裂病者に対する家族の初期の病的感応現象ならば (しかも一時的で軽症な感応現象ならば), 分裂病家族一般にかなり普遍的にみられる現象ではないかと推測されるのである。

Ⅲ. 家族の殺害例

次に，家族病理のさらに極端な，感応精神病による他殺例や自殺例を本邦の文献からみてみる。

他殺例については，家族全員が祈祷性の感応精神病状態にあって家人の1人に憑きものがついていると妄想し，それを追い出すために家族で折檻して殺害する例などが有名である。

自殺例としては，稲村[4]による一家心中の報告例は悲惨でドラマチックなケースである。それは，当時母親は食堂に，2人の娘は水商売で働き，弟は非行により少年院に入っていたという，東京下町の大変貧困な一家に起こった悲劇である。すなわち，母と3人の娘との計4人が父親の死を契機に次第に感応精神病状態に陥り，「辛いこの世を早く去ってあの世で父との幸福な家庭を生き直そう」と一家心中を決意し，4人のうち1人だけが死にきれずに救い出されて逮捕され（嘱託殺），精神鑑定を受けたのである。

病気がちで定職のない父親は，民間信仰に凝っていてもともと家族内には迷信的な雰囲気が漂っていた。父親の死後は，この一家の精神的支柱を失ったという哀しみと，将来への不安が家族全体を重く支配し，4歳の孫娘の口走ったことから父親の霊がのりうつっていると感じられ，やがて妹にも父親の霊がのりうつり，一家心中を企図した憑依型の感応精神病例である。

これほどドラマチックで特異的ではないにしても，また憑依・宗教妄想ではなくて普通の被害妄想からも，追い詰められたと思い込み，感応精神病の経過中に自殺を企図する例は決して少なくないのである（最近では鈴木の例[15]，西田の例[12]）。

また「2人での抑うつ状態」で心中を企図する例のあることも十分に推測されよう。

このように，家族の病理としては大変極端な，親子心中，夫婦心中あるいは一家心中例の中に，感応精神病によるものも含まれている点をここに指摘しておきたい。

Ⅳ. 家族内部

感応精神病の家族内部の様子について，もう少し詳しくみてみる[10]。

一般に，家族内に分裂病者が現れると，家族メンバーの役割と機能とは変化してくる。そして身内に現われた病者に対する家族メンバーの態度は，不安，心配，過保護，冷淡など，その家族によってさまざまであろう。感応精神病はそれらのうち，究極的には家族が病者に共鳴して同じ異常体験を共有するという特異なケースである。したがって感応精神病が発生するには，最終的には家族内に次のような条件が整っていると考えられる。

(1) 病者に対する家族の同情，共感性の亢進
(2) 家族内病識の欠如（つまり，病者の異常体験について家族に病識がないこと）
(3) 同じ異常体験の共有

これら3つのうち最も重要な条件は (3) であり，感応精神病と呼ぶには (3) の状態をある期間呈していなければならない。すなわち，家族が病者に対して単に同情・共感しているだけではなく，妄想を共有し，ともに精神病状態になっているわけである。

ところで，高臣[16]は分裂病の家族の特徴として次の3点を指摘している。

(1) 家族メンバーのいずれもが共感性に欠けていることが多い。
(2) 家族がそれぞれの役割を果たしていない。
(3) したがって，家族の相互理解・相互受容がなく，共同で1つの世界をつくりあげているとはいえない。

確かに分裂病の家族の中にはこのようなタイプの家族もいるが，感応精神病ではこれらとは逆の関係にあるのである。すなわち感応精神病では，共感性が欠けているのではなく亢進し，家族の相互理解や相互受容が欠けているのではなくありすぎており，病的ではあるが共同体としての世界をつくりあげているといえるのである。感応精神病の成立時には，妄想共同体が形成され，家族同一性（family identity）が融合的に働いているのである。

V. 家族病因説

次に，分裂病の家族病因説および反精神医学について感応精神病の視点から一言述べておきたい。

家族研究の歴史の中には，schizophrenogenic mother, double-bind theory, pseudomutuality などの諸概念に象徴されるように，家族を病者に対する病因として把握してきた一面があった。しかしながら，感応精神病においては，むしろ家族が病者によって巻き込まれていくという逆の側面を有しているのである。

さらに，サズ，レイン，クーパーらによって提唱された反精神医学は，家族次元から社会的・政治的次元にまで広げて，分裂病者を社会的・政治的疎外の産物とみなしている（分裂病者の社会因論，社会共謀因説）。しかしながら，感応精神病が分裂病の家族因説に反する側面を有し，家族が病者の犠牲になる側面をも有していることを考えると（あるいはまた，政治的独裁者「ヒットラー」にドイツ社会の方が病的感応現象を起こしてしまうことなどを考えると），感応精神病とは「反－反精神医学的病態」の一面を有していると考えられるのである。

この点を，もう少し相補的にみてみたい。すると，家族病因説は，いわば分裂病者が出現するまでの「発病前」の患者と家族との関係をみたものであり，他方，感応精神病は「発病後」の患者と家族との関係の話なのである，といえる。このように「発病前」と「発病後」をもちだすことによって，両者は補完的な関係になっているといえよう。すなわち，患者と家族との関係は，家族が患者を生み出す一面がある一方，いったん患者が生み出されると家族が患者の影響を被むることがあり，その極端なケースが感応精神病であるといえるのである。

VI. 家族の特徴

ここで感応精神病を起こした家族の特徴をまとめてみたい。

第1に家族の生活史としては，症例1や稲村の一家心中例のように貧困や不幸な境遇が認められ，あるいは症例3のように火事にあってアパートに引越してくるなど家族全体に負い目やコンプレックスが

認められ，あるいはまた逆に気位やプライドが認められて，周囲の人々から孤立化する傾向がある。また宗教の関与している家族も少なくない。

外国例では，少数者集団（minority group）や移民などに感応精神病の発生したケースが報告されている。

これまではまた，社会文化的な後進地帯やシャーマニズム的雰囲気の強い地域から多くの家族例が報告されてきた。

第2に家族メンバーの病理については，発端者では診断的に分裂病が最も多く，その性格特徴としてはaktiv, sthenisch, kämpferisch, あるいはactive-exclusive, aggressive-paranoicな点が指摘されている。換言すれば「強い自我」と関係しているといえる。

継発者については，診断名としてはpsychogen, reaktivな病態が多く，その性格特徴としてはpassiv, suggestibel, abhängig, hysterisch あるいは passive-withdrawn な点が指摘され，「弱い自我」と関係しているといえる。

第3に家族内の結びつきに関しては，日頃から強い結びつきが認められ，両者の間には優位－劣位の関係あるいは相互依存の関係が認められる。著者は，表面的には優位－劣位あるいは支配－依存の関係が認められても，その背景には相互依存関係の認められる点が多いことから，相互依存関係を強調している。

第4に家族に閉鎖性（孤立性）が認められる。

上述の第1～第3のことは，家族の閉鎖性を強めている要因ともいえよう。そして，発病前から閉鎖的傾向が認められ，発病後には一層閉鎖的となるのである。かくして家庭内の結びつきが強くなる反面，家族外との結びつきは弱くなるという特徴が認められる（家族内と家族外）。

第5に家族全体の抱く不安や願望が妄想受容の準備性と関係していることである。すなわち，病者の妄想反応が，家族メンバーの不安・恐怖をかきたてる内容であるとき，あるいは家族メンバーの希望や願望と一致する内容であるとき，あるいは不満の解消に役立つ内容であるとき（高橋の例[17]）に，家族によって共有されやすいといえる。ここに感応精神病発生の家族内の意義がある。

まず単純に考えれば，「ありえそうな内容」の妄想でなければ，家族メンバーによっても受容されないわけである。そして，受け入れられやすい「ありえそうな内容」の妄想であればあるほど，抵抗期（著者による発生経過の第2期）なしに家族メンバーによって受容されやすくなるのである。

また，稲村の例[4]にみられるように，家族内を支配する雰囲気，家族全体の同一性，あるいは家族的エートスの関与も重要あろう。

VII. 今後の問題

最近の感応精神病の本邦報告例の特徴としては，(1) 田舎や地方ではなく中都市や大都市での報告例が増えていること，(2) 憑依・宗教妄想が減少し被害・関係妄想がふえていること，(3) 軽症化していること，などがあげられる。

感応精神病の本邦における今後の問題をあげておく。

都市化が進むとともにアパート，マンション，団地などの居住形態がふえて共同体意識が稀薄化し，都会における家族の孤独，孤立化，閉鎖性が高まっている。そして，このことが核家族化ともあいまって，感応精神病発生の素地となりうるのではないか，と考えられる。以前は都市化，現代化とともに感応精神病は姿を消していくであろう[3,5]といわれてきたが，そうではなくて，形をかえてまた現れてくるといえよう。

そして核家族化に伴い感応精神病に関与する人数は少人数化してくると思われる。

本邦でも高齢化社会が到来しつつあるが，本邦ではいまだ老人同士の感応精神病列は報告されていない（1983年現在）。しかし，アメリカではすでに1972年にMcNiel J. N.ら[11]が77歳と75歳の姉妹例の1組を報告し，かつ65歳以上のそれまでの報告例17組をまとめている。

今後本邦でも，核家族化に伴い老夫婦など老人同士の居住形態がふえ，そして老人同士は経済的問題や身体的障害から相互に依存し合って生活していかなければならず，また老人は心理的に疑い深くもなることなどから，老人同士の感応精神病例が多くみられてくるのではないかと思われる。そして，このように老人例では，隣人に対する被害妄想のほかに，財産問題などが絡んだ親戚に対する被害妄想がみられてくることを，その特徴として予測しておきたい。

VIII. おわりに

感応精神病からみた「家族の問題」で著者が感じた点をここにまとめて，結びとしたい。

1) 家族は果たして病んでいるのか——。感応精神病では家族も病者の影響を受けて精神病状態となっているので，結果としては家族も病んでいるといえる。しかしながら，分裂病因としての病理性を家族が有しているか否かについては，感応精神病からは何ともいえない。

2) 遺伝か家庭環境か——。もちろん，遺伝も家庭環境も大切だが，「感応精神病の発生」という見地からいえば，家族メンバーの日頃の結びつき，すなわち家庭環境の方がより重要であると考えられる。

3) 感応精神病は分裂病者を含む家族に起こることが多く，感応精神病家族の特徴や，あるいはまた分裂病家族の特徴についてはいろいろと指摘されてきた。しかしながら，分裂病家族に特異的な病理であるとはいえないところが問題である。たとえば，よくいわれる「父親の権威の喪失」「母親の過干渉」「母子の共生関係」も分裂病家族ばかりではなく，登校拒否，思春期やせ症，非行，家庭内暴力，境界例などの家族にも指摘されている。分裂病家族にのみ特異的に存在する家族病理があるとは，今のところ著者には思えない。

4) 病者の出現は家族にとっては危機的状況である。かくして，病者の妄想を共有することによって，対象喪失の不安や見捨てられ不安を解消し，家族内人間関係の回復を図っている感応精神病の家族メンバーが存在する。

他方で，mutual dependence, mutual identification, mutual projective identification が相互に強く認められる感応精神病のケースもある。

5) 家族全体型の感応精神病は，（被害）妄想的に一体化し合一化した家族である。したがって結果としては，家族メンバー同士の境界が喪失し，いわば "single and pathological bind" な家族状況にあると

いえる。そして，このような被害妄想的な要塞家族では，家族内の攻撃性を外に向けて処理しているものと考えられる。

6）患者の治療に際しては一般的に，家族との関係が重要である。患者の家族をわれわれの味方にしておかなければならない。しかしながら，感応精神病では家族自体も病んでいるので，さらに健康な家族メンバーや親戚にまでその関係を広げて緊密化を図っていくことが必要となる。

そして，当事者の家族メンバーの治療については，家族内病識の回復，相互の病態理解，相互認知の改善なども図っていくことが大切である。

文　献

1) Gralnick, A. : Folie à deux — the psychosis of association. Psychiatr. Quart., 16 : 230-236, 1942.
2) Gralnick, A. : Folie à deux — the psychosis of association. Psychiatr. Quart., 16 : 491-520, 1942.
3) 今泉恭二郎：感応精神病に関する一，二の考察．四国医誌，5 : 125-132, 1954.
4) 稲村博：感応精神病による一家心中．犯罪誌，39 : 142-155, 1973.
5) 伊藤正昭，辻岡隆，他：感応精神病の一家族例．奈良医誌，10 : 328-333, 1959.
6) 柏瀬宏隆：精神感応病について―大都市における自験四例の考察―．精神経誌，79 : 571-585, 1977.
7) 柏瀬宏隆：感応精神病について．日本医事新報，2845 : 135, 1978.
8) 柏瀬宏隆：感応精神病に関する臨床的研究．慶応医学，56 : 249-273, 1979.
9) 柏瀬宏隆，久場川哲二，他：集団ヒステリー――自験例と本邦の報告例の検討―．臨床精神医学，10 : 1107-1117, 1981.
10) 柏瀬宏隆：感応精神病について．講座・家族精神医学，第2巻，pp.199-217, 弘文堂，東京，1982.
11) McNiel, J. N., Verwoerdt, A. et al. : Folie à deux in the aged (Review and case report of role reversal). J. Am. Geriatr. Soc., 20 : 316-323, 1972.
12) 西田博文，野中幸保，他：Folie à deux に関する二，三の考察．精神経誌，85 : 361-377, 1983.
13) Scharfetter, C. : Symbiontische Psychosen — Studie über schizophrenieartige "induzierte Psychosen". Huber, Bern, 1970.
14) Soni, S. D. and Rockley, G. J. : Socio-clinical substrates of folie à deux. Brit. J. Psychiat., 125 : 230-235, 1974.
15) 鈴木康譯，星野良一，他：母子中心を企てた folie à deux の背景と経過について．精神医学，23 : 561-568, 1981.
16) 髙臣武史：精神医学における家族の問題．懸田克躬，加藤正明編，社会精神医学，pp. 50-110, 医学書院，東京，1970.
17) 髙橋明，土居通哉，他：三人組精神病の一家族例―知見補遺―．精神医学，24 : 637-643, 1982.

初出：臨床精神病理 5 (1) : 29-38, 1984

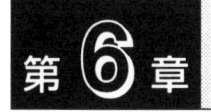

第6章 症例報告（興味ある1例報告）

　本章は，報告が珍しく内容が興味深い自験例の症例報告である。
　I.とII.は，自己臭症状を共通して呈した兄妹例（folie communiquée）のレポートであり，I.で主に兄について，II.で主に妹について論じた。自己臭症状という稀な共通症状，「足の裏」という稀な自己臭症状部位，兄と妹という稀な組み合わせ，folie communiquée という稀なタイプであるという点で，特異なケースである。
　III.は，Folie à deux と Capgras 症候群とが同時に認められた本邦最初の報告例である。姉（46歳）と妹（40歳）はそれまで交互にシーソー現象を呈していたが，社会からの孤立を契機に同時の感応現象に至り，さらに同居する高齢の父親（84歳）も巻き込まれて folie en famille の状態（隣人に対する被害関係妄想の共有）となっている。ここまでは今までの報告例と大差はないが，家族内に Capgras 症候群も同時に起きたことから複雑な様相を呈した。すなわち，姉は「父や妹は替え玉だ」という Capgras 症候群も呈し，妹もその影響を受けて「父は偽もの」と言い，姉妹で一緒になって父親を攻撃したのである。
　さて，本例は，共著者である鈴木ひろ子氏（臨床心理士）の受持ちケースであった。鈴木ひろ子氏は若くして他界し，まさに佳人薄命の人生であった。一緒に研究した日々を想い起こすと，涙を禁じ得ない。
　IV.は，父親（夫）に対し母・娘・息子が被害妄想を抱いた folie à trois の1例である。発端者は母親，継発者は15歳の娘と10歳の息子であり，これら2人の子どもの継発者の間で感応現象が異なっていた。すなわち，娘は母の異常性に積極的に関与し，母の周囲に対する被害妄想に感応した後，母と一緒に，妄想に共感しなかった父へと妄想対象を移していった。他方，息子は父と母娘との対立関係の中で，心因性の痙攣発作を起こした後，消極的関与のまま父への被害妄想を抱くようになった。このような2人の感応過程の様態から，娘は積極的関与型の，息子は消極的関与型の感応精神病と分類してみたのである。
　さて，本例は，共著者である新井弘医師のケースである。新井弘医師は，現在も慈光会病院（群馬県高崎市）の副院長として活躍している。

I.「足の裏の臭い」という自己臭症状を呈し，一方向の感応現象が認められた兄妹例

　著者は，「足の裏の臭い」という稀な部位の自己臭症状を共通して訴えた興味ある兄妹例を経験したので，兄についてはそのさまざまな症状を中心に，妹については「感応精神病」の観点などから考察する。兄は最近，初回入院後8年振りに再び診察に来院し，著者は兄（および妹）の長期経過を観察する機会

にも恵まれた。そこで，症状の記述については，まず兄・妹ともに初回入院後あたりのところでまとめ，あとに，その後の8年間の様子も述べておくようにしたい。

1）症例

症例は，5人同胞中の末の兄と妹である。両親や他の同胞達には症状は認められていない。

〔兄〕34歳　独身　無職

2種類の自己臭症状の他に同性愛の問題があり，しかも最近は明らかな幻聴と迫害妄想を呈して入院となった例である。

兄の生活史と現病歴：表1を参照。両親と，本人のほかに上に兄が3人，下に妹が1人いるという家

表1　生活史と現病歴の比較（兄の初回入院まで）

	兄		妹
	病弱		両親に可愛がられ，過保護に育てられた。
	女子と仲が良かった。		
10歳	「同性愛」を自覚		
18歳	「同性愛」に悩んで，自殺未遂		
	高校を卒業後，デパートに勤務		特に問題なし。
21歳	父親の死亡	15歳	父親の死亡
23歳	「足の裏の臭い」	18歳	専門学校を卒業後，病院の検査室に勤務
	「隣人の噂」		
	皮膚科を受診		
	数回の見合い		
25歳	「肛門周囲の臭い」	20歳	「足の裏の臭い」
	皮膚科，精神神経科を受診		皮膚科，精神神経科を受診
28歳	自己臭症状の悪化	23歳	結婚
	10年間勤務したデパートを自分から退職		夫とともにオランダへ
	皮膚科，精神神経科を受診		3ヵ月間の軽快後，自己臭症状の再燃
	妹の結婚，母親との2人暮し		向精神薬を日本から郵送
	数回の転職		長男を出産
30歳	同性愛の行動化	26歳	帰国
	自殺念慮	27歳	症状の悪化，S病院に入院（54.8.16～54.10.1）
	自己臭症状は，疎隔化		軽快して退院
33歳	「同性愛も隣人に噂される」	28歳	症状は浮動的
	自殺念慮		長女を出産
34歳	集団同性愛行為に及び，幻覚妄想状態		主婦として適応
	不穏，徘徊が目立ち，B病院精神科に入院（57.5.10～57.6.30）		

族構成である。小さい頃は病弱であり女の子と仲が良く，女の子とばかり遊んでいた。妹をかわいがり，妹ともよく遊んだという。母親は優しく母親には愛着を感じていたが，魚屋である父親は短気で厳しく，父親には恐怖感を抱いていた。10歳から自分の内にある同性愛傾向を自覚するようになり，学校の教師を対象にして同性愛の夢想にふけるようになっていた。父親とは反対のタイプの男性に憧れ，担任の年輩の男性教師に抱かれたい，と空想した。18歳になると自分が同性愛者であることに悩んで服薬による自殺未遂を図っている。商業高校を卒業した後，某デパートに店員として勤務した。間もなく父親が死亡し，反発してきた父親の死に強い自責感を抱いている。32歳，引越しを契機にストレスによる十二指腸潰瘍となる。潰瘍の疼痛が襲ってくると，足の裏がビショビショとなり，それとともに「足の裏の臭い」を訴えるようになった。25歳の時，香港に旅行した。機中で，2つ前の座席の人が「エンジンの焼ける臭いがしている」と言ったが，それを自分の臭いについて言った，と確信する。これを契機に，自分の「肛門周囲の臭い」を気にするようになった。肛門の周囲に汗をかき，「クソが肛門周囲にくっついてるような臭い」がするが，他人は「おなら」ととる。「隣人などにクサイと噂される」と述べている。

28歳の時，自己臭症状が悪化し，お歳暮のシーズンにお客から「クサイ」と言われ，職場の人からは「おならをしている」「辞めさたいけど，人手が足りない」などと言われたために，10年間勤務してきたデパートを自分から辞めてしまう。某大学病院の皮膚科と精神神経科を受診し投薬を受けたが，症状に変わりはなかった。この頃，妹が結婚し，以後は本人と母親との2人暮らしとなる。その後も「クサイ」と言われるために，職場を数回変えている。

さて，同性愛についてはずっと悩んできたが，30歳からは行動化して実際に年上の男性と定期的に関係をもつようになった。この同性愛関係の事実も「あいつは同性が好きだ」「モノが小さい」「俺でどうかな」などと隣人に噂されるため，引越しを強く希望するようになった。

34歳の時，忘年会の帰り，同性愛者が集まる店に行って4人で同性愛行為を行い，その翌日から「同性愛のことを言われる」「自分の考えたことを装置で言ってくる」「装置で，私に聞こえるように言ってくる」などと訴え，明らかな幻覚妄想状態を呈する。「相手をつかまえよう」として警察に通報したが，「そういう人はいない」「現場を押さえなければダメだ」と言われ，相手にされなかった。「隣人ばかりではなく，隣近所の人は皆知っている」「どのようにして現場を押さえたらよいか分からない」。このように自分が同性愛者であることを噂されるため，昭和57年1月4日からは外に全く出られなくなった。自分の方から仕事を辞めてしまい，警察にも再び通報している。57年3月には，不安のあまり神頼みの心境から家でロウソクと線香をたてたり，神棚の水を何回も取り換えたり，部屋中の電気をつけたりするなどと，落ち着かない状態となる。困った母親の強い勧めによって，昭和57年5月10日B病院精神科に第1回目の入院となり，著者が主治医となった。

初回入院後の経過；入院時は明らかな幻聴と迫害妄想を認める。精神障害者扱いされることへの不満が強く，病識は全く欠如し，服薬を拒む。しかし服薬していなくても，入院して1週間後には病棟内で幻聴と迫害はほとんどなくなり，気分も非常に明るくなった。

ところが，異常体験が表面的には治まっても，病識は全くない。やがて，「ここにいても問題の解決にはならない」と退院を要求するようになり，退院後には「あいつは精神科にいた。気違いだ！」と言われるのではないかと気にしていた。昭和57年6月30日に軽快退院した。

8年後の経過；退院後，昭和57年8月10日までは通院したが，以後全く来なくなった。その後，食堂

や飲食店などに勤め，某喫茶店には4年間勤務し，その間も嫌がらせの電話などは時にあったという。平成1年3月から合同庁舎の職員食堂に勤めていたが，勤務1年後より「職場で臭いや同性愛のことを噂されたり，自宅に無言電話がかかってくる」「誰かが私を陥れようとしている」「多分後ろに警視庁がついていると思う」「眠れない」などの症状を認め，平成2年3月10日8年振りに著者のもとを再受診した。以前に話を聞いてもらった先生で自分のことをよくわかっている先生なので来院した，という。同性愛についてはこの8年間同性愛者の集まる店には行っておらず，実際の性関係も有していない。臭いについては自分からは訴えなかったが，尋ねるとやはり「足の裏の臭い」がある。サウナに出掛けてから外出する。家でも，よく風呂に入っていた。結局，平成2年5月11日にB病院精神科に再入院となった。

第2回目入院後の経過；今回は自己臭症状や同性愛の問題よりも，被害関係妄想や幻聴を前景に認めている。「張本人は誰だか分からない。分かれば苦労しませんよ」と主張する。「もう，今の食堂を退職します」とはっきり言う。路傍で建築工事をしている人達も自分のことを「あれが，あの噂の人だ」などと言っている。「耳元に聞こえてくる，テープに取りたい」。

入院後間もなく，表面的，外面的には落ち着きを取り戻した。2度目の入院なので病棟に慣れていたせいもある。また今回も病棟のもつ保護的機能がプラスに作用したようである。被害関係妄想や対象人物に対しては，客観的で冷静に対応できるようになり，距離をもてるようになってきた。しかし，妄想についての病的確信は改善せず，病識は全く回復しなかった。この8年間他病院にも通院せず，病状は比較的良好であったというが，その理由について本人は「相手が抑えていたので」と説明する。

しかしながら，前回の入院とは異なり，今回は素直に服薬し，穏やかになった印象である。頑固で突っ張った所はなくなり，治療を受け入れやすくなった。軽度の人格障害は認められるが，仕事や社会参加への意欲はある。

平成2年6月5日に軽快退院となった。現在は，再就職し，以前よりも定期的に外来に通院し，服薬も続けている。

　　［妹］28歳　主婦
訴えは，兄と異なり「足の裏の臭い」（「ゴム靴が蒸れたような臭い」）だけである。

妹の生活史と現病歴：表1を参照。小さい頃は両親に可愛がられて過保護に育てられたという。すぐ上の兄（前記）にも可愛がられ，本人もこの兄を慕っていた。中学2年生のときに父親が死亡し，それからは苦労したというが特に問題もなく，18歳で専門学校を卒業して某病院の臨床検査室に勤務する。それまで，家では兄の自己臭症状の訴えの聞き役となっていたが，兄の発症2年後の20歳の頃ウェートレスのアルバイトをしていた時に，男性客から「クサイ」と言われ，兄と同様の「足の裏の臭い」を認めるようになった。まず皮膚科を訪れ，「神経性多汗症」と診断され，近所の精神神経科を紹介されている。23歳で証券会社のサラリーマンと結婚。この夫の出張に連れ添ってオランダに出かけた。オランダに着いて初めの3ヵ月間は状態は良かったが，その後自己臭症状が再燃し，向精神薬を日本から郵送してもらって服用していた。長男を出産したが，3年間のオランダ滞在中は何とか破綻をきたさずに，26歳で無事に帰国した。帰国し，しばらくは良かったが子供を母親に預けホッとしてから気持ちの張りがぬけたようになって「足の裏の臭い」が悪化し，昭和54年8月16日，S病院に入院。著者が主治医となった。

入院後の経過；自己臭症状については，食堂や電車などの人混みの中で坐っている時に気になりやす

く,「足の裏がベタベタする」「足の裏がワアーッと汗をかく」「人が自分の足を変な目でみる」「人がいろいろな仕草で暗示する」「人が噂をしている」「人が避ける,クサイと言う」などとも訴える。このような自己臭症状以外に,不眠,外出恐怖,被害関係念慮なども認められた。しかし,入院時が最悪であり,すでに入院後2日目からは自己臭症状も,あまり気にならなくなっている。病棟内が安全地帯,避難所の役割を果たし,また育児や家庭からの解放感もプラスに作用したようで,「かなり楽になった」「もっと早くここに来れば良かった」と述べている。

しかし,不安感は持続し,人が自分を気の毒だと思って遠慮して臭いのことを言わないのではないか,と考え,人の中に長くいることはできなかった。入院1週間後には,臭いに関する関係念慮については考えすぎかな,と半信半疑の状態となった。しかし,まだ外出は不可能であった。2週間後には,他の入院患者の訴えにもらい泣きをしたり,兄のことが心配で不安になったりと感情的に動揺しやすい面がみられた。その後,外泊をし,入院1ヵ月半後(昭和54年10月1日)に軽快退院となった。

退院後も,自己臭症状は良くなったり悪くなったりと浮動しつつ続いていたが,妊娠し,長女も生まれて,2児の親となった。

兄について妹は「経済的援助はできるが精神的援助はできない。兄のことを心配すると,結果的に自分の病気が悪くなってしまう。兄に呑みこまれそうになる」と述べていた。

8年後の経過；さて,その後の8年間は妹は,2年間日本にいたあと,夫に連れ添ってロンドンに,次いで現在はバーレーンに滞在中(3年間)とのことである。著者との治療関係は途絶えたが,母親に寄せた手紙によると,今でも「足の裏の臭い」を気にはしているものの,風呂に入ったり,靴や靴下をいつも清潔に新しいものと取り替えたりと努力をしており,外国滞在中にもかかわらず何とか適応している様子である。

2) 考察

a. 兄について

兄の症状(変遷)をまとめると,10歳で同性愛を自覚し,23歳から25歳にかけて自己臭症状が発症して28歳頃に悪化。30歳から同性愛が実際に行動化すると,自己臭症状は背景に退き,34歳には明らかな幻覚妄想状態を呈して入院,その8年後にも再び幻覚妄想状態を呈して入院となったケースである。

1) 同性愛について

まず,兄の同性愛について検討する。何故本ケースが同性愛者となったのかの理由について本人自身は,①小さい頃は病弱で女の子と仲がよかったこと,②短気な父親に反発し,父親と反対のタイプの男性に憧れたこと,の2点を挙げている。10歳から同性愛者であることを自覚するようになり,具体的にはスポーツマンでありかつ気持ちの優しい小学校の教師に憧れた。同性愛者についてずっと悩んできたが,しかし20歳代には風俗営業店で女性とも遊んだり,また見合いなどもしている。

同性愛に目覚めてから実に20年後の30歳から,年上の男性と実際の同性愛関係をもつようになっている。同性愛の行為中の役割は,男性的および女性的のいずれの役割をも演じている。この当時の好みのタイプは,筋肉質でスポーツマンタイプの50歳前後の年長の男性である。23歳頃に結婚相談所を通して女性と見合いをしたことがあったが,このときも「父親のいる女性」を求めて見合いをしている。このように,本ケースでは性関係において一貫して「理想の父親像」を求めてきたと言えるようである。

同性愛については本人は，これまでも，また現在も治療しようとする気持ちは全くない。疾病分類学上，同性愛は，DSM-Ⅱ[1]ではsexual deviationに入れられていたが，DSM-Ⅲ[2]においてはego-dystonic homosexualityのみが精神障害（mental disorder）として扱われ，さらにDSM-Ⅲ-R[3]ではもはや精神障害からはずされている。本ケースでは，同性愛について以前は悩んでおり，当時はego-dystonic homosexuality（DSM-Ⅲ）に相当していたが，最近ではego-dystonicにもなってはいないのである。しかしながら，同性愛（行為）が本ケースにとって30歳代後半までかなりの劣等感になっていたことは，明らかである。同性愛について噂をされ，集団同性愛行為の翌日から一挙に幻覚妄想状態を呈していたのであった。

　この8年間は同性愛者の集まる店には行っておらず，実際の性関係も有していない。ただし，一人で二役的な行為をしている。「自分のペニスを痛めつけてしまう。頭の中で相手のペニスをいじっているように空想してやっていると，痛いけれども優越感を味わう。しかし，終わると，何故こんな事をしたのかと自責感を覚える」。本人はこのような体験を「鳥籠の中の鳥が羽をむしる心理です」と表現する。いわば，同性愛者のマスターベーションと言えるような行為であろう。

2) 自己臭症状について

　つぎに，兄の自己臭症状についてみる。①部位が足の裏と珍しく，しかも足の裏と肛門周囲という2箇所である点も珍しいこと，②臭いの種類も「香水を2～3個分合わせたようなツーンとした臭い」と「クソが肛門周囲にくっついているような臭い」と非常に強烈であったこと，などの点で特徴がみられている。本ケースでは症状変遷において，その後の明らかな幻覚妄想状態への発展経過から考え，さらにその8年後の明らかな分裂病症状への発展を考慮に入れると，このような特徴のある内容の自己臭症状は予後不良の兆候ではないかと考えられる。足の裏と肛門周囲との2つの自己臭症状は，ともに発汗に由来しているものであるが，それら2つの直接の関係は明らかではなかった。足の裏の臭いの方が症状としては全体的にマイルドであった。

　足の裏の臭いという稀な症状が兄と妹に共通してみられたという報告例も，これまでにないようである。しかも，兄と妹とでは，足の裏の臭いを訴えた点では共通していても病態水準はかなり異なっていたのである（後述）。

3) 同性愛と自己臭症状

　本例における同性愛と臭いとの関係については，同性愛のかなり後から自己臭症状が始まり，そして同性愛が行動化・前景化すると，自己臭症状は疎隔化・背景化するという交代現象（シーソー現象）が認められた。しかし，その8年後の経過では幻聴と被害関係妄想が前景に目立つようになり，同性愛も自己臭症状も本人は客観視してそれほど悩まず，いずれも疎隔化してきている，と言える。ここで臭いの性的な意味，特に肛門周囲の臭いについての性的な意味も，問題となろう。たとえば，肛門性交（anal coitus）の意味合いなどが含まれていないかどうかである。しかしながら，患者自身は臭いと性の直接の関係を否定する。性感帯としての足の裏の意味なども，特にはないようである。したがって，同性愛と自己臭症状とはたまたま並存したものと考えられる。同性愛者に自己臭症状が特に並存しやすいという事実がない限り，両者の関係に特別な意味合いをもたせることは困難であろう。しかし，兄にとっては同性愛も自己臭症状も30歳代後半までかなりの劣等感（投射の機制の源泉）となっていたことは間違いないようである。

4) 幻覚妄想状態, 分裂病

　つぎに兄にみられた幻覚妄想状態について検討する。既に自己臭症状の発症した23〜25歳頃からクサイと言われており，また同性愛のことについて「俺でどうかな」「モノが小さい」などと，主として隣人に噂されると述べていた。すなわち，被害関係妄想と，"前幻覚性体験"とでも言えるような幻覚様症状が慢性的にかなり長期にわたって出没している。そして34歳の同性愛の集団行為を契機に一挙に明らかな幻覚妄想状態となり，「男の声や女の声で聞こえてくる」「装置で自分の考えていることを先回りして言ってくる」「自分を辱めたがっている」「組織か大きな建設会社がやっているのではないかと思う」などと訴えるようになっている。

　初回入院して落ち着くと，また以前の慢性的な病態に戻るが，退院すると今度は「あいつは精神科に入院した」「気違いだ」と言われるのではないかと入院中に気にしていた。自己臭患者においてよく見られる，他人に「クサイと言われる」という訴えは，関係妄想なのか幻聴なのかの鑑別が臨床上困難であることが少なくない。本例では，後に幻聴が明瞭になったことから考えると，「クサイと言われる」という訴えは，やはり単なる関係妄想ではなく幻聴に近い体験（"前幻覚性体験"—仮称）ではないかと思われる。また，噂される内容は初めは臭いと身体性のものであり，退院後は「気違い」と言われるのではないかと，いわばより精神性・人格性への侮辱へと病態が進んできているとも言えるようである。

　噂をする人物は，はじめの頃は主として隣人で特定単数あるいは特定複数の人物であったが，明らかな幻覚妄想状態になると，「5〜6人の人物が関与しているが，誰だか分からない」と匿名複数であったり，また時には「同性愛行為をした4人のうちの1人である」と特定単数の人物になったりしている。このように，噂をする人物はその時期によって異なっている。噂をする人物に対する患者の態度としては，まず初めは臭いを治そうと自己治療的でしかも自責的な気持ちが強かったのであったが，やがて，次第に相手に対して攻撃的な気持ちが湧いてくる。そして，相手を捕えたい思いが強くなり，「迫害される迫害者」の様相が前景に出てきていた。しかし，8年後の40歳を越えた最近では，開き直り的気持ちが強くなり，相手に対し距離と余裕をもった客観的態度をとれるようになっている。相手を捕えたい気持ちはもはやなくなっている。

　ところで，藤縄，笠原らは自我漏洩性分裂病の説明[6]の中で，自己臭などの自我漏洩性症状はかなり重症でも30歳以後には軽快すること，自我漏洩性症状と幻聴などの影響性症状とは別系列の自我障害であること，妄想内容に迫害主題は生じないこと，などの点を指摘している。しかしながら本ケースは，自己臭症状が30歳以後に背景化しても，その後になって迫害を主題とする明らかな幻覚妄想状態になっている例であり，その点でも興味深いと言えよう。

　周知のように村上ら[9]は，「自分の何らかの身体的欠陥のために，まわりの人達に不愉快な感じを与えているという妄想的確信を抱く一群の病態」を1臨床単位として「思春期妄想症」と呼び，その代表例として「自己臭妄想」と「自己視線恐怖」を挙げ，分裂病との相違を強調している。好発年齢も10代後半で，分裂病の好発年齢である20代前半とは異なった年齢分布を示すとしている。しかし，本ケースは兄は自己臭症状を23歳（妹は20歳）で発症し，思春期妄想症よりも発症年齢が高い。また兄はその後の経過で明らかな幻聴を認めるようになり，長期間の観察により分裂病であることが確認されている（ちなみに，妹の自己臭症状は気分の動揺とともに浮動しつつ現在まで持続し，思春期妄想症に近いが，周囲に対する妄想的確信は「妄想症」と呼ぶほど強固なものではないのである）。ただし，兄は分裂病と

しても仕事への意欲は続いており，退院後には再び職場復帰を果たしている。顕著な陽性症状が治まると，軽症欠陥，あるいは分裂病型パーソナリティー障害（schizotypal personality disorder）とでもいえるような慢性的な様態で，安定していた。兄はDSM-Ⅲ[2]およびDSM-Ⅲ-R[3]に従って診断すれば，Ⅰ軸が分裂病，Ⅱ軸は分裂病型パーソナリティー障害のケースといえよう。

5）同性愛者と分裂病

及川ら[11]は同性愛と分裂病とが共存した状態である"分裂性同性愛（schizo-homosexuality）"を取り上げ，同性愛，分裂病，その他の側面から考察を加えている。同性愛の側面については，分裂性同性愛は真性同性愛（true homosexuality）であり機会的同性愛ではなく，さらに分裂病の発症や進行によって生じた二次的症状ではないこと，分裂病の側面については，妄想や幻覚の主題や内容はしばしば同性愛と直接的・間接的につながるものが多いが無関係であることも少なくないこと，対人関係に乏しく同性愛的な対人接触が数少ない人間関係の契機となるが，このような同性愛者との対人関係のつながりも希薄で断片的であること，などの点を指摘している。本例の兄も，以上のような諸点はそのままあてはまるものであり，症候論的には及川らのいう分裂性同性愛の症例にあたり，しかもその典型例であるといえる。また本例は，及川らの症例と同じように，入院中は同性愛の行為や態度をあからさまにすることはなく，さらに同性愛は分裂病発症以前より見出されている。

及川らは，このような分裂性同性愛における同性愛と分裂病との関係について，それらが単なる並存にすぎないいわゆる「合併症状態」なのか，あるいは一つの臨床単位となり得るのか，さらにまた，より根底において同性愛と分裂病の表現形態をとらざるを得ないような動因があるのかの解明については，やはり今後の課題であるとして結論を述べていない。この点については著者も及川らと同意見であり，同性愛と分裂病との関係は現時点では「共存」との表現で経過を見ざるを得ないようである。もっとも著者には，及川ら[11]の分裂性同性愛（schizo-homosexuality）という命名には疑義を抱かざるをえない。不適切な名称であろう。及川らの所論を読むと，もともと真性同性愛者であった患者が分裂病を発症・並存させたものであって，分裂病を伴う同性愛（homosexuality associated with schizophrenia）とか同性愛性分裂病（homosexual schizophrenia）とでも仮称して症例を積み重ね，検討して行くべきではないかと思われる。

b．兄と妹との比較

ここで，兄と妹を比較する（表2，3）。病前性格では兄は内向的で内気であり，妹は楽天的でのんびり屋であるとの違いがみられる。自己臭症状については，兄の方は，2つの部位の，しかも異なる種類の臭いがあり，しかも「香水を2，3個合わせたようなツーンとした臭い」とか「クソが肛門周囲にくっついているような臭い」などと臭い自体も全体的に強烈で，また症状がより固定的で，向精神薬にも反応しにくい。

一方，妹は足の裏という1箇所，1種類の臭いだけを訴えており，しかも臭い自体も兄ほど強烈なものではない。自己臭症状は，オランダ到着後あるいは帰国後はしばらく良いなどと状況依存性があり，良くなったり悪くなったりと浮動的である。そして良い時は大変嬉しくなり，社交的となり楽しくて仕方がないが，悪い時には「足だけを切ってしまいたい。死にたい。生きていられない」などと訴えており，感情の強い起伏がみられた。症状はまた，向精神薬に比較的良く反応している。

兄の方は自己臭症状の発現以前から同性愛に悩み，それに関連して自殺念慮が強く，さらに臭いや同

表2 病前性格と自己臭症状の比較

	兄	妹
病前性格	内向的 やさしく，恥ずかしがり屋	楽天的 のんびり屋
自己臭症状	・2部位 　足の裏　　　（23歳発症） 　肛門周囲　（25歳発症） ・2種類 　"香水を2,3個合わせたようなツーンとした臭い" 　"クソが肛門周囲にくっついているような臭い" 　　　強烈な臭い ・固定的 ・感情平板的 ・向精神薬に反応しにくい ・部分症状	・1部位 　足の裏（20歳発症） ・1種類 　"ゴム靴がむれたような臭い" ・浮動的，状況依存的 ・感情易変的 ・向精神薬に反応しやすい ・主症状（単一症状）

表3 性障害および診断学上の比較

	兄	妹
同性愛	（＋） 自殺念慮もある	（－）
異常体験	・被害関係妄想（＋） ・機能性幻覚（＋） ・考想伝播，考想察知，秘密の漏洩などの自我境界の障害（＋）	・被害関係妄想（±） （－）
疎通性	妹ほど良好ではない	良好
病識	（－）	（＋）〜（±）
病感	（±）	（＋＋）
治療意欲	（－）	（＋＋）
社会適応	妹ほど良好ではない	良好
病態水準	重い	軽い
診断	分裂病圏	神経症圏

性愛が隣人に噂されているという被害・関係妄想が明らかになり，ガスバーナーの音がしていると声が聞こえるという機能性幻覚や，その他，考想伝播，考想察知，秘密の漏洩などの自我境界の障害も認められている。兄は，妹に比べると疎通性が良くなく，病識は全く欠如し，30歳代後半までは治療意欲もなく，社会適応も不良であった。

一方，妹は，同性愛などの性的異常はなく，異常体感もほとんど認めず，感情が豊かで疎通性は良好である。病感が非常に強く，それだけに治りたいと努力する。自己臭症状発症後に結婚して，2児を育て，結婚生活も続けており社会適応も比較的良好である。自己臭症状が強い時には周囲の人々の言動を気にし自己と関係づけることもあるが，明なかな幻覚を認めたことはなかった。

以上のことから，診断学的には兄は分裂病圏，妹は神経症圏にあると言えるようである。この両者は，「足の裏の臭い」を訴えるという点では共通していたが，かなりの相違点も見られ，同じ臭いの症例も，兄のようなタイプから妹のようなタイプまで，かなりの幅があることを本ケースは示しているとも言えよう。同じ同胞例でありながら，病態水準が異なっているのである。

c.「足の裏の臭い」と兄妹例をめぐって

本ケースの興味深い点の一つは，「足の裏の臭い」という比較的稀な部位の臭いを訴えた点である。自己臭症状については，本邦の以前の報告[6]でも，最近の報告[5,12,13]でも，やはり肛門，口，腋窩からのものが多い。「足の裏の臭い」例のまとまった報告は，本邦でも[5,6,12,13]諸外国でも未だないようである。ただし，E. Johanson[4]が1964年にmild paranoiaとして報告した52例中の1例（23歳，独身女性，会社員）に足の臭いを気にする症例が記載されている。兄においては，症状は汗を特にかく夏に悪化し，まず「靴がきつく感じられる」，「足がしびれる」，「足の裏がベタベタする」，「足の裏が汗でビショビショにぬれる」という体感性の症状があり，次いで「自分でも臭う」という幻覚性（あるいは自覚性）の症状もあり，「咳払いをされたり，席を変えたりと周りの人の様子もおかしくなる」，「人が足を変な目でみる」，「いろいろな仕草で暗示する」という関係妄想性の症状も述べている。それに対応するために兄は，毎朝入浴したり，サウナに入ったり，靴下を1日3，4回取り替えたり，また靴にも臭いがしみるので，ひどい時は1ヵ月に10足，1年に40足も靴を買ったと述べている。

第2の興味深い点は，そのような「足の裏の臭い」の症状が兄と妹に共通してみられたことである。「足の裏の臭い」が，しかも兄と妹にみられたという報告例は，著者が調べた範囲では，本邦でも[5,6,8,10,12]諸外国でも未だないようである。

本ケースも広い意味では感応精神病の範疇に入るかと思われる。特徴的なことは，妹が兄に一人相撲的に影響された点であった（表4）。すなわち，もともと妹は兄と長期間同居しており（共同生活期）[7,8]，兄の発症に対し初めは「足の裏の臭いがクサイなんていやね」と兄の症状に抵抗していたが（抵抗期）[7,8]，兄の症状の聞き役になっているうちに，兄の発症2年後に兄に感応されて発症する。しかも，兄から特に強く感応されるようになったのは，むしろ自分が発症したあとからであった。すなわち，妹は自分が発症してからは自分自身が辛いので，兄の病気への理解が一層深まり，「兄もとても辛いのではないか。苦しいのではないか。大変なのではないか」と兄のことについて非常に共感し同情するようになる。さらに結婚して兄と別居すると，一層兄のことが心配になっている。そして，兄のことを心配していると，それにのめりこんでしまい，自分の臭いまで悪くなると述べていた。一方，兄の方は自己臭症状については妹に影響されるようなことはほとんどなかったのであった。すなわち，共感・同情しやすい妹が一

表4　一方向の感応現象

兄	妹
[多汗症，体質]	[多汗症，体質]
	（同居）
発　症 ──▷	抵抗
──────▷	発　症
──────▶	共感、同情
	（結婚して別居）
──────▶	心配
──────▶	被暗示性
──────▷	のめり込み

人相撲的に兄に感応されたケースと言えるようである。

　感応精神病は一般的に，4型に分類されている[7,8,10]。すなわち，精神病者の精神状態が健康者にimposeされる folie imposée（imposed psychosis），2人が同時に同様な精神異常をきたす folie simultanée（simultaneous psychosis），継発者が発端者の精神症状に長い間抵抗したあとに感応され，2人を離しても継発者の症状が持続する folie communiquée（communicated psychosis），そして発端者と継発者の両方が精神病者である場合の folie induite（induced psychosis）である。本ケースでは，自己臭症状といういわば身体症状のみが感応され，被害妄想を共有して2人で一緒に騒いだりとか，一緒に来院したりしたことはなく「狭義の感応精神病」とは言いにくいが，これら4型の中では強いて言えば folie communiquée（communicated psychosis）にもっとも近いケースと考えられる。

　本邦で通常みられる感応精神病では，被害・関係妄想や憑依・宗教妄想が共有されることが多い[8]のに対し，本ケースでは自己臭症状が一方向的に感応された点も，また一般に母子例や夫婦例などの組み合わせが多い[8]のに対し，本ケースでは兄妹例であった点も，稀有なところである。

　最後に，何故家族の中で特に妹だけが兄に感応されたのかについて述べておきたい。母親は現在に至るまで兄と同居してきているが，自己臭症状をまったく出現させていないのである。この点から妹が兄に感応された理由として，兄と妹との関係や，妹の体質の問題にも一考を要しよう。兄は小さい頃から妹を随分とかわいがり，妹もすぐ上のこの兄を慕っていた。上の3人の同胞は早くに結婚し，兄，妹との親密な生活が長かったのである（親密な関係の要因）。兄が自己臭症状を発症すると母ではなく妹が専らその聞き役となり，兄のことを心配していた。しかも，家族の中では元来この兄と妹とだけが汗かき（多汗症）であり，その共通の発汗部位として足の裏が認められていた。妹は肛門周囲の臭いは訴えていなかったが，足の裏には実際に汗をかいており（体質的な要因），兄の足の裏の自己臭症状は妹にとっては共感・共鳴しやすい症状であり，感応されやすい症状なのではなかったかと考えられる。すなわち，

兄と妹との親密な関係の要因と妹の体質的な要因とから，この家族の中で特に妹だけが感応された理由が説明されうるようである。なお，兄と妹の間に心理的なものを含めた近親相姦（願望）が存在しなかったかどうかも検討してみたが，明らかなそのようなことは認められなかった。

3）まとめ

「足の裏の臭い」という稀な部位の自己臭症状を共通して訴えた兄妹例を報告し，その両者の相違についても触れた（兄は分裂病圏，妹は神経症圏）。兄は，その同性愛関係では一貫して理想の父親像を求め続け，同性愛が行動化するとともに自己臭症状は背景化しており，他方，妹は一人相撲的に兄の影響を受けており，感応精神病の4型分類に従えば本ケースは folie communiquée（communicated psychosis）にもっとも近い。8年後の経過観察では，兄においては自己臭症状と同性愛の問題はともに疎隔化し，幻覚妄想状態が目立つようになって再入院となり，妹においては自己臭症状は快方に向かいつつも未だ単一症候的に続いていた。

文　献

1) American Psychiatric Association : Diagnostic and Statistical Manual of Mental Disorders. Second Edition, APA, Washington DC, 1968

2) American Psychiatric Association : Diagnostic and Statistical Manual of Mental Disorders. Third Edition, APA, Washington DC, 1980

3) American Psychiatric Association : Diagnostic and Statistical Manual of Mental Disorders. Third Edition, Revised, APA, Washington DC, 1987

4) Johanson, E. : Mild paranoia. Acta Psychiatr Scandinavica 177（Suppl）: 1-100, 1964

5) 笠原敏彦，大宮司信：対人恐怖ののちに精神分裂病を発症した症例の臨床的研究（第一報）―症状の特徴と発病状況について―．臨床精神医学　13 : 63-70, 1984

6) 笠原　嘉：正視恐怖・体臭恐怖―主として精神分裂病との境界例について―．医学書院，東京，1972

7) 柏瀬宏隆：感応精神病について―大都市における自験4例の考察―．精神経誌　79 : 571-585, 1977

8) 柏瀬宏隆：感応精神病に関する臨床的研究．慶応医学　56 : 249-273, 1977

9) 村上靖彦：思春期妄想症について．青年の精神病理1（笠原　嘉，清水将之，伊藤克彦，編），弘文堂，東京，1979

10) 西田博文：感応の精神病理．金剛出版，東京，1989

11) 及川卓，馬場謙一：分裂性同性愛 Schizo-Homosexuality ―分裂病様相を示す同性愛の一群について―．分裂病の精神病理14（内沼幸雄，編），東京大学出版会，東京，1985

12) 大迫政智：自己臭症の臨床的研究―随伴症状による下位分類の試み―．臨床精神医学　15 : 1979-1987, 1986

13) 塚本嘉壽，松原公護：自己視線恐怖と自己臭恐怖，臨床精神医学　18 : 699-706, 1989

初出：臨床精神医学 21（2）: 245-254, 1992

II. 兄妹例（続き）―自己臭症状（足の裏の臭い）を呈した folie communiquée ―

報告が稀な folie communiquée の一例をとりあげる。

この例は，著者がすでに報告した[6]が（前項I．の症例），おもに発端者についてであり，後述するように folie communiquée では実は継発者の病態が重要なのである。したがって，ここでは発端者の記載やいくつかの表は前項を参考にしていただき省略し，継発者についてもう一度詳述しつつ，自己臭症状と folie communiquée を中心に考察する。

1）症例

症例は，5人同胞中の末の兄と妹である。両親や他の同胞たちには症状は認められていない。

兄：34歳，独身，無職。

2種類の自己臭症状（「足の裏の臭い」と「肛門周囲の臭い」）のほかに同性愛の問題があり，しかも最近は明らかな幻聴と迫害妄想を呈して入院となった例である（以下，前項I．を参照）。

妹：28歳，主婦。

訴えは，兄と異なり「足の裏の臭い」（ゴム靴が蒸れたような臭い）だけである。

a. 妹の生活史と現病歴

小さい頃は両親に可愛がられて過保護に育てられたという。すぐ上の兄（上述）にも可愛がられ，本人もこの兄を慕っていた。中学2年生のときに父親が死亡し，それからは苦労したというが，とくに問題はなく，18歳で専門学校を卒業して某病院の臨床検査室に勤務する。それまで，家では兄の自己臭症状の訴えの聞き役となっていたが，兄の発症2年後の20歳の頃，ウェートレスのアルバイトをしていたときに，男性客から「クサイ」と言われ，兄と同様の「足の裏の臭い」を認めるようになった。まず，皮膚科を訪れ，「神経性多汗症」と診断され，近所の精神神経科を紹介されている。23歳で証券会社のサラリーマンと見合い結婚。この夫の出張に連れ添ってオランダに出かけた。オランダに着いて初めの3か月間は状態は良かったが，その後自己臭症状が再燃し，向精神薬を日本から郵送してもらって服用していた。長男を出産したが，3年間のオランダ滞在中は何とか破綻をきたさずに，26歳で無事に帰国した。帰国後，しばらくはよかったが子供を母親に預けホッとしてから気持ちの張りが抜けたようになって「足の裏の臭い」が悪化し，1979年8月16日，S病院に入院。著者が主治医となった。

b. 妹の入院後の経過

自己臭症状については，食堂や電車などの人混みの中で坐っているときに気になりやすく，「足の裏がベタベタする」「足の裏がワアーッと汗をかく」「人が自分の足を変な目でみる」「人がいろいろな仕草で暗示する」「人が噂をしている」「人が避ける，クサイと言う」などとも訴える。このような自己臭症状以外に，不眠，外出恐怖，被害関係念慮なども認められた。しかし，入院時が最悪であり，すでに入院後2日目からは自己臭症状も，あまり気にならなくなっている。病棟内が安全地帯，避難所の役割を果たし，また育児や家庭からの解放感もプラスに作用したようで，「かなり楽になった」「もっと早くここに来ればよかった」と述べている。

しかし不安感は持続し，人が自分を気の毒だと思って遠慮して臭いのことを言わないのではないか，

と考え，人の中に長くいることはできなかった．入院1週間後には，臭いに関する関係念慮については「考えすぎかな」と，半信半疑の状態となった．しかし，まだ外出は不可能であった．2週間後には，他の入院患者の訴えにもらい泣きをしたり，兄のことが心配で不安になったりと感情的に動揺しやすい面もみられた．その後，外泊をし，入院1カ月半後（1979年10月1日）に軽快退院となっている．

退院後も，自己臭症状は良くなったり悪くなったりと浮動しつつ続いていたが，妊娠し，長女も生まれて，2児の親となった．

兄について妹は，「経済的援助はできるが精神的援助はできない．兄のことを心配すると，結果的に自分の病気が悪くなってしまう．兄に呑み込まれそうになる」と述べていた．

c. 妹の11年後の経過

さて，その後の11年間は，妹は2年間日本にいたあと，夫に連れ添ってロンドンに，次いで現在はバーレーンに滞在中（6年目）とのことである．著者との治療関係は途絶えたが，母親に寄せた手紙によると，今でも「足の裏の臭い」を気にはしているものの，風呂に入ったり，靴や靴下をいつも清潔にし新しいものと取り替えたりと努力をしており，外国滞在中にもかかわらず何とか適応している（1990年12月現在）．

2）考察
a. 兄について

兄の症状変遷をまとめると，10歳で同性愛を自覚し，23歳から25歳にかけて自己臭症状が発症して28歳頃に悪化．30歳から同性愛が実際に行動化すると，自己臭症状は背景に退き，34歳には明らかな幻覚妄想状態を呈して入院，その8年後にも再び幻覚妄想状態を呈して入院となっている（以下，前項Ⅰ.を参照）．

b. 兄と妹との比較

兄と妹を比較する．病前性格では兄は内向的で内気であり，妹は楽天的でのんびり屋であるとの違いが見られる．自己臭症状については，兄のほうには，二つの部位の，しかも異なる種類の臭いがあり，しかも「香水を2,3個合わせたようなツーンとした臭い」とか「糞が肛門周囲にくっついているような臭い」などと臭い自体も全体的に強烈で，また症状がより固定的で，向精神薬にも反応しにくい．

一方，妹は足の裏という1箇所，1種類の臭いだけを訴えており，しかも臭い自体も兄ほど強烈なものではない．自己臭症状は，オランダ到着後あるいは帰国後しばらくはよいなどと状況依存性があり，良くなったり，悪くなったりと浮動的である．そして良いときは大変嬉しくなり，社交的となり楽しくて仕方がないが，悪いときには「足だけを切ってしまいたい．死にたい．生きていられない」などと訴えており，感情の強い起伏がみられた．症状はまた，向精神薬に比較的よく反応している．

兄のほうは自己臭症状の発現以前から同性愛に悩み，それに関連して自殺念慮が強く，さらに臭いや同性愛が隣人に噂されているという被害・関係妄想が明らかとなり，ガスバーナーの音がしていると声が聴こえるという機能性幻覚や，その他，考想伝播，考想察知，秘密の漏洩などの自我境界の障害も認められている．兄は，疎通性が良くなく，病識はまったく欠如し，30歳代後半までは治療意欲もなく，社会適応も不良であった．

一方，妹は，同性愛などの性的異常はなく，感情が豊かで疎通性は良好である．病感が非常に強く，

それだけに治りたいと努力する。自己臭症状の発症後に結婚して，2児を育て，結婚生活も続けており社会適応も比較的良好である。自己臭症状が強いときには周囲の人々の言動を気にして自己と関係づけることもあるが，明らかな幻覚を認めたことはなかった。

　以上のことから，診断学的には，兄は分裂病圏[7]，妹は神経症圏にあると言える。この両者は，「足の裏の臭い」を訴えるという点では共通していたが，かなりの相違点もみられ，同じ同胞例でありながら病態水準が異なっていたのである。

c. 「足の裏の臭い」と兄妹例

　本ケースの興味深い点の一つは，「足の裏の臭い」という比較的稀な部位の臭いを訴えた点である。自己臭症状については，本邦の以前の報告[8]でも，最近の報告[9,10]でも，やはり肛門，口，腋窩からのものが多い。「足の裏の臭い」例のまとまった報告は，本邦[8〜10]でも諸外国でも未だないようである。ただし，Johanson, E.[11] が1964年に mild paranoia として報告した52例中の1例（23歳，独身女性）に足の臭いを気にする症状が記載されている。

　第2の興味深い点は，そのような「足の裏の臭い」の症状が兄と妹に共通してみられたことである。「足の裏の臭い」が，しかも兄と妹にみられたという報告例は，本邦[3,8,9,12]でも諸外国でも未だないようである。

　特徴的なことは，妹が兄に一人相撲的に影響された点であった。すなわち，もともと妹は兄と長期間同居しており（共同生活期[2,3]），兄の発症に対して初めは「足の裏の臭いがクサイなんていやね」と兄の症状に抵抗していたが（抵抗期[2,3]），兄の症状の聞き役になっているうちに，兄の発症2年後に兄に感応されて発症する。しかも，兄からとくに強く感応されるようになったのは，むしろ自分が発症したあとからであった。すなわち，妹は自分が発症してからは自分自身が辛いので，兄の病気への理解がいっそう深まり，「兄もとても辛いのではないか。苦しいのではないか。大変なのではないか」と兄のことについて非常に共感し同情するようになる。さらに結婚して兄と別居すると，いっそう兄のことが心配になっている。そして，兄のことを心配していると，それにのめりこんでしまい，自分の臭いまで悪くなると述べていた。一方，兄のほうは，自己臭症状については妹に影響されるようなことはほとんどなかったのであった。すなわち，共感，同情しやすい妹が一人相撲的に兄に感応されたと言えるのである。

　本邦で通常みられる folie à deux では，被害・関係妄想や憑依・宗教妄想が共有されることが多く，また一般に，母子例や夫婦例の組合せが多い[3〜5]。本ケースでは自己臭症状が感応された点も，また兄妹例であった点も，稀有なところである。

　ここで，何故家族の中にあってとくに妹だけが兄に感応されたのかについて述べておきたい。母親は現在にいたるまで兄と同居してきているが，自己臭症状をまったく出現させていないのである。この点から妹が兄に感応された理由として，兄と妹との関係や，妹の体質の問題にも一考を要する。兄は小さい頃から妹を随分とかわいがり，妹もすぐ上のこの兄を慕っていた。上の3人の同胞は早くに結婚し，兄と妹との親密な生活が長かったのである（親密な関係の要因）。兄が自己臭症状を発症すると母ではなく妹が専らその聞き役となり，兄のことを心配していた。しかも，家族の中では元来この兄と妹だけが汗かき（多汗症）であり，その共通の発汗部位として足の裏が認められていた。妹は肛門周囲の臭いは訴えていなかったが，足の裏には実際に汗をかいており（体質的な要因），兄の足の裏の自己臭症状は妹にとって共感，共鳴しやすく，感応されやすい症状であったと考えられる。すなわち，兄と妹との「親

密な関係の要因」と妹の「体質的な要因」とから，この家族の中で，とくに妹だけが感応された理由が説明されうるようである．なお，兄と妹の間に心理的なものをも含めた近親相姦（願望）が存在しなかったかどうかも検討してみたが，明らかなそのようなことは認められなかった．

d．folie communiquée と本ケース

folie communiquée は，本邦では伝達精神病と訳されている[12,13]．

Gralnik, A[1].の 4 型分類の中では，この folie communiquée は稀であるとされている．folie communiquée については，本邦の文献の中にも散見はされているが，これを本格的に取り上げ検討した論文はまだない．最近本邦で発表された二つの論文[13,14]にもたまたま記載はあるが，folie communiquée の詳細には立ち入っていないのである．

Gralnik, A[1]によると，folie communiquée（communicated psychosis）は Marendon de Montyel, E.（1881）によって初めて記載された．その特徴をまとめると次のようになろう[1]．

1) 継発者が長い間抵抗した後に，初めて妄想の伝達が生じること．
2) 発端者から分離しても，継発者は妄想を保持し続けること．
3) 発端者と継発者とが同じ精神病を呈することは，本質的でないこと．
4) 分離されても，精神病は継発者の中で独立して発展し続けること．
5) ある妄想は発端者から伝達されるが，他の妄想は継発者の病前性格と素因に基づき継発者に固有なものであること．

以上のうち，2) と 4) と 5) ［とくに 2) と 4)］は一つに整理することが可能であるが，いずれにしても folie communiquée と診断するさいに重要となるのは，発端者ではなく継発者に関する病態についてである．ちなみに，これまで本邦では，folie communiquée は継発者が健康者であることが強調されてきたが[12,13]，前記の特徴をみれば明らかなように，それは誤りである．継発者が健康者である必要は全くないのである＊．

さて，本ケースの妹は，2 年間家で兄の自己臭症状の訴えの聞き役となっており，「足の裏の臭いがクサイなんていやね」と兄の症状に抵抗していた．2 年間，抵抗していたわけである．しかも，妹は自分が結婚して兄から離れると，兄のことがいっそう心配になり，兄のことを心配していると，それにのめり込んでしまい，自分の臭いまで悪くなっていた．そして，改善してからも妹は，「兄に経済的援助はできるが，精神的援助はできない．兄のことを心配すると結果的に自分の病気が悪くなってしまう．兄に呑み込まれそうになる」と語っており，兄と心理的に距離を取ろうとしていた．被暗示性の高さ，あるいは呑み込まれる不安の強さがうかがえるのである．

このような妹の特徴から，本ケースはかなり典型的な folie communiquée の一例であるといえよう．

folie imposée（imposed psychosis）に代表されるように，folie à deux では一般に，発端者の影響を受けた継発者は発端者から分離されると改善するのであるが[4,5]，folie communiquée では妄想を保持し続け，あるいは発展させてしまう点に際だった特徴が認められるのである．

＊最近著者が入手できた，Gralnick, A.が文献中引用している Marendon de Montyel, E.の論文[15]は，1881 年のものではなく 1884 年のものであり，しかも 1 ページのごく簡単なものであったが，そこでは継発者には明らかな遺伝負因のあることが強調されている！

本ケースで，妹が兄から離れても症状を増悪させていった理由には，妹の感情的でヒステリカルな要因の関与が考えられる。入院中も妹の訴え方は一般に，強く，激しく，つねに感情が込められていた。気持ちや状態が動揺しやすく，感情的に不安定であり，感情易変的であった。自己臭症状にも良い時と悪い時と明らかな波があり，悪い時には「生きていられない」「足だけを切ってしまいたい」などと訴え，良くなると「うれしくて，楽しくて仕方がない」と述べていた。極端な感情の起伏がみられ，病感もきわめて強かったのである。また，帰国後の荷おろし的状況で増悪したり，入院すると軽快したりするなど，症状の状況依存性も顕著であった。「自分自身，クサくないのかなと思うとどんどんよくなっていった」という治り方の特徴も後で告げている。
　すなわち「思考障害」は，感情的色彩の加工をうけて増幅されていたものと考えられる。
　妹は，「自分が臭いを気にしていてそれを友達にしゃべると，その人も足の裏の臭いを気にするようになるのでは，と心配してしまう」と述べたこともある。暗示性―被暗示性，影響性―被影響性の高さもうかがえる。
　folie communiquéeのように，発端者から離れても継発者が精神異常を保持，発展させるためには，継発者に精神病的病理性の存在が考えられるほかに，本ケースの妹のようにヒステリー的な，あるいは感情的な加工の重要性が推定されるのである（したがって，folie communiquéeの継発者には女性が多いのではなかろうか）。ところで，本ケースの妹の病前性格は，ヒステリー性格と言えるものではなかった。兄に感応されて自己臭症状を訴えるようになってから，感情不安定的，感情易変的となり，それが逆に自己臭症状にも影響を与えるようになっている。
　本ケースでは，自己臭症状という，いわば「身体症状」が感応されており，その意味では皮膚寄生虫妄想の感応例と類似している。しかしながら，妹も被害・関係妄想を訴えた時期はあったが，兄と一緒になって騒いだことはなく，また自己臭症状を一緒になって訴えたこともなかった。さらにまた，相手の臭いをお互いに感じ合うようなこともなかったのである。
　妹の病状は，入院後，病棟内が安全地帯，避難所の役割を果たし，また育児や家庭からの解放感もプラスに作用して，まもなく軽快している。「入院すれば，自分は患者として来たのだからクサくなってもいい」と開き直れたのでよくなっていった，とも言う。
　向精神薬の投与と支持的精神療法とによって次第に改善し，入院1か月半後には退院となっている。しかしながら，向精神薬について本人は「臭いに効いたというよりも，のんでいれば精神的に大丈夫という安心感があった」と，後には述べていた。

3) おわりに

　「足の裏の臭い」という稀な部位の自己臭症状を共通して訴えた兄妹例を，報告した。
　兄（34歳）は自己臭症状（2種類）のほかに同性愛の問題もあり，しかも明らかな幻聴と迫害妄想を呈するようになって入院となり，妹（28歳）は自己臭症状（1種類）だけを訴え，病感はきわめて強いが，発症後に結婚して2児を育てている。診断学的には兄は分裂病圏，妹は神経症圏レベルにあると考えられる。
　本ケースの興味深い点の一つは，妹が2年間の抵抗期を経て兄の影響をうけ，しかも兄から離れても症状を発展させた点であり，感応精神病の4型分類に従えば，本ケースはfolie communiquée（communi-

cated psychosis）に相当するといえる。folie communiquée について考察を加えた。

　その後の2人の11年間の経過では，兄は同性愛の問題と自己臭症状はともに疎隔化するも幻覚妄想状態が目立つようになって再入院となったが，妹は，現在でも症状を気にはしているものの夫に連れ添って海外に滞在中であり，家庭生活を無事に営んでいる。

文　献

1) Gralnick, A. : Folie à deux ― the psychosis of association. A review of 103 cases and the entire English literature : with case presentations. Psychat. Quart., 16 : 230-263, 1942
2) 柏瀬宏隆：感応精神病について―大都市における自験4例の考察―．精神神経学誌，79：571-585，1977
3) 柏瀬宏隆：感応精神病に関する臨床的研究．慶応医学，56：249-273，1977
4) 柏瀬宏隆：感応精神病．新版・精神医学事典，弘文堂，東京，1993
5) 柏瀬宏隆：2人（組）精神病．新版・精神医学事典，弘文堂，東京，1993
6) 柏瀬宏隆：「足の裏の臭い」という自己臭症状を呈し，一方向の感応現象が認められた兄妹例について．臨床精神医学，21：245-254，1992
7) 笠原敏彦，大宮司信：対人恐怖ののちに精神分裂病を発症した症例の臨床的研究（第一報）―症状の特徴と発病状況について―．臨床精神医学，13：63-70，1984
8) 笠原　嘉，ほか：正視恐怖・体臭恐怖―主として精神分裂病との境界例について―．医学書院，東京，1972
9) 大迫政智：自己臭症の臨床的研究―随伴症状による下位分類の試み―．臨床精神医学，15：1979-1987，1986
10) 塚本嘉壽，松原公護：自己視線恐怖と自己臭恐怖．臨床精神医学，18：699-706，1989
11) Johanson, E. : Mild paranoia. Acta Psychiat. Scand., 177（Suppl.）：1-100, 1964
12) 西田博文：感応の精神病理．金剛出版，東京，1989
13) 西田博文，ほか：初老夫婦の folie à deux の1症例―妄想共同体の形成と解体の特異性を中心に―．精神医学，34：945-950，1992
14) 足立直人，ほか：国際結婚家庭における folie en famille の1例．臨床精神医学，21：1597-1600，1992
15) Marendon de Montyel, E. : Contribution to the study of folie à deux. J. Ment. Sci., 29 : 598, 1884

初出：シリーズ精神科症例集，5 神経症・人格障害（中山書店）：178-187，1994

III. Folie à deux と Capgras 症候群とが同時に認められた1家族例

　Folie à deux の研究は，フランスの Lasègue, C. et Falret, J. (1877) がこの概念を確立して以来，当事者同士の関わりやその成立をめぐって，欧米の精神病理学者の間で様々な議論が展開されてきた。その歴史的展望については Enoch, M. D. ら[2]に詳しい。我が国でも，憑依状態の感応をはじめ妄想の感応[5,10]，集団ヒステリーをも含めた社会病理現象の研究，我が国の報告例をまとめて統計的に検討した研究[6]，興味ある1例報告などが行われている。最近，欧米では folie à deux と Capgras 症候群が同時に現れた症例報告が散見されるようになり，今日的話題の1つ[9]となっているが，我が国では未だ報告例がない。

　今回著者らは，それまで交互に再発を繰り返していた分裂病の姉妹が外界からの孤立を契機にほぼ同時に再発して，同じ妄想を共有し，同居する父親もその妄想に巻き込まれ，さらに姉（および妹）には Capgras 症候群も同時に現れた症例を経験したので，その経過を報告するとともに，folie à deux の成立機制，特に姉には Capgras 症候群も同時に現れた点について考察を加えてみた。

1) 症例

　〈発端者〉姉，46歳。
　〈継発者〉妹，40歳，父親，84歳。
　主訴　「隣人にいやがらせをされる」
　家族歴　父親は岐阜県出身で商業高校卒。最初父親は，岐阜にいる兄とともに醸造会社を経営し，東京にその駐在所を置いていたが，兄嫁と仲が悪くなって徐々にその仕事から手をひき，妻（すなわち姉妹の母親）の仕事を手伝うようになった。母親は群馬県出身で女学校卒。東京の浅草で化粧品・洋品店を経営していた。この家族は母親が大黒柱となって一家を支えてきていた。

　生活歴（表1）　姉妹ともに東京の下町で出生。姉より6歳下の妹は小さい頃から姉に絶対服従であった。1960年（姉16歳，妹11歳時），母親が脳溢血のため死亡。母親の死後は，この家族にとって不幸な出来事が続いた。母親の葬式直後に親戚の人たちが借金にくるということがあり，それ以来親戚付き合いをしなくなった。また，韓国人と家賃の件で裁判沙汰となり，結局この家族が負け，それ以来韓国人と聞くといやでたまらなくなったという。姉は中学校卒業後，母親が美容院を経営させたかったことから美容学校に通っていたが，母親が死亡したため，インターンを半年で辞め，父親とともに都内に喫茶店を経営するようになった。1964年，家族は文京区に引っ越し。妹は私立高校中退後，フランス語の語学学校を経て銀座のAデパートに1年半勤務している。姉も同時期に銀座のBデパートに勤務しており，一緒に出勤していた。その後，姉はホステスの仕事を経て，1968年銀座で父親名義の居酒屋を妹と経営し始めた。姉妹の結婚歴については，2人ともに未婚であるが，姉は24〜28歳時に覚醒剤常用者の暴力団関係者と付き合い，1年半同棲したことがある。

　病歴（表1）　姉は1976年，32歳の時に同棲相手と別れた後，「店に暴力団のまわしものがくる」などの被害妄想を呈したためC病院に入院。診断は妄想型分裂病で，その後も4回の入退院を繰り返し，1987年まで外来通院を続けていた。

　また妹は，姉の2回目の再発から約5カ月後の27歳の時に妄想型分裂病で発病し，姉と同じくC病院に計2回入院している。この当時は，姉妹の片方が悪くなるともう片方が良くなるといういわゆるシー

表1 姉妹の生活史と入院歴

年齢	姉	妹	年齢
5歳	1944.2 出生 中学卒業後美容学校へ	1949.6 出生	
16	1960 母死亡 父と共に喫茶店経営 韓国人裁判沙汰事件	1960 母死亡 韓国人裁判沙汰事件	11歳
20	1964 文京区に引っ越し 銀座Bデパート勤務	1964 中学3年時引っ越し 高校中退後フランス語学校へ 銀座Aデパート勤務	15
24	1968 銀座で居酒屋を始める	1968 姉と共に居酒屋を始める 調理師免許	19
29	1973 同棲相手と別れる（同棲1年半）		
		1974 急に闘争的になるがすぐ治る	25
32	1976.10 入院（4日間）C病院	姉の入院に付き添う （アパート一人住い）	27
33	1977.2 入院（35日間） 妹の入院に付添う	1977.7 入院（78日間）C病院 1978.9〜10 入院	28 29
34	1978.12 入院（45日間）		
35	1979.10 引っ越し（公団3DK）	1979.10 引っ越し（家族で住む）	30
35	1980.1 入院（54日間）		
37	1982.2 入院（47日間）		
42	1987.11 外来通院終了	1988.2 外来通院終了	38
	1989.3 水浸し事件	1989.3 水浸し事件	
45	5 銀座の店を売却	5 姉と共に店を閉める	39
46	1990.5 姉妹同時に入院（D病院）	1990.5 姉妹同時に入院（D病院）	40

（居酒屋経営）

ソー現象（柏瀬）が認められている。この時期は2人で妄想を共有するようなことはなかった。妹も1988年まで外来通院を続けていた。

　既往歴　姉は26歳時に気管支炎で入院した既往がある。また，39歳時には子宮筋腫の手術をしている。妹は特記事項なし。

　遺伝負因　姉妹が以前入院していたC病院のカルテによると，"母33歳，神経衰弱"との記載があるが，詳細は不明である。

　性格　姉は陽気，男っぽい。活動的である一面，小心でくよくよ考え込む。人に気をつかうところもあるが，大雑把。妹は，（父親によると）もともと姉の言うなりで何でも言うことを聞き，おとなしい子であった。（姉によると）元来しっかりしているが，神経質で几帳面である。

　現病歴　1989年5月，20年間続いた居酒屋を土地の地上げのため立ち退き閉店した。ちょうどその頃，父親も輸入服地の仕事を辞めたため，家族3人はもっぱら自宅で過ごすようになっていた。その頃，家族の住む公団住宅で階上の住人が水道の水を出しっ放しにして，被害を及ぼすという事件があった。その事件を契機に，姉は「公団の人が勝手に鍵をこじ開けて入ってくる，ものをとっていく」「隣の韓国人

が無線でいやがらせをする」と公団の人や隣人に対する被害妄想を持つようになった。妹もやはり姉と同じ被害妄想を持ち始め，父親も姉妹の言うことを信じて一緒に行動することが多かった。

1990年5月，夜中に大声で怒鳴る姉を保健所職員と警察官が保護した。精神科を受診させようとしたところ，姉は暴れて興奮し，同行した妹も姉とともに激しく興奮したため，姉妹同時にD病院に入院となった。父親も，姉の妄想を全く病識なく受け入れており共有していたが，落ち着いていたため入院とはならなかった。

入院後経過 姉は隣人に対する被害関係妄想のほかに「地球がなくなった」「ここは白血病の集まり，患者も看護婦も偽もの」という世界没落体験や人物誤認，「父や妹は替え玉だ」というCapgras症候群を呈し，思考障害，幻聴も著明であった。一方，妹は被害関係妄想については「公団の人が勝手にものをとっていく」「隣も上もみな韓国人，周りの人がいやがらせをする」などと明らかに姉と共有していたが，世界没落体験については「地球が終わりになる」と述べたものの，話をよく聞くと「自然破壊で地球がだめになる」などと了解できる内容であった。

父親は，入院した姉妹から離れた後も「隣も上も韓国人でいやがらせをする」など姉妹の述べる被害関係妄想を無批判に信じており，また根拠を尋ねても「娘たちが言うから間違いありません」とうのみにしていた。

入院当初は，姉妹ともに離れようとせず，姉が父親に対するCapgras症候群を呈すると妹も影響を受けて「父は偽もの」と2人一緒になって父親を攻撃することがあった。姉の場合は父親が偽ものというCapgras症候群は入院中2カ月間続いていたが，妹のほうはすぐその妄想を放棄し，翌日には父親に対して自然に対応していた。

また，妹は薬物療法などによって落ち着くにつれてむしろ姉から離れようとする動きが見られ，絵画療法などの病棟内の活動に積極的に参加し，治療者や他患との交流を持つようになった。一方，姉は「本当の妹ではない」と疑いながらも，妹が「他の部屋に移りたい」と自分から離れていこうとすると，妹を殴り放そうとはしなかった。妹は姉に対してやや客観的な見方ができるようになったものの，依然として姉の言うことにはよく従っていた。妹は姉とともに外泊を繰り返しながら，徐々に落ち着き，現実的な活動ができるようになり，妄想も否定するようになったので，入院してから約2カ月半後，姉より先に退院となった。姉はその3週間後に，妄想も消退し，現実的な生活が可能となったため，退院となった。

心理検査 風景構成法を，姉については入院2カ月後に，妹については同じく1カ月半後に施行した。ロールシャッハ・テスト（以下ロ・テスト）を，姉妹とも入院2カ月半後に施行した（**表2**）。

風景構成法では，姉は構成の歪みが少なく，色彩が荒涼としているので中井[8]のいうH型（破瓜型），妹は川の中に富士山があるという構成で色彩が割合に豊かであるのでP型（妄想型）と思われた。2人とも，家が人の住まないバンガローや見張り小屋となっていることから，この2人にとっては家族がうまく機能していなかったことが推察される。

ロ・テストでは，姉は反応の繰り返しが多く，思考の常同性が強い。領域選択で，全体を漠然ととらえる傾向があり，外界の知覚が曖昧で正確にとらえられない。外界に対する敵意を持っており，また時に不安が先立ってしまうこともある。自我境界は脆弱で，固くて脆い。全体の形態水準が低下しており，現実的制御が失われているようである。姉については，風景構成法も含めた心理検査からは，妄想型分

表2 Rorschach Summary Scoring Table

	姉	妹
Total R	14	15
Rejection	Ⅶ	0
RT(AV)/RiT(N.C)/RiT(C.C)	36″/14.5″/20.4″	68″/15.2″/16.2″
W：D：Dd：S	8：3：3：0	10：3：2：0
ΣC：M：FM	2：1：0	5：4：1.5
Fc+c+C′：FM+m	0：0	0.5：2
Ⅷ+Ⅸ+Ⅹ/R	29%	20%
FC：CF+C	0：2	0：5
F%/ΣF%	79/86	40/73
F+%/ΣF+%/R+%	36/46/36	33/63/47
A%/At%	57/0	33/7
P(%)	4(29%)	4(27%)
CR	6	6
DR	3	5

裂病というよりも発病してから経過の長い，人格水準の低下した破瓜型の分裂病が最も疑われた。

妹は，姉に比べ自我機能は比較的保たれている。妹の特徴は，被影響性が高い，被暗示性が高い，連想が広がりやすいことであった。姉に比べると，人に対する関心があり，相互共感的な対象関係能力も保たれている。また，阪大式の文章型では「ともちがうし…ともちがうし…」という否定型が多く，自信のない混乱と自己評価が低いことを示している。姉よりも認知はしっかりしているが，巻き込まれやすい。また，まとめる一方で細かいところへの執着もあり，M＝4であったことからも妄想型分裂病のプロトコールに近い。

本症例の姉妹にはロ・テストからも，相補的関係，共生的関係が認められた。

2）考察
a）本症例の位置づけ

Gralnick, A.は1942年，感応精神病を次の4型に分類している[3]。すなわち，

(1) folie imposée（Lasègue et Falret, 1877）：発端者である精神病者の妄想が，健康な者に移され，分離により継発者の妄想は消失する場合。

(2) folie simultanée（Regis, 1880）：親密な結びつきのもとにある2人が同時に同じ精神異常を来すものであるが，その症状形成の上で精神的感染が考えられない場合。

(3) folie communiquée（Marandon de Montyel, 1881）：健康な人が他人の妄想に長い間抵抗した後これを受け入れ，分離した後も妄想を保持し続ける場合。

(4) folie induite（Lehmann, 1885）：精神病者が他の精神病者の影響によりその妄想を受け入れる場合。

本症例は，精神病者（妹）が精神病者（姉）の影響を受けてその妄想を受け入れたことから，Gralnickの4型ではfolie induiteに相当すると思われる。しかし，異常体験の内容を細かくみていくと，世界没落

体験，および父親を偽ものという Capgras 症候群については，姉が発端者で妹はその影響を受けた継発者であったが，隣人に対する被害関係妄想については，2人が共通の水浸し事件をきっかけにほぼ同時にまたは相前後して呈しており，この点では folie simultanée の様相を呈していたともいえる。

父親については，姉妹の妄想をトータルに共有していたというよりも，軽度に感応し，部分的に同調していた。文献を見ると，1950年に Partridge, M.[11] は妻が抱いた皮膚寄生虫妄想を夫は完全に共有したが，結婚していた娘は部分的にしか共有しなかった例を記載しており，それを folie à deux et demie と呼んでいる。本症例の姉妹と父親も，Partridge にならえば folie à deux et demie といえるであろう。

柏瀬（1977年）は発端者の異常性に対する継発者の態度によって感応精神病の発生経過を第1期から第4期に分けている[5]。

本症例を柏瀬の発生経過に照らしてみると，第1期（共同生活期）は長く，またその時期にすでに姉妹は交互に発病しており，この頃から次第に準備性が高まってきていたといえる。結実因子としては水浸し事件が挙げられ，発端者と継発者とはほぼ同時に発症している。第3期（同調期）は約1年続き，やがて相互に影響し合うようになり，この第4期（完成期）の時期に父親も巻き込まれたという経過をたどっている。今回の水浸し事件後の2人の同時再発を folie à deux についての発症とすると，継発者には第2期（抵抗期）はほとんどなかったという特徴がみられている。

b）本症例の成立機制

姉妹の関係は主に，姉が支配的で妹が服従的であったという優位―依存関係であるが，その背後に相互依存関係[5]，共生的な関係もあったと思われる。この家族はもともと母親が大黒柱であったが，その母親の死後は父親と姉で一家を支えており，姉が長じるにつれて次第に姉が一家の大黒柱となっている。そしてその後は，姉が発病すると妹が一家を支え，妹が入院すると今度は姉が支え，姉妹が交互に大黒柱の役割を担ってきた。それに対して父親は老齢化とともに父親的な役割を果たさなくなり，経済的な面をも含めて，姉妹に依存するようになっていた。

Folie à deux は，家族内の発生が多いことから，家族精神病（family psychosis）とも呼ばれることがあり，家族精神医学と多くの影響を与え合っている。柏瀬[7] は感応精神病の家族の特徴をまとめているが，その中で本症例の家族にも共通する特徴的な点について考察を加えてみたい。「家族全体の抱く不安や願望が妄想受容の準備性と関係している。」「すなわち，病者の妄想内容が，家族メンバーの不安・恐怖をかきたてる内容である時，あるいは家族メンバーの希望や願望と一致する内容である時，あるいは不満の解消に役立つ内容である時に，家族によって共有されやすいといえる。」これらの点については，実際に水浸し事件が発生しているので，再び被害にあうのではないかという家族全体の不安をかきたて，その妄想の内容も隣人や公団の人に対する被害妄想で「ありえそうな内容」であり，家族にとって受け入れやすいものであった。また，韓国人にいやがらせを受けるといったことは過去の苦い体験を想起させるものであり，家族共通の傷口に触れるような出来事であったといえる。そして，母親の死後には，親戚の人たちが借金に来ており，自分たちのものがとられるのではないかという不安がこの家族にはあって，かなり以前から妄想を受容する準備性を十分に持っていたといえよう。

また，家族精神医学では，folie à deux や folie en famille に代表される被害妄想的な要塞家族について，「世代間の境界の混乱」「未分化な家族自我集合」として表現されるような家族の共有機制が働いていると説明している。「要塞」家族という観点でいえば，実は姉も妹もそれぞれ家族に対する憎しみや敵意が

あり，その敵意を外に向けて共通の敵に立ち向かうということをしなければ，この家族はお互いにうまくいっているとの幻想を持つことができなかったといえる。ロ・テストの家族イメージカード選択の際も，姉妹ともに良いイメージを家族に投影しており，「うちの家族はいい家族」という家族神話に支えられてきていた。また，姉は「我々T一族は…」という発言があり，誇大的な家族一体感も抱いていた。

病的状態について，以前はシーソー現象を呈し相互補完的に生活してきた姉妹が，今回感応現象を呈するに至った原因には，外界からの孤立という要因が考えられる。もともとこの家族は，親戚付き合いが少なく，また団地生活ということから近所付き合いも少なく，居酒屋という仕事が社会との唯一の窓口であった。しかも，その店を閉めた後はよりいっそう孤立した生活を送るようになり，家族だけの閉鎖的生活環境を作り上げていたと思われるのである。

c) 姉に folie à deux と Capgras 症候群が同時に現われた点について

このような症例は，著者らが文献を渉猟したかぎりでは，欧米でもわずか3例が報告されているにすぎず，我が国においては未だ報告例がみられていない。

最初に欧米の3例について簡単に紹介し（表3），次に本症例との比較考察を試みたい。Signer, S. F.ら(1987)[12] は，39歳の母親が被害関係妄想や，恋愛妄想，自分の母親や姉妹が偽ものという Capgras 症候群を呈し，その息子が被害関係妄想と恋愛妄想を母親と共有し folie à deux 状態となったが，Capgras 症候群については共有しなかった，という例を報告している。彼らは，Capgras 症候群と恋愛妄想（de Clérambault 症候群）とは同時に起こることはよくあるが，これらの症候群と folie à deux とが同時に起こることは稀であると述べている。

表3 Folie à deux と Capgras 症候群が同時に現われた報告例

報告者	発端者→継発者 （診断名，年齢）	共有した症状	Capgras症状を呈した者とその対象
Signerら（1987）	母 → 息子 （両極性感情障害，39歳）（妄想反応，8歳？）	被害関係妄想 恋愛妄想	母 → 自分の母と姉妹
Hartら（1989）	母 → 息子 （分裂病，？）（心因反応，10歳）	被害関係妄想 Capgras 症状	母 息子 } → 自分たちの替え玉
Ananthら（1990）	母 → 息子 （妄想反応，？）（分裂病，19歳） → 父 （妄想反応，？）	被害関係妄想	息子 → 両親
鈴木ら（1992）	姉 → 妹 （分裂病，46歳）（分裂病，40歳） → 父 （心因反応，84歳）	被害関係妄想 世界没落体験 Capgras 症状	姉 妹 } → 父 姉 → 妹

Hart, Jら（1989）[4]は，最初に母親が，自分と息子の替え玉たちが自分たちと反対の行動をとっているというCapgras症候群を呈し，10歳の息子がその母親の妄想を共有して自分たちの邪魔をする替え玉がいると信じた例を報告している。この症例はCapgras症候群をも2人で共有したfolie à deuxの例として興味深い。

　Ananth, J.ら（1990）[1]は，19歳の息子が被害関係妄想を両親と共有し，加えて，両親が偽ものであるというCapgras症候群を呈した症例を報告している。彼らは，folie à deuxとCapgras症候群には，異なる力動性があり，同時に起こることは稀であると述べている。この症例において息子がCapgras症候群があったにもかかわらず両親に対して敵意や不安を持たずに一緒に暮らしていたのは，両親と妄想を共有したfolie à deux状態にあったからであると説明されている。

　さて，著者らの本症例においても姉は父親と妹に対してCapgras症候群を呈し，さらにまた，姉が父親を「偽もの」と攻撃した時には妹も一緒になって「偽もの」と攻撃しており，一時的ではあったが，妹も姉のCapgras症候群を共有している。

　本症例と欧米の報告例を比較すると，folie à deuxを呈した当事者の中に替え玉の対象がいたという点ではAnanthらの症例と共通している。また，folie à deuxを呈した者同士が同じ対象，すなわち本症例では姉妹が父親に対してCapgras症候群を呈した点については，Capgras症候群も共有しfolie à deuxも呈したHartらの症例と類似している。しかし，Hartらの症例は，自分たちの替え玉がいて自分たちの邪魔をしていると信じており，「身近な人物が，そっくりの替え玉に入れ替わってしまったと信じる妄想」[9]であるCapgras症候群の狭い定義とは趣きを異にしている。一方，本症例の姉妹は父親に対して「偽もの」と一緒になって攻撃しており，Capgras症候群をも共有したfolie à deuxとして，欧米の報告例にもない純粋な症例と考えられる。

　姉と妹に2つの症候群が同時に現れたことについては，姉妹の間に愛と憎しみの複雑な両価的感情があったと考えられる。姉は病的状態のシーソー現象を呈していた頃から，妹のことを時々憎いと思っており，妹も姉から独立しようと反抗しており，仲がいいだけの単純な関係の姉妹ではなかったのである。しかし，一方では，片方が病気になると心配して足しげく見舞いに行ったり，妹が入院すると姉は不安で落ち着かなくなっている。まさにこの姉妹は，相互依存的な関係（柏瀬）にあったといえるようである。Folie à deuxの成立機制として，最近では双方の愛と憎しみの両価的感情が挙げられている。また，Capgras症候群の成立機制としては，身近で重要な人物に向けられた両価的感情の防衛―分裂であるとの考え方がある。この姉妹には単なるいたわりや愛の気持だけでなく，その背後には憎しみなどの感情が両価的に存在し，それが複雑にからみ合ってfolie à deuxとCapgras症候群の両方を呈したものと考えられる。

　妹が一時的に父親を「偽もの」と攻撃し，姉とCapgras症候群を共有したことについては，妹に対する姉の支配力と影響力が強かったという理由が考えられる。そしてまた，妹も姉ほどではないが，父親に対して，愛憎の両価的感情を抱いていた。父親が姉ばかりをかわいがり，頼りにしていたことに嫉妬を感じていたのである。

　姉は父親に対しては偽ものと攻撃しているが，妹に対しては偽ものではないかと疑いながらも攻撃することなく，むしろ妹が離れることを拒んでいる。それは，父親が姉の被害関係妄想だけをもっぱら信じていたのに対して，妹は被害関係妄想ばかりでなく，「地球がなくなった」という世界没落体験の一部

や電波をからだに送ってくるなどの物理的被影響体験をも共有したからではないかと考えられる。「地球がなくなった」という世界没落体験がかなり深刻に姉の病像を支配し，病院の職員や患者などすべての人物が偽ものであるとの状況の中で，姉は激しい孤独感に襲われて，妹をも自分の妄想世界の中に引きずり込んだのではなかろうか。妹が自分の言うことに同調することで姉は，唯一の味方を得て安心したような様子が見受けられていた。本症例においては，Ananthらの症例と同様に，姉は妹を偽ものではないかと疑いながらも妹のことを攻撃することなく，また妹が離れていくことに不安を感じ落ち着かなくなったのは，妹が被害関係妄想のほかに世界没落体験や物理的被影響体験，さらには父親に対するCapgras症候群をも共有し，父親よりも強固なfolie à deux状態にあったからではないかと考えられるのである。

3）まとめ

姉（46歳）と妹（40歳）が被害関係妄想を共有してfolie à deux状態となり，さらに姉には父親や妹に対するCapgras症候群も現れたケースについて，報告した。

この姉妹（両者とも分裂病）はそれまで交互に再発を繰り返してきていたが（シーソー現象），社会からの孤立を契機にほぼ同時に再発して同じ妄想を共有し，さらに84歳の父親もその妄想に巻き込まれ，folie en familleに至っている。その経過中に姉が，父親や妹を「偽もの」と思い，妹も一時的ではあったが，姉とともに父親を「偽もの」と攻撃し，姉のCapgras症候群をも共有した。

このようにfolie à deuxとCapgras症候群が同時に現れた症例は，欧米でも3例が報告されているにすぎず，我が国では未だ報告がない。

本症例の成立機制や，folie à deuxとCapgras症候群との同時出現に関しては，その背景に複雑な家族力動があると考えられた。

文　献

1) Ananth J, Kaur A, Djenderedjian AH : Simultaneous Folie à Deux and Capgras Syndrome. Psychiatr J Univ Ott 15 (1) ; 41, 1990
2) Enoch MD, Trethowan WH : Uncommon Psychiatric Syndromes. John Wright and Sons Ltd. Bristol, 1979（宮岸勉監訳：興味ある精神症状群．医学書院，1982）
3) Gralnick A : Folie à deux : The psychosis of association. Psychiat Quart 16 : 230-263（Part 1），491-520（Part 2），1942
4) Hart J, McClure GM : Capgras syndrome and folie à deux involving mother and child. Br J Psychiatry 154 : 552-554, 1989
5) 柏瀬宏隆：感応精神病について—大都市における自験4例の考察．精神経誌11：571-585，1977
6) 柏瀬宏隆：感応精神病に関する臨床的研究．慶応医学56：249-273，1979
7) 柏瀬宏隆：感応精神病からみた「家族の問題」．臨床精神病理5：29-38，1984
8) 中井久夫：描画をとおしてみた精神障害者—とくに精神分裂病者における心理的空間の構造．芸術療法誌3：37-51，1971
9) 西田博文：妄想性人物誤認症候群．精神医学33：684-695，1991

10) 西田博文：感応の精神病理. 金剛出版, 1989
11) Partridge M : One operation cures three people : Effect of prefrontal leukotomy on a case of folie à deux et demie. Arch Neurol Psychiatry 64 : 792-796, 1950
12) Signer SF, Isbister SR : Capgras syndrome, de Clérambault's syndrome and folie à deux. Br J Psychiatry 151 : 402-404, 1987

初出：精神医学 34（9）: 957-964, 1992

Ⅳ. 継発者に2人の子どもを含む folie à trois の1例

　著者らは，継発者が2人の子どもで，しかも異なった感応現象を呈した folie à trois を経験したので報告し，家族内力動の変遷を中心に検討を加えてみた。

1) 症例

　　＜症例＞42歳，女性（発端者），母（A子）
　　　　　15歳，女子（継発者），長女（B子）
　　　　　10歳，男子（継発者），長男（C夫）

　発病時の家族構成　夫婦，高校1年生の長女，小学5年生の長男の4人暮らし。3人の性格は発端者のA子は神経質で内気な方，継発者のB子は勝ち気，継発者のC夫は素直である。
　発端者であるA子の病歴を中心に述べる。
　生活歴　母のA子は高校卒業後，銀行に1年間勤務したが，勉強を続けたいとの希望で短大に入学し，卒業後事務職に就職した。しかし，母親の死後は自宅で家事をするようになり，24歳の時，高校の同級生であった現夫と結婚。結婚後は義母と同居し，長女（B子）と長男（C夫）を出産した。
　長男を出産した頃から家庭的であった夫の帰宅が遅くなったり，酒を飲んで帰るようになるなど家庭内が少しまとまらなくなってきた。また結婚当初より夫は義母の言うなりで，家庭内はA子が入り込めないような雰囲気にあった，という。
　義母は昔気質の人で女性のしつけにうるさく，さらに義母が自分の子どもたち，特に長女に厳しく，義理の妹の子にはやさしいなどの身びいきが強いので自分たちだけの生活を送りたいと考えるようになった。長女が中学1年生になった夏に，資金のめどもついたので，T市に住宅を購入し引っ越した。しかし，家族水入らずの生活で精神的にも安らかだったのは初めの数ヵ月間であり，夫はローンのため残業が多くなり怒りっぽく，家族の団欒も期待したほどではなく，母のA子は不満を抱くようになっていった。
　現病歴　X年3月，高校受験勉強中の娘B子が体調を崩した。A子は娘を学校に送っていった帰りに家の前の電柱の陰に見知らぬ男がいて自分を見ているので気になり，不審に思い，近くの派出所に相談に行ったが，とりあってもらえなかった。
　4月のある日，朝起きてみると閉めておいたはずの窓が開いていて，家の中の様子も変なので泥棒が入ったのではないかと不安になった。夫にこのことを話したが，間違いだろうと怒鳴られ泣いてしまった。しばらくして，近所の人がその泣き声をテープレコーダーに録音して聞いているという被害関係妄想をもつようになる。
　さらに，家の中で家族と話していることが筒抜けになっている，盗聴器がしかけられていてそれで聞かれている，また近所の家に新しいアンテナが立つのを見るとそれで受信しているに違いない，と被害関係妄想を発展させていった。夫に話しても，病院で診てもらうように言うだけでとりあってもらえず，娘に対して悩みを話すようになった。
　娘は母親の不安恐怖を一時は不審に思ったが，ひとりにさせておけなくなり高校を休んでは母親に付き添うことが多くなった。やがて娘も，近所の人が自分たちの話を盗聴していると母と同じ妄想を共有

するようになり，以来高校へも行かず，母親とともに家に引きこもるようになった。夫が説教すると，母娘で夫に食ってかかる。

　6月に入り夫が心配してZ病院に相談に行くが，彼女たちを連れてくることはできなった。逆に医療の場に乗せようと焦る夫に対して，自分たちを殺そうとしているという被害妄想を持ち始めた。この家にいると近所の人に監視されるし，夫の態度も恐いと，母と娘は小学校5年の息子も連れて以前住んでいた夫の実家へ帰ってしまった。そして，夫が休日などに会いに行っても顔を合わせようとはしなかった。

　6月30日，息子が突然意識障害を伴うけいれん発作を起こし近くのT総合病院に入院した。身体的異常は否定され，精神的な原因が指摘される。医師が家族から状況を聞くうちに娘の言っていることがおかしいため，精神科で診てもらうように夫に話があり，T総合病院・精神科に娘を受診させたが，一度だけの受診でその後は受診しなかった。また息子の看病には母親が付き添い，夫には付き添わせなかった。息子の退院後，彼女と2人の子供で家を出る相談をしているのを夫が聞き，Z病院に連絡をし，7月3日夫と親類数名とによって病院に連れられてきた。しかし，母・子3人は病院敷地内の電話ボックスにたてこもり，説得にも耳をかさず，「タクシーを呼んでだれからも干渉されないところへ行く」と話している。最悪の場合には母子心中も危惧されたため，やむなく母親は強制入院となった。娘もいったんは病室に収容したが，面接をしているうちに叔母の家で過ごしたいとの希望が出てきたため，そこに帰すことにした。息子は，母と姉から離すと速やかに感応状態から脱し，父と医師との説得により落ち着きをとり戻したため父と帰宅させた。以上3人の症状の経緯は，図1のとおりである。

　母のA子は，当初自分たちをこのように扱う夫こそ精神的に異常であり，夫の治療をしてくれなければ治療を受けないと主張した。そこで，週1回夫にも来院させ両者の話を聞くとのことで治療が開始された。薬物療法開始2週後より，拒絶的な態度は薄れ，1ヵ月後には夫に対する被害妄想も消失し，本人と夫との関係は改善し，家族の強い希望もあり，退院となった。

2) 考察

　本例をまず診断学的に検討し，次に発端者と継発者，家族病理の変化，感応現象の特徴，家族療法と

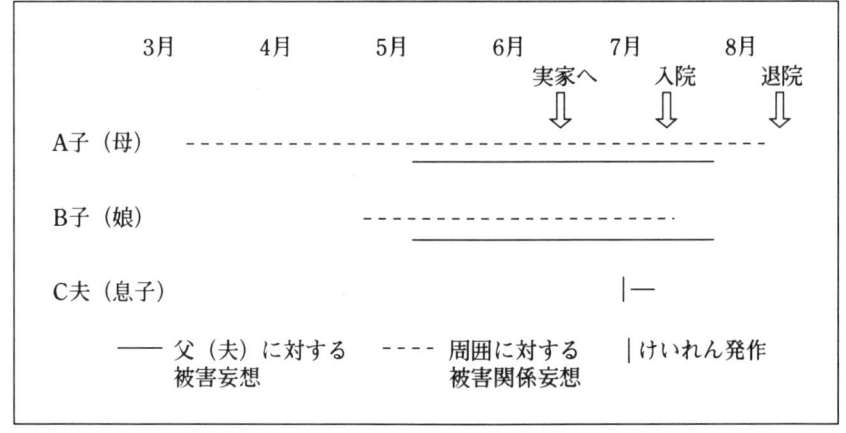

図1　状態の経過

経過について考察する。
a) 診断の検討（図1）

　A子は周囲の人が自分のことを噂しているという被害関係妄想と，これに関連した幻聴が中心の幻覚妄想状態にあった。思路はまとまっており，抑うつ症状は認めない。初発年齢が42歳と高齢ではあるが，診断的には精神分裂病圏と考えられる。DSM-Ⅲ-R（DSM-Ⅲ）では，幻聴は存在するが顕著ではなく，また抑うつ症状にも乏しいことから，Delusional Disorder（Paranoid Disorder）に相当する。娘B子は，母A子との共同生活の中でA子と同じ内容の被害関係妄想を発展させており，妄想反応と診断される。DSM-Ⅲ-R（DSM-Ⅲ）ではInduced Psychotic Disorder（Shared Paranoid Disorder）に当たる。

　C夫のけいれん発作は，原始反応，あるいはヒステリー性けいれん発作であり，その後の父への被害妄想は妄想反応と診断される。DSM-Ⅲ-R（DSM-Ⅲ）では，Conversion Disorder（Conversion Disorder），次いでInduced Psychotic Disorder（Shared Paranoid Disorder）と診断される。

b) 本例の発端者と継発者

　発端者の性格特徴としてはこれまで一般に，積極的，強力的，闘争的，積極的―排他的，攻撃的―妄想的な点が指摘されている。継発者の性格特徴としては，引きこもりがち，隠遁的，閉鎖的，依存性，受動性，被暗示性，情緒的未熟性，視野の狭さ，迷信深さ，などが挙げられている[4]。発端者には強い自我，継発者には弱い自我が強調されてきた[4]。

　これに対し，発端者―継発者の相互関係の重要性[2]も指摘されている。本例においては，発端者の母はまじめながんばり屋であるが，発病前までは強い自我の特徴は薄い。継発者の娘は，明るく活発で負けん気の強い性格である。息子は素直でおとなしく神経質で，小学校ではいじめの対象になる弱い性格であるが，いまだ発達途上にあるため確固とした性格構造が形成されているとはいえない。

　父はおとなしく内向的な性格で，家族に対しては協調性のない面も持っており，他の3人からは浮いた存在であった。仕事などで家族と接する時間が少ないという時間的事情も，この心理的な疎外感を強めていたようである。自我の強弱では相対的には母と娘は強い自我の持ち主であり，父と息子は弱い自我の持ち主であったといえよう。

c) 家族の病理の変化

　発端者と継発者との関係には，長い間親密な共同生活を営んでいて，その間に優位―依存関係，支配―従属関係[4]，あるいは柏瀬のいう相互依存関係[2]がみられることが多い。

　本例の家族内の各々の関係をA子の発病前，発病後，治療後について検討する。家族間の相互関係の変遷は図2のようになる。

(1) A子の発病前について

　母と娘とは，お互い良い話し相手であり，相互依存関係にあった。娘は，しっかりもので気丈夫な母親に同一化しており，母の良い相談相手であった叔母にも信頼を置いていた。

　娘と父については，父が祖母に頭の上がらないことに対して，娘はしっかりしてほしいという気持ちを持っていた。そして娘は祖母が自分に対してとる押し付けに反発していた。この祖母の言うがままになっている父親に対する反発が，父に対する否定的感情として潜在化していたと考えられる。引っ越し前の夫の実家での生活では，祖母と娘とが折り合いが悪く，母はその間の緩衝的役割を強いられていた。

　息子は，姉には比較的従順でなんでも頼るという関係であった。母や父に対しても素直でおとなしか

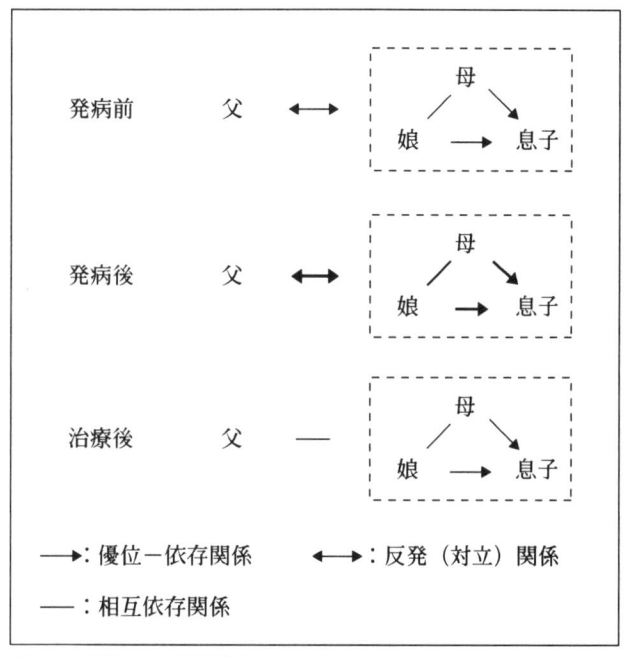

図2 家族の相互関係

った。自我の発達が未熟である。祖母と夫は，総領の長男で将来の跡取りであるこの息子に期待をかけている。

母A子の発病前は，息子は父，母，姉に依存的（従属的）な関係にあった。娘は母とは良き相互依存関係にあり，父に対しては一方的な軽度の反発関係にある。夫婦間には，潜在的に反発関係がみられ，この関係は転居後も続いていた。A子はこのような家庭状況を，「家族がばらばら。家族の絆をとりもどしたかった」と述べている。

(2) A子の発病後について

A子の発病後，夫はA子の被害妄想に対し共感をもって接することができず，逆にいらだったため，夫婦間の反発はさらに強まった。

娘B子は，母A子の被害妄想に対しておかしいと思ったが，その辛さには共感的であった。A子に接する父の態度も，B子のA子への同情を強めている。やがて娘は母の被害妄想を共有するようになり，母との相互依存関係を強めていった。母，娘の関係はその後，被害関係妄想については母が優位に立ったが，生活全般については母の不安を支えようとした娘が優位であった。母および娘と父との関係は，父の共感性の乏しい態度から，さらに悪化していった。父への被害妄想では，日常生活で優位であった娘が母よりも主導権を握っていたと考えられる。父から離れ実家で暮らしたらと提案したのも娘である。

一方，息子C夫は，母と姉にただ従うだけという態度であった。実家に抵抗なく戻ったことは小学校でいじめられていたことも関与している。この時期にはC夫はいまだ父に被害妄想を持っていない。

父から離れた後，家族3人は精神的に安定した。父が子どもたちの不登校を心配して実家に行き説得しても，かえって母娘の反発を強めただけであった。この父と母・姉との反発，対立関係が強まるうち

に，C夫は意識障害を伴うけいれん発作を起こす．けいれん発作の精密検査で入院中，母と姉は父にC夫の看病をさせず，このような状況のもとでC夫も，父に対する母と姉の被害妄想を共有していったといえよう．

(3) A子の入院以後について

A子の入院後，C夫は速やかに感応状態から脱したが，B子は妄想がとれるまでには数週間を要した．

A子の入院治療後は，上記の家族関係は改善した．現在父と娘は，それぞれ職場と学校の都合上，転居後の家で仲良く暮らしている．息子は小学校でのいじめを嫌い，また以前の小学校を希望し母とともに夫の実家で暮らしている．週末には，家族4人が集まり食事を共にし，以前よりもむしろ円満な家族関係になっている．

d) 感応現象の特徴

子どもたちを含んだ過去の感応精神病の報告例は，やはり Lasègue と Falret (1877)[5] 以来，多数の報告[1,7~9]がなされている．これらの中で本例と類似した例としては，母親の被害妄想に感応した13歳の娘が心因性のけいれん発作を起こした例 (Floru, 1974)[1] がある．本邦での類似例としては，パラノイアの母親の被害関係妄想を19歳の長女が共有し，この妄想に疑問を持った16歳の長男と15歳の次男が不適応行動を呈した例 (澤原, 1988)[10] がある．これらの例と本例とは，母・娘が被害妄想を共有した点や，息子が感応する前にけいれん発作を起こし，娘と異なった反応を呈した点では類似しているが，最終的に息子も妄想を共有し，母と娘とが周囲への被害妄想から父への妄想へと，その妄想対象を移行させた点で異なっている．本例の子どもたちへの感応現象の特徴は，1) 娘については周囲への被害関係妄想から父に対する被害妄想へと妄想対象が移行した点，2) 息子の場合には，けいれん発作の後に父への被害妄想をはっきり持つようになった点，である．

ここで娘と息子の両者の違いについて比較し，反応形態の相違を検討してみる．性格的には，B子はしっかりしているが，C夫は神経質で未熟である．年齢はB子は15歳の地元の進学校の高校1年生で知的には分別がつき始めてきた時期である．C夫は10歳の小学5年生で，新しい小学校ではいじめられることがあった．

母との関係では，B子は受験勉強という状況で夜遅くまで母に世話をしてもらい，母・娘関係は親密になっていた．C夫の方は，この時期は母の世話がB子に注がれていたため母との親密さは以前より少ない．引っ越し前から，B子は父と潜在的な反発関係にあったのに対して，C夫と父との関係は父優位のままであった．この関係は，絶対的優位というほどではないが，C夫の性格的弱さを考えると，父親が優位であるといえよう．

B子は，被害妄想に苦しむ母に共感性を示し看病するように接しているうちに，母と同じ妄想を持つに至った．後にB子は，当時のことを「確かに不思議なことで，ひとにいえばおかしいと言われるだろう，でも私が信じてあげなければだれが母を信じてあげられたのか」と振り返っている．その後母，娘は自分たちを理解しない父に被害妄想を持つようになる．最初の妄想は，B子の母への共感，同情，母への同一化によるものと考えられる．次の，父への妄想は，病前からの父との確執と，強固な母・娘関係に対する父からの反発や対立とかが関与している．妄想の方向が，周囲から，周囲に被害妄想を持つ母娘を現実へ戻そうとする父へと変化しており，これは心理的安全性を保つための妄想への逃避的な対応とも考えられる．

C夫は，父と母・姉との対立の中で，どちらにもつけず，また独自の立場を貫くことも困難であった。自我が未発達で，父，母，姉に従属的であったため，けいれん発作を起こした。父と母・姉の言うことの真偽や，感情的対立への対処において，意識しかつ熟慮することが困難な年齢であり，性格である。けいれん発作は，このような緊張した情動状態から生じた本能的な防衛としての原始反応的な発作であったと考えられる。父に対する被害妄想には，性格と状況とが強く関与している。従属しやすく，未熟な洗脳されやすい性格に，自分の入院による父からの隔離，母と姉による看病，さらに入院状態という退行しやすい環境の因子が加わり，父に対する被害妄想を抱くようになったと考えられる。反面，父が家族を殺すという内容をC夫が信じていたのかどうかについては疑問も残る。父と一緒にいると危険だという母と姉の妄想から恐怖や不安を受け，母と姉の情動面に強く共感したともみられる。息子はまずけいれん発作という身体レベルで反応し，次いで妄想という精神レベルの反応へと変化している。
　B子の場合が，一時抵抗はあったものの比較的積極的に妄想を共有していったのに対して，C夫の場合は妄想を強制された形で共有するに至っている。感応された側からみると，B子は積極的関与型の感応精神病，C夫は消極的関与型（強要型）の感応精神病とでもいえよう。
　このように分類すると，積極的関与型では発端者―継発者の関係は，柏瀬のいう相互依存関係[3]が強固であり，感応状態となると互いに支持し合うため二重結合性（西田）[6]がみられたり，互いに新たな妄想を発展させていく可能性もあると考えられる。一方，消極的関与型では，相互依存関係はあっても弱く，発端者の優位―依存関係や支配―従属関係が中心にある。消極的関与であるがために発端者に対する心理的抵抗や葛藤も強く，妄想に感応されるまでには様々な症状を呈するであろうことが予想される。そして，これまでの報告例で強調されてきた例には消極的関与型のケースが多かった。柏瀬は，感応精神病の発病経過を，発端者の異常性に対する継発者の態度から4期に分けている[2]。この中で，抵抗期の中に積極的な抵抗から消極的な抵抗に至るまでいろいろな程度のあることを述べている。しかし本例のように継発者が発端者に抵抗というよりは自ら積極的に関与していると考えられる例もあり，感応される側の積極的関与という面はあまり強調されてこなかった。発病後については，二重結合性[6]も指摘されているが，これも相互依存関係からの視点である。発病時における継発者の関与の仕方という面からのアプローチがもっとなされるべきであると考えられる。これを治療面からみると，積極的関与型では消極的関与型と比べ治療抵抗性が強く，精神療法などの比重がより増大するといえよう。

e）家族療法的にみた治療経過
　治療上の問題点は2つあった。感応状態にある母と子どもたちとをいかに分離するかという点と，被害妄想の対象が父親であった点である。著者らは治療の必要性を説明した後に，母A子を強制入院させることに踏み切った。各人を個々の部屋に収容してから各人とそれぞれ面接した。A子には，病気であること，入院治療が必要であること，子どもと離れることが子どもの今後の性格形成に良いことなどを伝えたが，聞き入れられず，逆に子どもたちの安全性の確保と，夫こそ病気であると夫の治療を懇願された。このため夫にも週1回は来院してもらい治療するということで了解を得た。A子に精神療法と薬物療法を併用し，夫にはA子に支持的に接するようアドバイスしたことにより，夫に対する彼女の被害感は数週間で消失した。
　娘B子は，母の入院に際し母との分離を拒否した。別部屋での入院もいやがった。しかし，それまでの経緯を話しているうちに感情的興奮はおさまり，今の住居に戻ることには父への妄想を持っている

ため困難であったが，叔母の家でなら安心していられるというため，そこで様子をみることにして帰宅させた。娘はすでに，周囲への被害妄想はかなり軽快していたが，父への被害妄想は消えておらず，弟のC夫も危険だが連れていくと主張した。B子の父への被害妄想は，A子の妄想消失とほぼ同時期に消失している。息子C夫は，母，姉と離れると速やかに感応状態を脱していった。父と生活することに合意したが，姉が叔母の家へ連れていってしまった。2週間後に父の元に戻り，母の退院後は家族4人の生活となったが，小学校でのいじめから不登校が続いたため以前の祖母の家へ母と戻り，地元の小学校に通っている。

3）まとめ

(1) 家族3人が父に対し被害妄想を抱いた folie à trois を報告した。
(2) 子どもの反応の仕方に相違がみられ，年長の娘は母の被害関係妄想に感応し，次に父に被害妄想を抱き，年少の息子は，最初けいれん発作を起こしその後父に被害妄想を抱いた。
(3) 母と娘の妄想の経過で，周囲に対する被害関係妄想から，これに共感をしなかった父に対する被害妄想へと，妄想対象に変化がみられた。
(4) 感応精神病の継発者を積極的関与型と消極的関与型とに分け，検討を加えた。

文献

1) Floru L : Der induzierte Wahn-Theoretischer Überblick und Bemerkungen am Rande von 12 Fällen. Fortschr Neurol Psychiat 42 : 76, 1974
2) 柏瀬宏隆：感応精神病について―大都市における自験例4例の考察．精神経誌 79：571, 1977
3) 柏瀬宏隆：感応精神病に関する臨床的研究．慶応医学 56（3）：249, 1979
4) 柏瀬宏隆：感応精神病について．講座・家族精神医学，第2巻，弘文堂，p199, 1982
5) Lasègue C, Falret J : La folie à deux translated by Michaud.R. Am J Psychiatry 121 : 2, 1963
6) 西田博文：Folie à deux の1症例．九州神経精神医学 12：155, 1966
7) 西田博文：思春期の感応現象について―3症例を中心に．精神医学 16：971, 1974
8) 西田博文，他：Folie à deux に関する二，三の考察―自験例2症例の検討を通して．精神経誌 85：361, 1983
9) 西田博文：感応の病理．金剛出版，1989
10) 澤原光彦，他：感応精神病と不適応行動児を含む特異な家族例，臨床精神医学 17：1517, 1988

初出：精神医学 34（9）：951-956, 1992

第7章 原著の紹介

　本章は，「精神医学」誌（医学書院刊）に3回にわたって連載された論文を一つにまとめたものである。
　I.は Folie à deux の原著（フランス語）の全文の翻訳であり，そしてII.は原著についての私の解説である。原著の訳出にあたってはフランス語に堪能な中山道規医師（当時・防衛医科大学校精神科，現・中山クリニック院長）の多大なご協力をいただいた。ここに記して，心からの謝意を表する次第である。
　私は，この機会に原著を読み返してみて，感応現象についての卓見が随所に見い出されることに改めて敬服した。解説の中で書いた以外のことでも，感応現象は単なる伝染（Contagion）とは異なること，発端者による継発者への影響ばかりでなく，逆に継発者による発端者への影響も重視していること，継発者もつじつまを合わせながらもっともらしく話を作り上げていくこと，・・・・などである。
　原著を読み進めながら，フランス精神医学の古き佳き精神病理学の精華に触れる思いがして感動を覚えた。やはり，精神医学においては，いかに古くても時に原典に戻ることは，非常に重要なことである点を痛感する。

I. 全文の翻訳

Ch.ラセーグ, J.ファルレ著：二人組精神病あるいは伝達精神病
Ch.Lasègue et J. Falret LA FOLIE A DEUX ou FOLIE COMMUNIQUÉE
(In : Annales Médico-Psychologiques, t. XVIII, Novembre, 1877)

　いかなる形式の病気に罹患しているにせよ，精神病者は自分の妄想に対してなされうるいかなる論議に対しても病的に頑なに抵抗するのが一般的である。反論は患者の気を引いたり，あるいは患者に無視されたりするが，考え方の根底を何ら変化させるものではない。反論におどかされたり，すでに快方に向かっている場合にはせいぜい患者は妄想を口にしなくなるぐらいである。しかし，口にしないからといって，患者の知性は改善をみたわけではないのである。だからといって患者は頭を使って妄想に言及しないようにしているわけでもないのである。この点に関して，患者は，脅威にさらされて感情の表出を断念している子供とある程度対比しうる。子供は外見上は譲歩しているように見えるが，その点を除いては一切関知しないかのように取り繕っているだけである。もしも狂気が説得を受け入れたとするならば，その狂気は病気ではなくて，単なる誤りに過ぎないということになるであろう。
　そのかわり，健康者が精神病者に影響を及ばさないのと同じように，精神病者も精神的健康者に影響

を及ばさないのである。狂気は伝染すると言われ，また患者と接して生活している人々は患者と頻繁に接することに危険はないと考えてはならない，とも言われた。精神病の素因を有する人々には狂気の伝染はなくもないであろうが，大部分の理性ある人々には全くありえないことである。病院hôpitauxの看護人よりも施設asilesの看護人のほうが危険にさらされているとは言えないし[注1)]，患者の家族は患者と同居しているからといって危険性が大きいわけでもない。健康者が患者を説き伏せることができないのと同じように，狂者も健康者を説き伏せるには至らない；狂者が健康者を説き伏せるためには，狂者がその病的症状とは相容れない精神的，知的能力を持っていなければならないであろう。理性とは相容れない奇妙な考えを，人々に納得させるのは容易なことではない。それが成功する可能性は，絶えざる闘いによってのみ初めて生ずるであろう。ところが，精神病者は他人の意見には無関心に生活している；患者は自分だけで事足りており，自分の信じていることは抗し難い権威を持って自分自身に迫ってくるので，誰も彼から奪えない彼の基盤に人々が従おうと従わまいと，彼にはほとんど問題ではないのである。

　かくして，妥協を許さない絶対的な境界線が確立される。

　精神病者との共同生活が有害だとすると（しばしばそうなのではあるが），それは妄想の伝染のためによるものではない。共同生活をしているものは一挙に諦めて既成事実を受け入れるわけではない；共同生活者は，雲の切れ間が拡がるように患者の理性が力を回復することを期待し，そのような確信に力を得て患者を教育しようと試みる。それがうまくいかないと，共同生活者は苛立ったり失望する；彼は抵抗力を酷使し，そしてそれを使い果たす。この一連の試みが長引き複雑になると，極めてしっかりした性格の人だけが悪影響を受けないですむ。精神病者と共同生活者とを結ぶ絆が親密であればあるほど，それだけ熱意は強烈なものとなり，疲労ははなはだしくなる。逆に，無関心な人々は，このような無駄な痛ましい骨折りやその帰結からは免れることになる。

　このようにして，正しい知性のもとでは明らかな妄想は識別されて，事態は進行する。幸いにも，そのような状態が最も多いのである；しかし，精神病者と，その病者と親密に生活している人々との境界がそのように明確ではない症例が存在し，それらの例外的な諸事実を本稿は取り扱うのである。

　したがって，二つの項が問題となり，その二項間に等式が成立しなくてはならない；すなわち，一方は能動的な患者であり，他方はいろいろな形でしかも様々な程度にその影響を被る受動的な人である。

　孤立し，病的な本能に支配されている精神病者を診察することは比較的容易である；患者は，自らが取り憑かれている観念を伝えたいと渇望さえしていたり，あるいは，かなりの意味のある体系的緘黙を決め込むこともある。ひとたびこの観念領域に入り込めば，その領域は外界にはほとんど開示されないので，それだけ探求することは容易である。

　無自覚かつ無意識に継発者となったものについては，事情は全く異なっている。半ば合理的で，非常に理屈っぽく，反論には一時的には耳を貸す余裕があり，自分が創り出したものではない妄想概念conceptions délirantes以外の考えを中心に置くことができる傾向にあり，しばしばこの妄想概念に対してかなり長期間にわたって抵抗している場合には，継発者はうまく病気を免れている。半ばは病的で，半ばは動機のある継発者の確信は，妄想概念のような揺るぎない基盤を有しているとはとても言えない。こ

訳者注1) 当時の精神障害者が収容された施設は，asileと称された。

れらの諸要素はかなり錯綜しているが，伝染に由来するものと継発者の心的素質に属するものとを区別することは，問診によって簡単に行えるのである。

　視点を変えてみると，発端者が継発者から圧力を被っている。継発者が発端者の妄言に与し，それを強化し，調整し，それを多少とももっともらしいものに創り変える。発端者も継発者も気づいていないこの連帯が確立されるためには，確認することが不可能ではないいくつかの状況のたまたまの一致が必要なのである。

　急激な精神障害になると，何らかの可能性を除いては，同調が求められることはないし，決して同調が成立することもない；逆に言えば，真実に近い妄想は同意を得る機会が高いほどそれだけ感情になじみやすく，神学者や決疑論者なら言うであろうように，人間的欲望をより満足させるものである。

　明らかに誤っていることを正しいと認めるような精神病者は，誤った考えを瞬時に信じ込む。精神病者が見る対象は，精神病者が自分の幻覚世界に引き込めない人々には見えない；精神病者が聴く声は聞こえない：組織だった迫害は，新聞や出版物に公表されても，彼に味方する本や定期刊行物は一切ないのである。せいぜい別の愚かな人がそそのかされるくらいであろうとしか言えないのである；はっきりした精神病者は，そそのかされるような柔順さを決して持たず，自分の妄想の絶対君主であり続けるのである。

　逆に，もし患者が推測や解釈の世界にとどまり，患者が援用する諸事実が実際過去にあったことであったり将来に対する不安に過ぎないようならば，直接確かめることは不可能となる。精神病者が説得しようとして冗漫にその詳細を語る出来事は起きなかったことである，と他人や自分自身に，いかに証明することができようか。精神病者が自分自身で理解した考えは，それと似た考えや似てはいるが欠けたところのある考えを決して容認はしない；彼の記憶は，病的な観念を除いては，特別な例外なので，適切なものなのである。その出来事が遡っていつ起きたかについては決してその現場を押さえることはできず，患者は単調で限定したことを説得するので，その説得は伝播可能となるのである。

　それにもかかわらず，継発者は，発端者の語ることが個人的興味を起こさせるときにしか確信させられることはない；ところで，このような説得に最も引き込まれやすくする二つの感情は，恐れと希望であることは間違いない。二つの感情は，出発点のみを現在の現実に発する；その本当の領域は未来の中にあり，未知の中から発しているのである。あなたが金持ちではないと人が確信することは容易であるのと同じように，あなたが将来金持ちにはならないことを保証するのは難しいことである。立法者は，詐欺を定義して，『偽名や詐称を用い，詐欺的な手法を用いて架空の企てや権力やありもしない信用機関の存在を信じ込ませたり，成功や災難や全く別の架空の出来事への希望や恐れを生じさせて，個人の財産のすべてや一部を詐取したり，詐取しようと試みるものには何人にも』刑罰を科している。ここで，軽犯罪詐欺者側の責任を意味するすべての呼称を除外すれば，継発者を生じさせる妄想の定式が得られるであろう。

　可能性のあることで，しかも理性が反抗しないときには必ず，思考の一致は感情の一致に対応しているものである。ところで，妄想概念が先々の不安や安心を見越して利用されているような精神病者は，結局，生理的状態に最も近い人々なのである。臆病な人々や倦むことなく希望を抱く傾向のある人々から，怯えている精神病者，絶えざる不安に取り憑かれているうつ病患者，あるいは常に次の満足を望む野心家までを，精細に段階づけることによって，単なる性格傾向から狂気にまで至る道を跡付けること

ができよう。したがって，このような形式の妄想上の渇望は，反発を呼び起こさない。そして中等度であれば，疑念を招くことはあっても否定されることは少ない。たとえ経験豊かな医師でも，問題となっていることが架空の出来事ではなく実際の出来事ではないのかどうかと何度も自問し，また誇張か感情的錯誤かどうかと何度迷うことであろう！

二人での妄想の中では，発端者である精神病者は，実際，これまでその主要性向を概説してきたタイプに当てはまる。その継発者を描き出すことはもっと微妙な問題であるが，しかしながら辛抱強く研究すれば，folie communiquée の第2因子（すなわち継発者）が従っている法則性を把握できるようになる。

その第一条件は，継発者は知能が低く，自立性よりも受動的従順さという傾向が強いこと；第二の条件は患者と常時共に生活していること；第三の条件は個人的な利益という誘惑で結びついていること，である。人は儲かる（それがどんなものであれ）という誘惑によってのみ詐欺に手を染める；そして，抱いている夢の実現を漠然と予見させられる場合にのみ，狂気の圧力に屈するのである。

我々は，これから症例が提供してくれる情報に従い，以上のそれぞれの知見を順次検討していくことにしよう。

■§1

まず第一に，生来不安が強く，限られた場所に閉じこめられている子供が，妄想と結びつけられ妄想のエコーとなる傾向にある。子供の未熟な理性は妄想と争ったりしない。そして，精神病者が子供を少しでも妄想の受け手にすると，子供たちは年齢固有のエゴイズムで独自に望んだり，恐れたりする。症例によっては，子供の信じ込みが極めて強くなるため，精神病者自身が子供について行くことを躊躇し，一見すると，妄想を反映している子供の方が妄想を創り出したと信じられてしまうことがある。極めて稀な場合を除いては，一般にこのようにして伝達される概念は心地よいものというよりは恐ろしいものである。中枢神経障害の素因のある子供たちがどんなに恐れにとらわれやすいかを，我々は知っている。自然に起こる症状には，睡眠中の恐怖，暗闇での恐怖，悪夢，空想上の危機や脅威を感じさせる人々に対する恐怖などがある；そして同様な症状が人為的にも惹起される。将来の喜びは，ほとんど彼らを動かさない；思春期に入って数年後，すなわち子供がほぼ大人になった時期に，やっと発達してくる快楽や富への羨望的憧れが現れてくる。それは，理性が発達して予見能力がより強固に定着する時期になって初めて，現れてくるのである。

症例1

二人の老嬢が，自分たちの姉妹の一人から唯一の遺産として8歳の華奢で青白い小柄な孤児を，引き取った。生活は困窮し，日々のお金にも事欠いた。たまたま二人の老嬢のうち一人が死亡し，仕事がなくなり，生活は一層苦しくなった：残った老嬢は，老人性のありふれた被害妄想にとらわれる。隣人たちが彼女に敵対して共謀している；嫌がらせの声が聴こえる；彼女には脅しとも思える雑音が立てられる。精神異常はゆっくり進行する；4年後にはその程度がひどくなり，その建物の居住者たちも心配するようになった。

叔母（老嬢）は閉じこもっていた部屋から出るのを拒否するが，一方子供は緊急の買い物にかろうじて

外出するので，子供に隣人が質問する。その子供から，意地の悪い人たちが子供と同じように叔母にも毒を盛ろうとしたことがわかる；二人とも重大な事件に遭遇した；敵が夜中に叔母の元から自分を誘拐しに侵入した；どんな質問にも子供は，老人との共同生活をしたおかげで早熟した子供らしい明解さをもって，答える。その女児の述べることは，精神病者ではないその女児によって減弱され枝葉を整理された，眼前にはいない患者の狂気を反映しているので，それだけにもっともらしい。

かくして，実に何度も再現するのを我々が見た奇妙な事実が生じる。半ば正気の知性による手続きを経て，より微妙な表現であらわされる妄想概念は，精神病者の頭に浮かぶどんな考えよりも理性に近いものである。聞く方は，話を受け入れるのに抵抗が少なくなる；聞き手が唱えていた反論が，子供に受け入れられたのである；子供は，自分の言うことのいくつかをありえないことであると説明されて，諦めた；残ったものは，ほとんど価値がない。妄想は突発的でなければないほど，より伝達可能になる，というすでに述べられた規則に経験は合致する。

近隣の人々は子供の身を案じる；子供の言っていることはこれらのいわゆる迫害を正当化するようなもっともらしい物語であろうと彼らは想像して，当局に通報する。我々の一人が行った問診と検査で，すべての疑問が解決する。患者は精神病院に移され，子供は孤児院に託される。孤児院で子供は，いわば寄生虫的なこの病気から，回復する；しかしながら，その地区の人々はなおも疑念を持ち続け，満足したとは言明していないのである。

ケースによっては，周囲の人々の関与はもっと積極的である；周囲の人々が打ち明け話を受け入れるばかりではなく，引き出しもする。話は人から人へと伝達されつつ，修正され，拡大される。子供は二つの流れのはざまに置かれることになる。一つは妄想概念の主唱者であった精神病者の流れであり，他方は周囲の人々の流れであり，それら周囲の人々は本当らしくない面は軽減し，彼らの情念に沿って受け入れられる側面を完成していく。前者によって迷わされ，後者によって正されながら，子供はついに信じ込むようになり，そして焼き直しの作り話を他人に信じさせようとするようになるのである。

この二段階の発展は，次に述べる事例で顕著であった。興味深い点を取り上げると長くなりすぎるので，詳細は取り上げない。

症例2

本例も若い娘の例である。症例1と異なり本例は母親に育てられ，父親はその子の母親を貧窮のまま見捨て，失踪したまま行方不明である。母親には迫害妄想があるが，老人性の合併症はなく（母親は40歳である），その妄想は一定の対象に向けられている。彼女に敵意を抱き，仕事を見つけるのを妨害するのは僧侶たちであり，特にそのうちの一人である。娘は16歳である；腺病質で貧血症，中肉中背で，知能が低い。かろうじて読み方を学んだだけで，ほとんど通学せず，一度も職に就いたことがない。母親と娘は，もっと経済的に余裕のある親戚が造ってくれた小さな下宿屋に二人だけで親密に生活していた；彼女らは，同じ部屋に住み，同じベッドに寝起きし，お互い決して離れなかった。娘は母親の妄想的な話を隣人に繰り返して言う；すなわち，母親が寝ている夜に，時々司祭がやってきて，灯は消され，その司祭が自分たちを脅迫すると娘は主張する。司祭は小声で話すが，母親は司祭の声を聴く。そして娘も聴くが，はっきりとは聴こえない。朝になると，母親は娘にすべてを繰り返し，娘は聴いたことを

はっきりと思い出す。

　話を打ち明けられた人々は，この奇妙な出来事に関し詳細について語り合い，論評を加える。彼らは，この架空の司祭が娘の貞操をねらっていることに気づいて納得し，その娘を容易に説得する。その結果，通報が取り上げられ，医学的診察が行われ，母親に特定の狂気のあることが確認される。

　以上の2症例における狂気は，我々の観察しえた他のすべての症例（相当数にのぼる）におけるのと同じように，大人に生じて子供に注ぎ込まれていた；その狂気は，強い不安を伴う迫害妄想であった。
　さらに別の1例を提示しよう。この症例については，症例を説明するかわりに二人の患者が関わった事件のいわば速記録を示す。このような報告内容は自然のままでほとんどありのままの再現であるが，そのために迫力あるものとなっており，いわば状況に特有な記録となっている。

症例3

　35歳のM夫人と13歳の娘の症例である。妄想はありふれた内容のもので，約4カ月前から認められた。隣人の訴えによって，母親が医学的診察を受けさせられることになったものである。彼女は中背で，痩せており，顔色が悪く，熱でもあるかのようであった；身体的には頻回の嘔気，不眠，疲労感を，原因疾患もないのに訴える。相当に強い胃痛も認め，これは何度も毒を盛られたためであると彼女は言った。彼女はサフランのような味を口に感じ，それで頭をおかしくさせられ，神経を苛立たせられると感じる；その上，食べ物の中に彼女はサフランを実際に見つけたのであった。

　「道で誰かが私をつけて来たときから，これは始まったんです；近所の人たちが関わっており，私を侮辱したのです。確かに，私の知らない人も知っている人もいます；何か企らみがあるに違いありません。
　数週間前から，夜になるとドアを押す人がいるのです。1週間前に，私は家から逃げ出し，深夜友人の家に泊めてもらいに行きました。ところが，そこでも誰かが正門をノックし，鉄てこでこじ開けようとしたんです；その物音が聴こえました。
　私はそこにいられず，家に帰りたくなったのですが，また逃げ出し他の人の所へ泊めてもらわなければなりませんでした。そこでは何も起こりませんでした。
　私は家に帰りました；誰かが私の留守中に扉を開けようとした様子で，鍵が変わっていました。なんと私の部屋から物がなくなっており，メリノ羊毛や毛織物や絹の布地がごっそりなくなっていました。
　私が苦しめられるのは夜で，朝の7時には迫害者はいなくなります。彼らの動く物音が聴こえたのでベッドでバリケードを作りましたが，話し声は聴こえません。
　私を迫害する人たちはVとSという名前の近所の人たちでなのです。Vは私の面前で言いました：いつもいろいろなことがある，と。Vの妻は，私が毎晩娘に食べ物をあさりに行かせているとの噂を立てたのです。
　どうして私が狙われるのかわかりません；私の家にある物は羨まれるほどの物ではありません；単なる意地悪としか思えません。教会では侮辱されながら衣服を裂かれました；私は娘を連れて行くのが常で，知っている人は誰もいませんでした。
　私は朝方しか眠れず，疲れ果てていましたが，娘を病院の外来に連れて行こうと決心していました。

午前2時に，娘を背負いながら3階以上ある家の階から梯子で下に降りました；どうして殺されないですんだのかわかりません。夜通し子供と散歩し，朝になって病院から帰されました。パリには私たちを受け入れてもいいと言ってくれていた義父がいますが，義父は単身で暮らしていたので，心配だったのです。私が迫害されているので義父も迫害されることでしょう。」

　娘のM...は13歳で痩せており，年齢よりも若く見える；不潔でぼろぼろの衣服をまとっている；しゃくり泣きで途切れながら質問に答えた。お母さんに会いたいの；お母さんが仕事に出かけると，ドアのところで風の音のように，ウー！ウー！という男の声が聞こえたの；恐くて，眠ってなんかいられなかったし，具合が悪かったわ。夜にはお母さんも恐い目にあったの。木靴を脱いでいたのは男の人だったわ；足音を立てずに，その人はドアのところに夜も昼も歩いて来ていたの；夜にベッドの下に誰かが隠れていたに違いないわ。誰かが家具やドアを動かしているように聞こえたの；私たちはベッドでバリケードを築かざるをえなかったわ。夜，何かを打つ音が聞こえたの；てこでドアの一部が壊されたのよ。私の方がお母さんより早く聞いたけど，お母さんには知らせられなかったの。私は何も見ていないんだけど，誰かが歩いている音や，踊り場で書類をカサカサさせている音をはっきり聞いたわ。

　お母さんは，自分を狙っているのは一人の女の人だと言っていました。

　このように明らかにされた二人の話の概要のうち，一方は古典的な迫害妄想を示しており，他方はただ子供らしい恐怖と，子供の年齢を反映した信じやすさを表しているにすぎない。母親の病気は始まって間もないこと，娘は非常にばかばかしい症状に巻き込まれたにすぎないが，娘が支持したことが何らかの影響を及ばしたことを想起すべきである。一方において，娘は幻聴が間違いないものであることを保証し，他方で母親一人ではおそらく行わなかったであろう行為を母親に行わせている。狂気の初期においても，M夫人は義父と同居することが危険であって，それがもたらすであろう結果について心配する；彼女は，娘の運命についてはさらに心配してその身を案じ，娘を迫害からいかに離そうとしていたかの様子が観察された。さて，このような精神的タイプの狂気においては，行動を促されること，そのことが妄想概念の発展を加速するのである。

§2

　狂気の伝達が逆に若い人から老人へ，すなわち単に年上で知能の低い人へと起きる際には，事態は異なる。年長者はもっと受動的に反映する；すなわち，一見信じ込まされているようにみえたり肯定したりするが，妄想概念を誇張したり発展させたりはしない。なぜならば，それに必要な想像をめぐらす労はとらないからである。現実的な説得よりも次のような感嘆の言葉で表明される同意の方が問題になると言えよう：「ああ！まさにそのとおり；疑いの余地はないわ；彼女は嘘をつかないわ」などである。大人同士の間に妄想的な結びつきができあがると，継発者側の精神状態の方がより複雑である。子供の場合は年齢相応の本能に従っていたが，大人の場合は本能的衝動の代わりに損得を予見できる習慣や打算や策略に従っていた。大人は自分自身の利害に防御の構えをとり，利益に合致すると思われる範囲でしか関与しない。しかし，子供は嘘を付き，その嘘が執拗に続くと遂には真実に行きつくことになる。大人は，自分に働きかける内的理性を都合によって欺くし，また黙らせるすべを知っている。

　それにもかかわらず，知能低下のある大人の場合には，脅かしたり説得したりすることによって誤り

を訂正でき，かなりありふれた方法で隠されていた現実を発見できるのである。したがって，大人と子供に著明な類似点のあることがわかる。そのため，我々は子供の妄想反射性を主張したのである。

しかし，知的過程よりも，むしろ獲得されたものに基づく相違が存在する。人生経験によって成長し，極めて弱い存在と考えられる人は誰でも，自分が経験した不幸や聞かされた不幸については記憶にとどめているものである；同様に，人は自らが味わった楽しみや，噂だけで知っている楽しみへの欲求も，有している。人は誰でもあらかじめ心にロマンを描いているものだといわれている。したがって，人を誘惑するには，空想の内容がその人の当面の関心事と対応していなければならず，発端者と継発者の間の感情の一致という必要条件は生活の中で容易に実現されるのである。

知らない人の場合には，ありふれた症状でも我々は驚かされる。日常的に交流のある人の場合には，彼らの人柄に慣れているので，逆に，悩まされたり驚かされたりしない程度の奇妙なことならば許容できてしまう。社交的関係においては，意外性を消滅させないまでも弱めてくれるような一種の馴れが存在する。

弱い者がいつも精神障害者と同居し，隠しだてなく密着した生活をし，部分的には現実との関わりがなくもない出来事に影響されて同じ希望と同じ不安を共有するようになると，理性が弱まり妄想への移行が引き起こされる。さらに，我々が述べているような環境のもとでは，狂気は突然侵入してくるわけではない。前駆期にたまたま発展が準備されていく。親密な二人は憧憬と苦悩を共有する。二人のうちの一人が理性の域を逸脱すると，他方はすぐには同調しないが徐々に逸脱していく。したがって，少しずつ，この連帯の形成が実現されるのである。

たとえ一日のうち数時間あるいは一週のうち数日間だけでも一人になる時間があれば，妄想を新たに信じた人は反省する；疑念を抱き，理性が回復する。妄想が完全なものとなるには，自分を取り戻す時間を許さない絶え間ない誘い込みが必要なのである。実際，二人での妄想者の症例ではそれが実情である。二人の関係は必ず親密で長期にわたっている；必ず継発者は発端者の病気の初めから関与し，それに続く各時期を体験している。まず抵抗し，次第に防衛が弱まり，遂には，ゆっくりと取り込んだ概念を弁護するようになる。この進行過程はすべての症例において明瞭であり，病気の二者間での発展段階の初期に遡れば遡るほど明瞭である。

したがって，folie à deux 研究においては上にまとめた基本的な諸要素を冒頭に置くべきである：まず，妄想の相対的な平衡達成，妄想の感情的側面，妄想に順応している者の性格傾向と妄想との調和；第二に，絶えず更新される同一主題の絶え間ない反復；最後に，継発者の知的および心的な衰弱。

ひとたび二人の患者を結びつける暗黙の契約がほぼ締結されると，精神的に健康と思われる者に対する精神病者の影響だけが問題となるばかりではない；理性の保たれている者から妄想を有している者への逆方向の作用を究明し，どのような相互の妥協によって不一致点が解消されてゆくのかを明らかにすることも重要なのである。

極端な迫害妄想を有し，幻覚症状があり，過度に利己的で，頑固な自己主張に固執し，疑いに対しても賛同に対しても動じない狂人を善意に満ちたどんな人に引き合わせたとしても，その触れ合いは徒労に終わるのがおちである。周囲の人々に病的な心配を広げ，その不安において自らと周囲の人々を混乱させ，いくばくかの希望によってかえって少し混乱した不安をかきたてられる，半ば妄想的な迫害念慮を有するような継発者——彼は，聞き手になってくれた人の抵抗やあるいは励ましに無関心ではいられ

ない。聞き手は，聞かされた話を一部変えながら反復する；いわば，あまりにばかばかしい部分は取り除く；過度な飛躍部分はほぼ論理的な事柄で補っていく。少しづつ話はそれて体系化され，再点検されてかなりの変更を受ける。

　精神障害者は教育されることには決定的に不反応なままで，それを活用しない。何度も再現されるがために努力を必要としない一つの話に，慣れたのである。

　驚くほどしっかりした記憶で，細部も日付も付帯する事柄も忘れずに，空想上の出来事を語る迫害妄想患者がいることを知らないような医師はいない。それらの患者の語る話は，でっち上げられたのではなく，それを語る二人の間にできあがったものなのである。

　この熱心な協力による合作のために患者たちの申し立ては極めて均一なものとなるので，発端者と継発者とを見分けるのには長時間を要することが多く，精細な検索が倍にわたって必要となる。確実なことがわかるのは数日間二人が引き離されたときである。すなわち，引き離されると共同生活が中断されるのみならず，環境も変えられるのである。最も不思議な心理的事実は，精神的健康者に対する精神病者の影響ではない：逆に，精神病者が信頼している理性ある者が，精神病者に及ぼす作用なのである。あらゆる説得に対し頑なであり，好みの考えに何かを追加することも反対意見によって考えを修正することもできないような者として精神病者が感じられている真の体験——それが変化するようなことはないのである。

　患者の心の中で生じる潜在性の作業を調べてみると，自らの領土を一寸たりとも譲ってはいないことがただちにわかる。患者の外見上の譲歩は，病的な考えの一部を暫定的に沈黙し，包み隠しておくにとどまっているのである。治癒に向かっている患者，すなわち未だ病識がない回復過程初期にある患者は意図的に同じような隠蔽を行う；したがって，そこが診察上の周知の難しさの一つなのである。

　発端者だけを引き離して注意深く診察する労をいとわなければ，最終的には，殻を砕き，そしてその殻の下に社会的に孤立していた患者に認められるような妄想概念のタイプと頑固さとが見い出されることになる。この切開的な問診は，しばしば難しいことではあるが，忍耐強く行われれば大抵成功するものである。

　空で覚えた寓話を声をそろえて暗唱する子供たちのように，ほとんど常に一緒に話し合ったり，少なくとも同じ文句で同じ考えを繰り返したり，また視線を交すことなく理解し合ったりして連れそって一緒にいることがないようにさせて，二人の患者を引き離した場合，どのようにして二人の相似性は破壊されうるのであろうか？

　この比較研究によって，継発者側の獲得された病気の浸透度を評価することができるし，二人のそれぞれの状況に最もふさわしい用語は「伝染contagion」ではないということを容易に納得できるのである。真の患者は患者のままである。；狂気を反映している方の精神障害者は盲信の境界を踏み越えなかったのである。ところで，そういう盲信はどんなにひどいものでも，おおざっぱな外観を除けば，狂気と共通するものは何もない。盲信は浮動的で気まぐれで，ある程度の理性とも共存し，あらゆる精神障害に及ぼしている法則には従っていない。忍耐強く接すれば，最も強固に定着していると思われた誤った確信も揺るがすことができる；誤りには逡巡の時を伴っており，そしてもし敗北を自認しない場合には，多くは自己愛すなわち対面を重んじる気持ちの抵抗が妨げとなっていることが見い出されるものである。

　妄想観念を放棄すると諦めて言明する精神病者は，自分にとって犠牲の大きい嘘をついていることに

なる。ばかげた意見に支配されていて，頑固に執着すると主張するものは最もしばしば嘘をついているが，ただし逆の意味においてである。この対照は，両者の間に最も踏み越え難い境界線を確立するほどに十分なものである；一方は言葉の社会的，医学的な意味での狂人であり，他方はそうではない。

本物でない方の患者にとって，周囲の人々の介入は強力な助けとなる。彼は提示された考えを受け入れたのだから，彼がためらいがちに述べるそれらの考えは，もっともだと聞き入れられる。そうなると，彼はこの暗黙の明白な支持に新しい力を得る。糊塗しえない矛盾に直面し，ほとんど裁判官の機能にも匹敵する質問者の意向に支配されて，徐々に彼の確信は失われる。もはや彼を支持する真の患者はそこにはいない。そこで，もし矛盾を際立たせず，むしろ弱めるように気をつければ，この寄生虫的な考えから解放される一種の安堵感を彼は覚えることになるのである。

我々は，二人での妄想患者に関する研究が扱うべき主要な諸点を指摘した。それが，正気と明らかな狂気との中間型の精神障害の一形態であることを忘れてはならない。それら中間型の精神障害には特徴的な身体障害はなく，心理学的分析の対象でしかない。本節で取り上げる症例は，さまざまなタイプの症例を提示するために選択したものであり，各症例の極めて特殊な側面は，この病気の本質に由来するのである。それらの症例は医学的報告というよりも風習研究のケースに類似している。この点は，本研究で二人すなわち，患者と，妄念 divagations の流れに参入している健康な個人とを診察しなくてはならないため，やむをえないことであろう。人生における現実の出来事やその出来事が生じる環境の構造は，軽い精神病状態が発展するのに重要な役割を演じている。そして，本当の客観的事実，利害づくの信念，妄想の創出，妄念に利用される真面目な努力，などから構成されている話は，科学的表現法とは合わないのである。

次に述べる最初の症例は，二人での狂気が誕生し発展する諸条件についての極めて要領の良いまとめとなっているので，一典型例として考えることができる。

症例 4

X夫人，66歳は，ある地方都市で助産婦の職を営んでいる。知能は年齢不相応に低下し，依頼する人の知能も同レベルに低かった。X夫人とそのすねをかじっていた娘はほとんど生活費にも事欠いている；夫はかなり以前から消息不明である。

決定的な一撃が悲劇を完成させる；つまり，貧困救済事務所すなわち慈善団体からの助産婦としてのわずかな仕事が取り上げられる。5年間，X夫人は貯金で生活費を賄い，そのためX夫人と娘とを結ぶ親密な絆はさらに強固となる。

娘は28歳である；中背で，かなり活気のある気質ではあるが，知能は高くない。多少勉強し，小学校の教員資格免状を得たが，コネをうまく利用するには至っていない。フランスや外国で何度か就職しなくてはならなかった；彼女はその転職理由を説明するが，かなりまとまりが悪いため，就労のいずれの試みも成功しなかった。

貧困は，このように増大して極に達する。この二人の女性は一文無しで，粗末な住まいから追い出される。二人の稀な関係からみれば，二人は興味深い存在というより厄介者であったように思われる；二人のためにささやかな募金がなされ，市役所からの協力もあって，40フランとなった。このお金を持って，二人は生計を立てやすいといわれるパリへ送り出された。

二人はパリに降り立つが，そこでは全くのよそ者であった。着いた小さなホテルでは好意的にもてなされた。

　この二人の田舎者がこのような旅に同意し，人々が二人に上京を提案しようと考えたのは，このばかげた移住が大都市の包容力への素朴な信頼以上の何らかなものと呼応していたからに違いない。

　実際のところ，娘は，母親と関係づけるある一つの目的を思い描いていた。どこかにデュボワ家の遺産があったのである。つまりX夫人が言うところの（娘の主張の言葉の中に表現されている）デュボワ家の財産である。この遺産の由来や額は不明であるが，存在することは間違いないと考えられていた。親戚の人，すなわち母親の兄弟で娘の叔父に当たる人の名が遺言者と思われる人の名と異なっているので，誰もその親戚の人が遺産相続人であるという証拠を示すことはできない；しかし，その親戚の人が相続人であると彼女は考えた；しかし，その親戚の人によれば，関係書類は集められ，相続の手はずは整えられていたのであるが，その人が死んだためにその相続は頓挫していた。

　一般に知られているように，よく虚構が持ち込まれるのである。時に，巨万の財産から奇跡といったような話までが流布しており，遺産相続権が証明されるやいなやその権利を享受するという幸せな星の下に生まれついている無名の人がいるものである。死亡した人はかなり広く知られたありふれた名前の人であるのが普通なので，多数の熱烈な相続志願者を呼び寄せる。

　そのような羨ましい状況を熱望することを決意し，どんな空想にも劣らぬ夢を堅固な確信へと変えるためには，精神病者でなくてはできない知的作業を必要とするのである。

　ここで，長期にわたって検討された後に，娘が空想し母親に投影された妄想概念が段階を追ってたどられるに至る。これらの妄想概念は，母親の承認による真実らしさと，母親の年齢による権威と，説明の節度と，もっともらしい外観とを帯びる。そうした特性は，小説じみた話が間接的に生み出したものである。

　その親戚の人とは退役した憲兵であり，生前に遺言書を作成していたと，死後に言われた。ところで，その人は遺贈するような金は一文も持っていなかったのに，なぜ遺言したのであろうか。書類には封印が施され，誰も目を通すことはできなかった。そのために盗みの標的となっていた。

　ひとたびこのような形で妄想が形成され，最初の構想が成立して2年が経過し（その兄弟は5年前に死亡），妄想は分かれて二つの方向をたどる。一つは相続権を主張する方向で，もう一つは真の遺産相続人がいかなる陰の策略で相続権を掠奪されているかを追求する方向である。

　第一の課題は，暗黙の妥協により，主として母親に割り当てられたようである；第二の課題は迫害の事実を探し出すことで，母親よりも空想力に富む娘の分担とされた。

　実在の有無はかなり不確かであるが，これらの母娘によると，神学校に通っているらしいRという一人の男が，別のある人物の代理人とおぼしき一人の女性を介して，「行ったらわかりますよ」と二人に伝えた。この謎に満ちた言葉は幻聴で反復される言葉とよく一致しており，最初の語られた啓示であった；これは人々の間でも話題となり，その言葉は母娘に語りかけられ，そして一年間たえず思案された後，本事件へのこの入り口を確認してみようと決断されるのである。

　相続人と目される親戚の人が知っていたC氏という男性実業家が，三者で分割されるべきその相続についての責任を負うべき人である。その三者とは二人の患者と，二人の患者の女性親族のうちの存命中の一人と，R家の男性である。

母親は娘の影響を受けてＣ氏のところを訪ねる；遺産金を前払いするか，当座の借り入れができるように相続の借用保証書を出してくれるように頼む。Ｃ氏は拒否し，母親を追い出し，何の件だかわからないと言明する。にもかかわらず，Ｃ氏はある女性には「あれは事実なんだ」と言い，別の女性には「二人は勝手にやっているだけだ」と言った。

娘はＣ氏に何通も手紙を出すが，返事はもらえない。あえて娘は新たに訪問したりせず，返事のないことは遺産の要求の正当性をさらに裏付けるものであるとした。

そうこうしているうちに，二人はパリへ移住した。二人はすでに述べたように，女主人の所有する家具つきの部屋に泊まる。仕事を捜したが見つからない。ポーランドで教師をするという口が娘に持ちかけられる；留守をするとこの相続計画が損なわれるとの理由で，娘はその職を断わった。

その宿の女主人もある程度この妄想の影響を受けたようで，三人の関係がもっと親密でより長期にわたるものであったならば，おそらく三人での精神障害 aliénation à trois となったであろう。しかしながら，二人は次第に金のことで追い詰められる；指輪，衣類などなけなしの所持品を手放し，ついに荷物は多少の古着の所有だけとなった。半ばは哀れみから，半ばは将来への期待から，Ｘ夫人は時々数フランづつ前借りした；家賃も賄い費も支払いが滞ったため，借金はまたたくまに増え，約400フランにも達した。なぜ宿の女主人は好意的で，金を貸したりしたのであろうか。人は理由もなくそんな危険を侵さないものである。女主人は，近いうちに実現しうる遺産相続があるという情報を入手していたからである。そのうえ，女主人はどちらともとれる言葉で相続のことをほのめかされていたのである。このように，理由もなく贈り物がパリでなされることを信じる人がいるであろうか。

Ｃ氏からの連絡がないままだったので，二人は公証人に手紙を書いたが，やはり返事はなかった。なぜなら，空想上の相続人の間で分割される架空の遺産相続については答えようがなかったからである。この悪意は何らかの陰謀によるものと思われるに至った。そこでは，娘の優位な役割が始まるのである。

Ｒは神学校の生徒，あるいはそうであると思われていた。というのは，母親も娘もＲを見たことがなかったからである；母親と娘はただ，Ｒが，真正書類の収集家である彼らの親戚の知人であったということを知っているにすぎない。ところで，司教区の神学校が設置されている町に教会が建立された。その教会には5,000フランがかかったといわれた。この巨額を誰が寄贈したのであろうか？ それが筆頭相続人であるはずのＲであることは明らかである。というのは遺産の存在をほのめかしたのはほかならぬＲだからである。公証人は，「私に手紙を書いたこの女性は病気である」とある人に語った。事態の究明には一切タッチしないことを公証人は誓っていたからである。

「聖職者がこの件に巻き込まれました。遺産相続は存在するのに，司祭の過失のために私は相続から引き離されています。私たちが相続を諦めることを大司教は望んでいる，と至る所で言われています。母はそのことには気をとめませんでした；でも私は間違いなくそれを聞いたのです。そのうえ，これらの事柄は作り事ではありません」と娘は言った。

一度迫害が生じると，それは着実に進展する。あらゆる努力が無力で，あらゆる方策が尽き，（母親の表現によると）飢え死にするしかないというようなときに，迫害念慮に屈することがいかに容易であるかが理解できよう。

このように要約された話では，二人の患者の果たしたそれぞれの役割を同定するのは困難である；調

査をし，質問をした人にとっては明らかであろうが．母親は，二次的な役割しか演じていないが，迫害が証明され説明されるような論理的推論の迷路の中に入ると，平静な自己を保つのは困難であった。この主題は変化がなく，彼女の知性にとっては十分であり，むしろ過大なものであった。逆に娘は，他の迫害妄想患者のようには上手に話の筋道を再生することはできなかったが，陰謀の話は喜んでした。時々彼女は，二流の人がしばしば議論の前提に用いる格言のひとつを援用した。つまり，「私は仕事を捜しましたが，断られました，なぜでしょうか。私はいくつか例を示しましたが，誰もそれに目を向けてくれませんでした。これらすべての原因には，組織的な悪意を想定するしかありません。」

　ここに真の精神障害が存在するか否かに関しては，経験を積んだ医師ならば迷うことはない。精神障害が存在することは一次資料の不合理さよりもむしろ，精神障害を作動させる知的メカニズムによって証明される。要するに，すべてがナンセンスに基づいているのである；つまり，遺産相続も，遺言者デュボワという名前の符合も，裏付けとなる身分証明書も証拠書類もないのである。間接的な話，意味のない言葉が出発点や論拠として用いられる；ちょうど，あらゆる狂気において，反論も点検も許容しない病的確信が優先するように。

　一人は伝達によって妄想を語っているにすぎないのであるが，二人の患者の結びつきがひたすら角を目立たなくし，妄想を型にはまった体系化の中へと限定した。そして，その体系化のおかげで精神的に弱いものに妄想を押しつけることが可能となったのである。

　次の症例は以上述べた症例4と多くの共通点を有しているので，対比してみるとよいと思われる。医学においては，ニュアンスの相違は対照的な相違よりも貴重なのである。

症例5

　本例は41歳の双子の姉妹で，気質は同じであるが，顔つきはあまり似ていない。幼児期と青年期を通じて一緒に過ごしている。両親はすでに死亡しており，両親についての明らかな情報を得ることは不可能である。

　リュシルは17歳のとき十分満足のいく素晴らしい男性と結婚した。女児を一人もうけ，娘は現在15歳である。

　夫婦は初め田舎で所帯を持ったが，うまくいかなった。一方，双子のうちのもう一人の方はパリに住み続けていた。リュシル夫妻が始めた小さなカフェは当初はうまくいったが，事業を拡張しようという野心につかれ，ブラッスリ注2)を買い取った。しかし，全く思いもよらなかったあらゆる面での困難な問題や不運に，二人は見舞われる；3年で，少しばかりの出資金と苦労して蓄えた貯金を失った。二人によると，二人をだました共同出資者はそのブラッスリを取り戻し，立て直している。その事業で20,000フランを失い，900フランしか手元に残らなかった。900フランでは負債の返済には不十分だった。夫婦はまた仕事を始め，多大な犠牲を払ってついに負債から解放される。夫は落胆したが，若干のブドウ酒の事業を行い，多少の成功を収め，1865年に胃癌であったと思われる病気で死亡した。

　もはや田舎に留まる理由もなかったので，リュシルは3歳になる娘とパリへ戻った；双子の同胞のいる近くに身を寄せ，双子姉妹はいずれも仕事をし，生活費には十分事欠かないくらいの収入が得られた。

訳者注2) 大きなレストラン兼用カフェ

ジョゼフィーヌは1856年に，ある労働者と結婚し，子供はなかった；夫は品行が悪く，喧嘩が絶えなかった。彼女は勤勉で几帳面であったが，いつも気難しい性格であった。1875年の初めの数カ月，夫は公然猥褻罪で逮捕された。ある夜，夫はほろ酔い加減で一人の若い女性の面前で露出行為をし，告訴されたのである。かなり短い期間の未決勾留の後，懲役6か月の刑が宣告されるが，のちに，この刑事被告人の前歴が比較的良かったため，刑は5か月に短縮された。

　愛情と健全な義務感によって親密に結びついて生活していた二人の女性の家に，突然の不名誉がいかなる衝撃をもたらすかは理解できよう。いったいどうしたらよいのであろうか？どんな決心をしたらよいのであろうか？許さなければならないのであろうか？逆に，厳格に対処して，その過ちが抱かせる深い嫌悪感を表すべきなのであろうか。討議は次から次へと重ね続けられるが，結論を下すのに役立つような新たな要素をもたらす議論は全くなされなかった。

　恐ろしい出来事も普通は，精神発達遅滞者の知的能力を凌ぐものではない。しかしながら，最良の勇気を少しづつ消耗させ，水滴の諺のように穴を穿つ当惑の場合には，事情が異なる。おそらく，知能の統合性にとって，当惑以上に不利な条件というのは見い出せないであろう。

　ジョゼフィーヌが問題の解決に最も熱心だった；数か月は躊躇したが，ついに別の所に移り住むために今の住いを引き払うことを決意した。幸いにも短縮された刑期が満了し，夫が戻ってきたのはこの新住所へであった。あらゆる種類の困難が再び始まる。夫は，すでに一人は病気となっている双子姉妹とのこの争いに疲れ果てる日まで，受容されたり，拒絶されたりする。その結果，夫は，家具つきのホテルで暮らすこと，しかし夫婦の同居権は保留すること，敗訴が確実である訴訟をさせて強情な妻を無理に変えることができるであろうことを，言明した。

　悪い兆候は始まってはいなかった；しかし，不安は増大した。一般大衆は裁判や，神秘的な側面を有する裁判の権威や，諸権利に関しては，かなり混乱した考えしか有していないものである。

　そして，ジョゼフィーヌは大変長期にわたって準備された前駆症状の後に，真の妄想状態に突入する。彼女は仕事を拒否する。彼女の方がはるかに積極的でやり手だったので，経済的困窮が始まった。不眠を来す；彼女はおびえて起き上がり，テーブルクロスでおおっていた食卓上のロウソクを灯し，死が近づいているので司祭が終油の秘蹟を授けにやって来ると言明する。リュシルは距離をおいて後に従っていく。初めは抵抗し，次いで迷い，この狂気の一部を初めて積極的に担うのは2か月が経過してからのことである。

　かくして二人の女性は結びつき，もはや予期される懸念だけに限定されるわけではなくなる。二人はパリを去り，外国へ逃亡しようと決める；旅行鞄に荷造りをしたり，解いたりして，来る日も来る日も終わることのない準備に明け暮れる。食料が不十分だった；二人とも買い置きをするためにあえて出かけるということはなかった；わずかな貯金も底をついてしまう。決して曖昧な予測によるものではなく，通りには耳慣れない騒音が聞こえた；通報を受けた警察は，二人に連帯責任で破廉恥罪を科そうとした。

　憲兵が来たと，ある日ジョゼフィーヌが言ったのは1875年11月のことであった；このような窮地に追い込まれたら，一つの道，すなわち死しか残されていない。灯りを消して，二人とも窒息死しようと，未経験な子供っぽい自殺企図のようにマットレスの下に潜り込んだ；窒息を始めたときの最初の感覚が大変苦痛だったので，それを続けるだけの勇気はなかった。どんなに早く，悲しみが不安を伴うメランコリーの極度にまで達するかが理解される。興奮が絶え間なく続く；近所の人々から苦情が出て，知ら

せを受けた親戚の人が二人の患者をそれぞれ私立療養所 maison de santé と精神病者収容施設 asile d'aliénés に連れて行こうと決める。残念な恩着せがましい計らいによって，二人の姉妹は2か月間引き離された後に同じ精神病者収容施設で再び一緒になる。

　事態を引き起こしたといえるジョゼフィーヌは，次第に増強し，かつ伝播するような錯乱性興奮を呈した。興奮場面は増悪し，妄想に基づく筋の通らない暴力であるにもかかわらず，二人の女性を結びつけていた絆は壊れなかった。両者の言うことは口裏を合わせてあるかのようだった。一方が鎮まれば，他方の興奮が倍加するという具合だった。そこで，二人は引き離されることになった：しかし，分離は有効であるというよりも表面的であるにすぎなかった：二人の患者は窓越しに，中庭の格子を通してお互いの姿を見ることができた。実際は，理性の保たれている方の一人だけが，錯乱発作の極期にあるもう一人のための代行をしたにすぎない。かくして患者（ジョゼフィーヌ）が興奮すると，それは拷問にかけられているためであると彼女（リュシル）は言う：彼女は正当防衛の要件に該当しており，救助される権利があると言う。そこで，彼女は，計算した興奮によって患者の完全に病的である暴力を凌ぎ，子供のようなやり方で，争いに介入した。

　配置が不完全なこの看護の費用を負担していた親戚の女性は，資金が尽きて，二人の患者を県立精神病院へ転入院させることを望んだ。

　寛解期にあってもなお錯乱発作の発現が続いていたジョゼフィーヌは，結局は隔離される；リュシルは数日後には我に返った。リュシルの義姉がリュシルと娘とを引き取ることに同意した。娘は，そのような環境から恐ろしい影響を受けたにもかかわらず，衰弱した様子は示さなかった。

　リュシルにおいては受けた妄想の痕跡が消失する速さは不思議なくらいであるが，ジョゼフィーヌにおいては変化は見られなかった。

　二人が分離された最初の日に，リュシルは妄想が顕在化する前に生じた出来事をおずおずと明かし，語ったが，おのずと故意の言い落としや言い訳を伴っていた：すなわち，刑務所の恐怖，更年期のせいで幻覚を生じたこと；二人とも苦しんでいたこと，多分ジョゼフィーヌより私の方がひどかったこと，などである。

　引き離された翌日には初日に話した内容を翻し精神病者収容施設への収容に関する事実についてしか説明しようとしなかった。実際のところ，この二日間に語られたことは真実らしかった。それらはなおまだ激しい不平の表出であったが，もはやいくつかの点を除いては精神障害そのものとは無関係であった：《おばさんは気が狂っているわと娘は私に言いました；そんなはずはないのよと私は娘に答えました；彼女は気がふさいでいるけど，気が狂ってるわけじゃないのよ。私は精神病者収容施設へ連れて行ってもらいたいと強く要求しました。かなり強い抵抗にあいましたが，私はそこへ行きました。妹が拘束衣を着せられ部屋に監置されて叫ぶのを私は聞き，そこでどうなっているのと私も叫び，そして，妹を助けるために私は妹のところへ駆け込みました。そしたら私自身も閉じ込められたのです。在院者，看護婦，医師らの中には，静かにしなさいと言う者もあれば，ここにいることがわかるように叫びなさいと言う者もいました。私達が支払い，使わないでいるお金を利用するために，私達はずっと監置されることになるのでしょう。》

　《分離されて4日目，彼女は疲れ，喋り方も遅くなり，あらゆることを好意的に語った：恐怖感を抱いたのは妹です；私は妹の言うことを信じ，誤った考えを持ってしまいました；もし私の気持ちがもっ

と強かったら，おそらく妹を説得していて，妹は今のような状態にはならなかったでしょう。》

　以上の長い症例呈示は，ほとんど説明を要しないものであろう。我々がすでに強調したものと同様の考えの生成発展が，希望の曙光はより見出しがたい形で，本症例では認められる。最初の症例4では，二人を救う遺産という誘惑にそそのかされたのである；他方，本症例では恐怖が中心となっており，妄想は慰めとなる夢（夢が妄想を変容させるのであるが）とは両立しえない鋭さを示している。

　次に揚げる症例では，逆に，中心となるのは想像上の財産への熱望であり，迫害は背景に退いている。これらの事実はいずれも Folie à deux のさまざまな側面を明らかにしている。より詳細な症例呈示がなされればなされるほど，付帯的な考察の必要性はなくなるのである。我々の症例について付言しなければならないと考えたのは症例の多様性ためであって，その弁明ではないのである。

症例6

　L（S未亡人）46歳，無職；M婦人49歳，日雇い労働女性。二人は二人だけで同じ住居に住んでいた。二人は，午前1時オルレアン駅の（到着ホームの）待合室で，ベンチに横になり眠っているところを逮捕された。

　彼女らが自白したところによると，このように過ごすのがすでに4日目であった。彼女らは，自分たちが所有する莫大な価値のある書類を秘密警察の執拗な追跡から守るために，身を隠さざるをえなかったのである。二人は1872年12月5日に南仏からパリに一緒に到着し，ベルサイユに直行して，共和国大統領に謁見を求め，さらにM婦人（以下その名前をジャンヌで記す）が被害者になっている窃盗事件の裁判を要求した。

　マリー・S未亡人は，旅費と，6か月来住んでいるパリでの生活に必要なわずかばかりの生計費を有していた。彼女は，警察につきまとわれていること，もうだめかと思い始めていることをも認めた。少なくとも立て替えたお金の返済くらいは履行されることを望んでいた。金には目はくらんでいないが，彼女はジャンヌ・M婦人が百万長者になった時には，二人で山分けをすることになるだろうと信じていた。

　この最初のひとコマから，マリー・S未亡人は連れのM婦人の熱望を反映しているにすぎず，詐欺なのか妄想なのかを見い出すために調べる必要があるのはM婦人であることは容易に見てとれた。

　第一回目の調査を担当した警視の尋問は，すでにかなり明確であったので，以下に再現する：

　M婦人は，祖父が死亡した1857年に自分が住んでいた教区の司祭に次のことを話しておいた，と言う。祖父は死ぬ前に，ある家の中に財宝があることを知らせてくれたが，その場所は教えてくれなかった。教区の司祭はそのありかを見つけ出し，その財宝を盗んでしまった。この最初の窃盗事件が起きたのは1866年のことである。彼女は，ティエールという人の保護を求めてパリにやって来た。彼女は，その上1868年には重病にかかったが，それは一時的に息子と彼女自身を麻痺させる粉末を用いるという卑劣な手段によって引き起こされた，と陳述した。

　このように，迫害とそれに次ぐ原状回復という二重の要素が一気に現れている。聖職者が略奪者である。症例4のX婦人らに形成された，遺産に関する妄想と何ら変わりがない。ただ，相続すべき遺産であったものが，取り戻すべき財宝となっているだけである。このように思いつかれた物語は，ありふれ

た夢想を満たしてくれる空想的冒険物語を，別の形で想起させてくれる。

　注意深く時間をかけて医学的検索を行うと，狂気の最初の病相段階にさかのぼり，その発展をたどることができる。しかしながら，M婦人によって書かれ言いふらされた長い説明では，せいぜい狂気の外観がわかるだけである：

　《知らぬ間に行われた家宅侵入と窃盗，動物の毒殺，粉末を盛られ続けたこと。そして，そのために，私は1866年から1872年の6月まで何度も何週間にもわたって床につかねばならなかったのです。》

　20頁にも及ぶ，まとまりのない一連の話から成る以上のような文書を分析することは差し控えておこう。要するに，M婦人は隣人によって，秘密の箱の存在，その置き場所，中身は金貨であることを前もって知らされていたというのである。

　ヴィクトールという名の男性が，症例4でちょうどR氏が果たした役割を果たす人物であり，主要人物である。すなわち，秘密を発見し，教区の司祭とグルになり，自ら介入し，巧みな手段や押し込みによって家の中に入り込んだ人物である。患者は自分とヴィクトールとの間で交わされた会話の断片を語る。そうした断片は，この種の狂気の中で妄想的解釈の本質的諸要素として見られるものである。ヴィクトールは最終的に，陰謀を組織する；彼はもはや彼ではない；彼はヴィクトールという組織になり，抽象的で，隠密的な存在となる。それは，混乱さえしている一つの人格よりも，ありえない陰謀に，よりうまく適合するのである。

　夜になると，何度も見知らぬ人影が彼女の部屋に出現した；人影は口はきかないが，脅かすような仕草をする；短刀が暗闇の中で光る；奇妙な感覚がして，彼女は恥ずべき性的な凌辱の対象となり，臭いか飲物で眠らされて犯された，と確信するに至る。その間に，貴重品が大量に持ち出され，その翌日は目ざめると非常に加減が悪く，牧師を呼ばなければならないと信じるほどであった。友人達は，悪魔が家に入り込んでいて悪魔払いをしたほうがよいのではないかと憐れみ，考えた。

　その後，こうした固定観念は夜も昼も起こる；陰謀者達は変装し，ある時は商人に，またある時は行商人か田舎の婦人の姿となる。このように陰謀者達はかなり自由に行動することができる。見知らぬ馬車が通りを行き来する；患者にとっては意味のある会話が交わされる；それは人々の言い争いであったり，謎の会話であったり，手続きであったりするが，真相を発見するに至るには不十分である。また，時には快く受け入れられたり，時には打算的に拒絶されたりする政府当局への不満である。固有名詞が飛び交い，特定の個人の証言に基づかないような断言は一つとしてないのである。不安に満ちた夜に起こったすべてのことが，大声で繰り返される。時には分別のある助言の内容であったり，時には行動への励ましの内容であったりする。唯一の事実は不変である：すなわち，その財宝はその存在を信じてはならない財産ではない；必ず目にすることができるものである，という内容である。

　このような長い潜伏期を経た後にM婦人は架空の財宝を求めて旅を企て，隣の町々で情報の補足と一層の確信を捜し求め，このようにして，迫害者から逃れようと望んだ。S未亡人と次第に親密になる関係を結び始めるのは，これと同じ頃であった。

　問診中のS未亡人の応答ぶりはかなり明瞭でかつ相当に自然なものであったので，ここに再現する価値があろう：

　《1872年の4月か5月から，M婦人を知っています。私は，長距離航海船の船長の未亡人で我々の友人のある船員の家で彼女と知り合いました；私はただちに彼女の苦悩に共感しました。彼女の不幸のこ

とはよく知らなかったので，深入りしたくはなかったのですが。

》私は彼女を応援するためにパリに来ました；私がいなければ，彼女はいくつ命があっても足りなかったはずです。パリでは私は海軍省に出向きました；が，お力添えはできないと言われました。

》私は，すべてを私に告白してくれた彼女とその証拠によって彼女の抱えている問題を知ったのです。鉄道員の妻であるC夫人は，『間違いありませんが，法廷でしか証言できません』と言いました。私たちも同様です。

》私はその場所を教えられました。彼女は盗難にあったに違いないと私は思います。M婦人が私に語ったようにC夫人も私にそのことを説明したので，私は確信するようになったのです。かわいいC嬢は次のように私に言いました。L夫人もまたM婦人の知り合いでしたが，M婦人はその犯人たちと親戚関係なのでL夫人はM婦人を手伝えないと明言しています，と。L夫人が隠していた場所で，宝箱の破片が掘り出され見つけられました。尋問を受ければ法廷でそのことを語りましょうが，納得しない人々もいるかもしれないと思います，と彼女らは言明しました。

》村の司祭がその一味とすべてを行った，と私は思います。ヴィクトールが何者であるか私は知りません；魔法使いではないかとも思います；でも魔法使いなんて信じませんけど。この問題をうまく解決するには，司祭を逮捕しなければならないでしょう；聖職者はいつも正しいことになっているのです。うまくいかないのは，司祭が絡んでいるからです。

》法廷が私たちの訴えを取り上げないなんて，驚きです。

》私は彼女のために散財しました。そして，もし彼女に財産が戻ってくれば，支出したお金を私に返してくれるでしょう。乗りかかった船だから，たとえ子供たちを見捨てるようなことがあったとしても，もう後へは引けません。お金が戻ってくるとは私は期待していません；彼女はいつもお金を私にくれると言ってましたが，あてにはしていません。いずれにしろ，誰にも関係のないことです。私は喜んで家を出たのです。素晴らしいことをするのですから，後悔はしていません；彼女の財宝は盗まれたのに違いありません。私の夫も同じように莫大な財産を残してくれました：船が燃えてしまったのです；砂漠に隠してあった金は掘り出されてしまいました。私は，夫のようにまた財産を取り戻せるだろうと自分に言いきかせました。》

《M婦人が正気かどうか疑問に思ったことはありませんでしたか》という質問に対して，彼女は次のように答える：《彼女は全く正気ですよ；狂った人に私がついて行ったりしませんわよ；その上，お医者さまの診察も受けているんですから。》

かなりためらった後にパリ行きを決心したように思われるのは，S未亡人の方である。彼女らがボルドー出身者と呼ぶ今でもはっきりしないある男性が，彼女らに大臣に謁見を請うように勧めた。彼女らは国務院々長のところへ出向いた。ボルドー出身の男性は日を決めないが再び戻ってくると約束した。彼女らはその男性を待っていた。鉄道の駅で待っていたほうが会うチャンスが高い，と彼女らは思った。

仲間のS未亡人に関するM婦人の判断は，混乱している。しかし，はっきりしている時には，M婦人はS未亡人に精神的な支えを求める。そして，自分はすべてわかっていて，証人にも会っているし，自分の確信する何よりの根拠は何不自由もないS未亡人がこの件が成功するように援助してくれるために家庭も子供たちも全く犠牲にしているということです，とM婦人は言明する。

S未亡人は，M婦人からしばらく隔離されると，子供たちの元に戻りたいと要求した。子供たちがパ

リに呼ばれ，彼女を連れ帰った。ジャンヌM婦人は保養施設に入所させられた。

次の症例は，医者にはなじみ深いが小説家には知られていない親密な者同士のこうしたドラマの一つを，別な形式で示しており，さまざまな人間の悲惨さの合奏の中でほぼ調和した音を聴かせてくれる。再び二人の女性であり，このケースは姉妹例である。

症例7

　D婦人は，20歳の時から未亡人で，現在47歳である。もう一人のL婦人は，およそ20年前に夫と離別し，現在54歳である。D婦人は，小柄で，ずんぐりし，血色が良く，話し好きで，知能はかなり高い。L婦人は，太って，身体的にも精神的にも鈍い；質問にかろうじて答え，巻き込まれる恐れに怯えているように見える。

　およそ30年前に二人は，田舎育ちの両親と一緒にパリにやってきた。両親は，田舎で苦労して貯えたわずかな財産を所有しており，もっと大きな収入を得たいとの強い希望を抱いていた。父親は仕立屋で，母親はその仕事を手伝っていた。初めのうちは両親の仕事は繁盛したが，やがて損害を被ることになり，両親ともほぼ貧窮の裡に死亡した。

　D婦人は塗装工と結婚し，夫は品行方正であったが急性消耗性疾患で死亡したようである。未亡人になると，姉（L婦人）の所に同居した。姉の夫は気難しく，磁器の塗装工として暮らしには事欠かなかったが，乱暴で放蕩な習癖があった。

　ほどなく家計は破綻した。夫は家出し，以後彼の消息は不明である。二人の姉妹間の関係は，次第に親密になっていった。

　仕事には事欠かず，二人の共同生活は10年間非常に幸福であった。D婦人は，ズボン製造の職に長けていた；彼女は男子既製服製造の大きな店でいつも仕事があり，つつましい模範的な生活を送っていた。ある日，彼女は製造品の納入日が不正確なために非難を受けた。悔しくて，店に戻るのを拒否した。二人の姉妹のうち彼女が唯一の働き手であったため収入がなくなり，次第に貯えが底をついた。

　その頃D婦人は姉と一緒にある洋服屋に陳列してあるコートを一着盗み，公然と持ち去って，逮捕された。そして，控訴棄却が決定し放免されてサルペトリエールに送られ，1859年から1864年まで姉と一緒に入院した。

　1864年の終り頃に，再発し，恐怖を伴う迫害妄想を呈した。D婦人は，自分に毒を盛ろうとする人々に迫害されていると信じた。彼女の義兄が彼女に次のように語ったことがあった：《医者でも発見できないような毒を俺は知っている；気をつけなよ。》彼女は，自分の夫は毒殺されたと信じていたし，今でもなおそう信じている。

　サルペトリエールへの第2回目の入院では，彼女だけが入院し，7年間いて1872年に治癒したとみなされ退院する。

　退院後4年間は，中断することなく充実した仕事をしていたが，1876年の春，不況や詳細不明の知的障害の結果などのため，再び彼女は仕事を失った。D婦人がそそのかされ，二人の姉妹は貧困から逃れるため第2回目の逮捕となる行動を決意する。彼女らの家主のものである銅製のシャンデリア二つを盗んだ罪を認めて，二人は自ら警察署に出頭した。略式の捜索が行われたが，それらが終らないうちに，

彼女らは寝台のマットレスを持ち上げ，売り払ったと主張していたシャンデリアが，わら蒲団の中にあることを示した。

二人とも行政的に1876年3月25日に精神病者として入院させられ，同年10月5日に施設を退院する。

今回，働いた期間はさらに短かった。与えられた品を決められた期間内に持ってこなかったために，彼女らは仕事を拒否される。貸し部屋の女主人は，彼女らが前金を支払う場合にしか賃貸契約の継続には同意をしなかった。わずかな貯金もすぐに使い果たし，底をつき，所持金も6スー(sou)だけとなる。D婦人は，すでにとらわれていた衝動，すなわち勤勉な仕事とは両立しない精神的不快にいつも引き続いて起こる衝動に，再び襲われる。彼女は姉を連れて行き，何をするかでなく，いかにするかをかなり長い間躊躇した後，彼女らはそれぞれある流行品店で価値のない一対のミトンを盗む。逮捕され，窃盗の未決拘留でサン・ラザール刑務所に投獄される。

2か月後に，彼女らは再び釈放された。刑務所内でためた約30フランに達する釈放時のお金のおかげで，かなり落ち着き安心した状態であったが，精神的にはまだかなりの混乱状態にあった。

二人の患者を別々に尋問すると，能動的な患者と受動的役割に限定していた患者とを鑑別することはきわめて容易である。年上のL婦人は，過去の混乱した記憶しかない；サルペトリエールに入院させられていたことは認めるが，いつ，どのくらいの期間入院していたかはわからない。すべての質問に，彼女は次のように単調に答える：《それじゃ，餓死しなければならないということなの？》

サン・ラザール刑務所で，彼女は予審判事のもとに，3回呼ばれた。このように繰り返して呼ばれたことが彼女には特別なことと思われ，彼女は自分がギロチン刑になるであろうと結論する。そんな軽犯罪で死刑が宣告されることはないと反論されても，彼女は次のように言う：《仕方ないじゃないの。私の言うとおりよ，あそこでは，そう言われていたんだから；私は何も言ってないんだけど。》

若い方のD婦人は，L婦人とは全く異なり知的に活発である。二人のうちD婦人だけが，読み書きができ，仕事に就くことを引き受けていた。彼女は，サン・ラザールで二人が嘲笑されたことを覚えている；拘留された人々が姉にギロチン刑になるぞと言った；そんなことはありえないと彼女はよくわかっていたし，その点については愚かではなかった。しかし，彼女には判決が待ち遠しかった。

彼女は生き生きとした調子で次のように語る。《要するに，仕事のことはよくわかってるのよ；それなのにどうして私は仕事を断られるのかしら？どうして足をひっぱられるの？なぜ？誰がそうするの？さっぱりわからないし，誰にも私は話していないし，私は誰も知らないわ。私が自殺するか餓死すればいいと皆思っているのかしら？はっきり言えないけど，そこには何かがあるんだわ。多分，私がおかしかったんだわ。たとえそうだったとしても，今は私が治っていることがよくわかるでしょ。私は思っていたの……。いいえ，やはり私は全く思い出せないわ……いいえ，私の食事に誰かが毒を盛ろうとしていると思っていたの……今では何も食べないでいるわけじゃないでしょ？私が言うことはすべておかしいかもしれないから，もうこれ以上答えはないわ。たとえ盗んだとしても，金持ちになるためではなかったのよ；そのすべてが狂気のせいではないのよ，不遇のせいよ。》

釈放時のお金で少なくともしばらくの間は生活が保証されているため，たとえ病状は鎮静化していなくても，未決拘留の2か月間は短縮された。そして二人の姉妹は新しい事件を起こすまでは釈放されていた。

以上我々が報告した症例に，さらに我々はダグロン博士によって Archives Cliniques にすでに報告されているもう一つの症例を追加することができよう[注3]。

同様に同じ妄想を持った2人の姉妹に関する非常に興味のあるこの症例は，我々が概説したというよりもむしろ解析を行った諸事実が，稀な例外ではないということを，証明している。

しかしながら，我々は読者にその点をここでは言及するだけにとどめなければならない。

§3

かなり異なっていて，かつおそらく信じられているよりももっとありふれた状況は，老人が妄想の方向を与え，相対的に若くても知能の低い成人が遂にそれを取り入れる場合である。

老人の妄想は，それらが全くばかげているものでないときには，もっともらしい面を保持していたり，あるいは妄想患者の年齢のお陰である種の尊敬の念を起こさせるものである。老人の妄想は，間欠的に消褪する時期があり，記憶の欠落をも理由にして，周囲の人は少なくとも寛大にならざるをえないものである。

老年期が惹起するさまざまな問題のために研究の困難さは増大するので，我々は老年期の範囲まで folie communiquée を追求するわけにはいかない。子供と老人という人生の二両端の年代では，知能に関する問題には発達と退行とがその特徴の一部として絡んでおり，成人におけるように問題が安定し固定的でただちに研究対象となりうる，というわけにはいかないのである。

§4——結論

Folie à deux に関する本稿を要約するために，我々は次のような結論によって本稿を締めくくりたい：

1. 普通の状況下では，狂気の伝染は精神病者から精神的健康者には生じないし，同様に妄想観念の伝染が精神病者からほかの精神病者に生じることも非常に稀である。

2. 狂気の伝染は，我々が Folie à deux の名称でここに研究した例外的状況の中でしか可能ではない。

3. そのような特別な状況とは，以下のように要約される：

a. Folie à deux では二人のうち一人が能動的メンバーである；その人が別の一人よりも知能が高く，妄想を作り上げ，それを受動的メンバーであるもう一人に次第に押しつける。まず最初は，受動的メンバーは抵抗する。そして次に，妄想を修正し，ただし，調整しながらある程度までは反発しつつ少しずつ相手の圧力を受け入れていく。遂には妄想が二人に共有され，彼らはその妄想を同じ言葉でほぼ同一の流儀で誰にでも繰り返すのである。

b. この知的作業が異なる二つの精神の中で並行して達成されるためには，二人が同じ存在様式，同じ感情，同じ関心，同じ心配と同じ希望を共有しながら，しかも外部からの他の影響は全く受けずに同じ環境の中で長期間にわたり完全に共通の生活を送っていなければならない。

c. 妄想の伝染が可能になるための第三の条件は，その妄想が本当らしさという特徴を有していることである；それが可能性の範囲内に保たれている；それが，過去に起きた出来事や将来起きるであろう心配や希望に支えられている。本当らしさというこの条件だけが，ある人から別の人への伝播を可能にし，そしてある人の確信を別の人の精神の中に植えつけさせるのである。

原著注3) Archives cliniques des maladies et mentales et nerveuses, 1862, Dr Dagron

4. Folie à deux は，常に上述した条件の中で起きている。すべての症例が，男性でも女性でも子供と大人と老人でも，ほぼ同一とは言えないまでも非常に類似した特徴を呈している。

5. このような狂気の種類は女性の方に多いが，男性にもみられる。

6. 二人が同じ家族に属している時には，Folie à deux の発症に素因として遺伝の関与が考えられる。例えば，母と娘，姉妹，兄（弟）と妹（姉），伯（叔）母と姪，などの場合である。しかし，この原因は，例えば病気が夫婦間に発症する場合のように，二人の患者間に血縁関係が全く存在しない例には，あてはめることができない。

7. 主な治療法は二人の患者をお互いに分離させることである。すると，二人のうち一人，特に継発者は，妄想を伝播した発端者の支えがなくなり，治癒しうるに至る。

8. 大部分の症例では，継発者は発端者ほど強く障害されていない。時には，一時的な単なる精神的圧迫を受けただけであり，社会的および法的な意味での精神病者ではないと考えることさえできよう。したがって，発端者は隔離されるのに対して，継発者は閉じ込められる必要はないのである。

9. いくつかの稀な症例では，一人の精神病者によって，より弱いもう一人に及ぼされた精神的圧迫が，第三の人に，あるいは，もっと程度は軽く周囲の数人の人々に，及びうることがある。しかしながら，周囲の人々が伝播された誤った観念を少しずつ放棄するためには，能動的な精神病者を，さまざまな程度に影響を及ぼしたその環境から引き離すだけで，ほとんど常に十分なのである。

II．解説

本章の I．は，Ch. Laségue と J. Falret による論文 LA FOLIE A DEUX OU FOLIE COMMUNIQUÉE の全訳である。原著で35ページに及ぶこの長編論文は，folie à deux の原典とされている歴史的・記念碑的論文であり，110年以上も前に書かれた，内容豊かな，まさに精神医学史上の古典と呼ぶにふさわしいものである。

このフランス語論文はすでに[4]英訳がなされており，これまで folie à deux の日本の研究者はもっぱらこの英訳論文を参照してきた。しかしながら，この英訳論文[4]は拙劣な悪訳であって，本稿執筆者の一人柏瀬はかつて医局抄読会でその全文を紹介したことあったが，フランス語をそのまま英語に置き換えただけのシロモノで，まことに読みづらい翻訳文であった。読みこなすのに非常に悪戦苦闘させられた思い出がある。

しかも，英訳では原文の文章が一部省略されていたり，また細かな誤訳も散見され，この英訳論文を引用するに当たっては少なからぬ注意が必要である。我々が原著論文の翻訳を決意するに至ったゆえんである。

まず内容を一瞥しておこう。

1）構成と内容

初めに著者らは，健康者が精神病者に影響を及ぼさないのと同じように，精神病者も健康者に影響を及ぼさない点を強調した後で，ではどのような例外的状況が影響を及ぼすことになるのかを精細に取り

上げていく。すなわち，発端者が能動的で継発者が受動的であること，継発者における二感情（恐れと希望）が重要であること，そしてそれらが未来の中にあること，しかも可能性がありうること，また継発者は知能が低く従順であること，二人は常時共に生活していること，個人的利益という誘惑で結びついていること，などである。

本論文は全体がいわば4章（§1～4）から成り立っていて，7症例が呈示され，いずれの症例もかなり詳しく記述されている。第1章で3症例が，第2章で4症例が取り上げられている。

第1章では，影響を受けた継発者が子供である場合が検討される。すなわち，8歳（症例1），16歳（症例2），13歳（症例3）であり，いずれの子供も不安を伴う迫害妄想を呈していた。子供の場合は，恐怖が重要であるという。

第2章では，第1章とは逆に若い人から年上の人に狂気の伝達が起こる場合のことが述べられている。継発者が大人の場合には，慣習や打算や利害が重要な役割を果たす，という。さらに，folie à deux の発展段階にも触れられている（二人の長期にわたる親密な関係，継発者が自分を取り戻す時間を許さない絶え間ない誘い込み，継発者の抵抗，継発者の防衛の弱化，継発者の弁護）。

第2章の中の症例4は，デュボワ家の遺産相続という誘惑をめぐる母娘例である。発端者は娘（28歳）で，継発者は母親（66歳）であり，途中から娘が明らかに優位となってくる。症例5は，41歳の双子の姉妹例（リュシルとジョゼフィーヌ）である。恐怖が中心に存在し，ジョゼフィーヌ（妹）が発端者である。症例6は，架空の財宝を熱望するM婦人（49歳）が発端者であり，そのM婦人に同情したS未亡人（46歳）が継発者である。症例7は，犯罪を繰り返した姉妹例であり，L婦人（54歳）が発端者，D婦人（47歳）が継発者と考えられる。

第3章はごく短いものであるが，老人が発端者の場合について，子供のことも考慮に入れつつ，成人の場合との違いを説明している。

第4章は結論であり，本論文の要約がまとめられている。（ちなみに，英語論文の中では，日本の研究者は，もっぱらこの結論部分のみを引用してきており，その内容だけが有名になっているが，しかしながら本論文の真価は症例記述の詳細さにあるといえるのである。）

以上のように，本論文では，最近になって日本で folie à deux について話題となった子供と老人の問題にもすでに触れられており，さらに，いわば妄想（妄想観念）の了解性や心因論も論じられ，かなりの力動的解釈も試みられ，いわば家族病理や家族療法にも言及しており，さらにはまた，妄想の感情的側面などについても触れられているのである。

本論文で取り上げられている7症例はすべて，パリという大都市におけるケースである。他方，日本では，それまで地方における発症例が多く，しかも憑依感応型の folie à deux のケースが多かったが，柏瀬[2]が日本の大都市例に着目し発表したのは，1977年であった。しかし，すでに本原著論文で，大都市例でしかも被害関係妄想や誇大妄想を共有した症例が取り上げられているのである。ここにも，本論文の現代性をみることができる。

このように110年以上も前の仕事であるにもかかわらず現在でも十分通用する現代性を有していることは，まことに驚嘆に値する。

ところで，本論文のタイトル名が示しているように，folie à deux と folie communiquée とは同義語として用いられている。Gralnick, A.が1942年に folie à deux を4亜型に分類してからは，folie communiquée は folie à deux の1亜型と考えられてきたが，本論文では狂気が伝播するという意味でこれらは同義語として用いられているのである。（ちなみに，Gralnick, A.の言う1亜型としての folie communiquée に関し日本には誤解があることを，最近柏瀬[3]が指摘している。）

2）人と業績

最後に，本論文の原著者である二人の人物すなわちラセーグとファルレとについて，Postel, J.とQuétel, C.の著書[5,6]を参照しながら解説しておきたい。

エルネスト-シャルル ラセーグ Ernest-Charles Lasègue[5] は1916年9月5日パリに生まれた。22歳で文学士となって，教育への道を歩み，1938年10月，名門 Louis-le-Grand の哲学自習監督の職を得て，2年間奉職した（生徒の中には若き日のボードレールがいたという）。友人の中ではクロード・ベルナールが重要であり，当時サルペトリエールのファルレ Falret, J. P.の病棟のアンテルヌであったクロード・ベルナールが，ラセーグをサルペトリエールに連れていって精神医学との出会いを作っている。

ラセーグは1839年10月サルペトリエールで医学生となり，1844年から1845年までモレルとともにAnnales Médico-Psychologiques に一連の記事を載せている。それは，当時ファルレが興味を持っていた代表的な精神医学（ハインロート，ランゲルマン，イーデラー，シュタール）に関するものであった。シュタールに関しては，1846年にトルソの指導の下で学位論文を著している。精神科医となったわずか11か月後の1847年1月，教授資格に取り込み，1853年に取得した。その間，南ロシアで猖獗をきわめていたコレラの疫学調査に派遣されて，現地で療養所の配置に関する報告書をまとめ，1848年帰国，精神病院群の副総監に任命されて，フェリュス，パルシャップの配下に入る。1850年，その職を辞し，警察の医務部付の精神科医となる。このパリ市警の精神障害者収容施設は当時未発達で，彼は将来の特別看察所 Infirmerie Spéciale のもとを作り，同部門は1872年2月の通達により，やっと自立し，彼がそこの初代医長となった。（現在の I. P. P. P.[訳者注4] であり，クレランボーもその職に就いたことは有名である。）

1852年からはトルソ病院長，2年後にはパリ市病院医師となる。ルルシン，サルペトリエール，サンタントワーヌ，ネッケール，ピティエの各病院での勤務を歴任した。1876年に医学アカデミー会員に選出され，1883年3月20日糖尿病の合併症で死去した。

ラセーグは教養高く，才気煥発，エレガントで流暢な語り口，ファンタジーや反順応主義への天賦の傾向が認められた人物であったという。臨床医の経歴は内科医としてであり，内科的病理に関するさまざまな領域にわたる多数の刊行物が残されている。その「蓄積（Dépôt）」こそが，23年間にわたる精神医学研究のフィールドとなった。

理論的参照枠は身体的なものであり，彼にとって精神障害は「脳の何らかの病的状態の器質的影響にほかならない。」1852年，第一の仕事として，迫害妄想症（folie à deux はその特殊な一型である）を分離する。後にそれは，マニャンの疾病学の基軸の一つ「体系的発展を呈する慢性妄想症」となっていった。

「蓄積」の収集過程で，ラセーグはアルコール中毒に関する何編かの論文も残した。最も有名なものが「アルコール精神病は精神病ではなく夢である」（1881）であり，振戦せん妄を扱っている。ヒステリ

訳者注4）Infirmerie psychiatrique de la préfecture de police de Paris

一性無食欲症（anorexie hystérique）を1873年に記載したのも彼であり，後の神経性無食欲症（anorexie mentale）の臨床の基本的参照枠を提起した。また，精神鑑定医として露出症（1877），万引き（1880）のような司法精神医学領域の問題も扱っている。

次に，ジュール-フィリップ＝ジョゼフ ファルレ Jules-Philippe=Joséph Falret [6] は，1824年4月17日，Vanvesの保養院で生まれた。その保養院とは，彼の父ファルレ Falret, J. P.が1822年に創設したものである。そこには彼自身もアンテルナ終了直後から助手として勤務している。1867年ビセートルの医師に任命され，1884年にはサルペトリエールでモロ・ドトゥール Moreau de Toursの後を継いだ。1897年サルペトリエールを去り，1902年5月28日，自分自身が生まれた保養院で亡くなった。

ファルレは教養があり，控えめ・温厚で，名誉心や自己宣伝を最も嫌った人物であった。ラセーグやモレルとは厚い友情で結ばれ，二人とも父ファルレの弟子であった。父は，その権威主義的な性格で息子を圧迫したと非難されている。

1853年，ファルレは，学位論文「麻痺性狂気と種々の進行麻痺に関する研究」を著し，進行麻痺に種々の臨床的変異型を認めた。さらに，てんかん，循環性狂気・交代性狂気，精神病者の責任能力，慢性迫害妄想症などについての業績がある。迫害妄想症については，1877年ラセーグとともにその特殊型すなわち本論文を記載したのであった。

文 献

1) Gralnick A : Folie à deux — the psychosis of association. A review of 103 cases and the entire English literature : with case presentations. Psychiat Quart 16 : 230, 1942
2) 柏瀬宏隆：感応精神病について―大都市における自験4例の考察．精神経誌　79：571, 1977
3) 柏瀬宏隆：Folie à deux―自己臭症状（足の裏の臭い）を呈したfolie communiquéeの一例．牛島定信編；シリーズ精神科症例集5．神経症・人格障害．中山書店，p178, 1994
4) Lasègue C et Falret J : La folie à deux translated by Michaud, R.. Am J Psychiatry 121 : 2, 1964
5) Postel J et Quétel C : Ernest-Charles Lasègue. In ; Nouvelle Histoire de la Psychiatrie, Privat, Paris, p622, 1983
6) Postel J et Quétel C : Jules-Philippe=Joséph Falret. In ; Nouvelle Histoire de la Psychiatrie, Privat, Paris, p623, 1983

初出：精神医学 37（2）：207-214, 1995
　　：精神医学 37（3）：321-327, 1995
　　：精神医学 37（4）：435-440, 1995

付録

集団ヒステリー
──自験例と本邦の報告例の検討──

> 本章は，本書の付録として，感応精神病と関係が深い「集団ヒステリー」を取りあげた。「集団ヒステリー」の自験例報告と，その本邦のそれまでの全報告例のまとめの検討である。全報告例のまとめの検討としては古いものとなってしまったが，その後においてもこのような全報告例の検討はなされていないので，現在でも意義はあろう。
> 　自験例についてもまた全報告例の検討でも，興味ある点をいくつも指摘することができたのは，幸いである。
> 　自験例は，もともとは久場川哲二医師（当時・国立栃木病院精神神経科，現・川崎市立川崎病院精神神経科部長）の外来を受診したケースであり，私も診察をさせていただいた。そのようなチャンスを与えてくださった久場川先生には，感謝に堪えない。
> 　さて，感応精神病の関連病態としては，「集団ヒステリー」の次に社会病理現象が続くのではあるが，本書では取り扱わない。

　著者は，これまで感応精神病について述べきたが[6〜8]，付録としてその類縁の病態である「集団ヒステリー」について検討する。感応精神病は一般に家族内に発生し妄想（被害・関係妄想，憑依・宗教妄想など）を共有することが多く，「集団ヒステリー」は思春期の学友（女子生徒）間に発生し身体症状（過呼吸発作，意識消失発作など）を共有する。社会病理現象は匿名的な個人の集りである群衆が集団行動を起こすものである。感応精神病は精神医学の領域に，社会病理現象はむしろ社会学の研究領域に属しており，そして「集団ヒステリー」はその境界領域にある病態ともいえよう。

I．自験例

　症例：4名（A，B，C，D子）の女子商業高校1年生（昭和51年7月当時）
　症状：過呼吸発作
　発病状況：これらの生徒の学校は栃木県の田舎にある商業高校で，1学年が男子2クラス，女子3クラスから成り，卒業後は就職する生徒がほとんど大部分を占めている。縁起や迷信を重んじやすい商業と農業の地域ではあるが，本校で「集団ヒステリー」が起きたのは今回が初めてであった。

　A，B，C子の3名は同じクラスで，しかも同じバスケット部に所属していた（**表1**参照）。さて，発端者はA子で，すでに中学3年生（14歳，昭和50年）からバスケットの試合中や試合後などに過呼吸発作を起こしていたが，とくに高校1年生（昭和51年）の6月頃からは頻発し，保健室に運び込まれることが多くなった。

　発作は，不快感→頭痛→過呼吸→四肢のしびれ感→四肢の硬直→軽度の意識混濁（意識消失はない）→軽快，の経過をたどり，10分間〜1時間20分間，多くは約50分間持続した。

　高校生になってから，このA子の発作時に付添って保健室によくきていたのがB子であった。このB

表1 患者関係

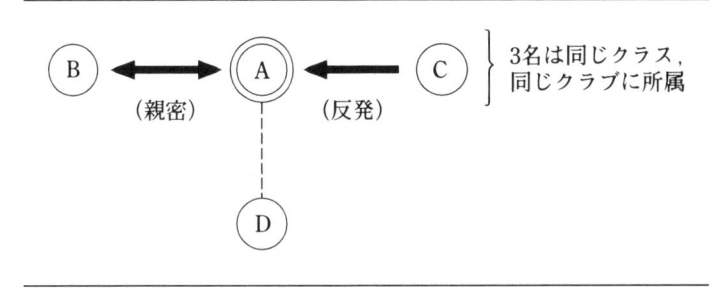

```
    B ◄──────► A ◄────── C     3名は同じクラス，
      (親密)       (反発)         同じクラブに所属
              ┊
              D
```

子が昭和51年7月12日，運動後にA子と同様な過呼吸発作を起こし，さらに翌13日の授業中にも発作を起こした。また，B子の発作を近くで見ていたA子も驚いて発作を起こした。

翌14日，今度はA子に対してライバル意識を持つC子が，A子がある男性の先生に目をかけられているのをひがんでA子に対して「先生と仲が良いのね」と嫌味を言ったところ，A子が泣き出して保健室へ行ってしまった。これに驚いたC子が，その20分後にA子の日頃の発作と同様な発作を起こして保健室に運び込まれてきた。

他方，D子はA子とは無関係にすでに中学2年生から過呼吸発作を起こしてきたが，高校に入学後はA子と同じ汽車で通学するようになり，運動後などに発作を起こした。しかし，このD子はA，B，C子の3名とはクラスもクラブも異なり，これら3名のような緊密な対人関係を背景に発作を起こしたものではなかった。

7月16日に，これら4名について学校の保健婦が「集団ヒステリー」を疑い著者らのもとに（国立栃木病院精神神経科），まとめて受診させたのである。

症状の経過：これらの生徒のこれまでの症状経過をまとめてみると（**表2**参照），A子はすでに中学3年生から過呼吸発作を起こし始め，高校に入学してから頻発し，一方，B子とC子は今回（昭和51年7月）が初めての発作であり，残りのD子はすでに中学2年生からA子とは関係なく発作を起こしていた。

精神医学的所見（表3）：A子は2人同胞の末子で過保護に育てられ，甘えん坊で未熟で依存心が強く，しかも情緒的に不安定であって，典型的なヒステリー性格者である。発作を起こすことで目をかけられ，人の注意を引きたい気持ちが強かった。成績は中。

心理テスト上も，CMIはⅢ領域で，動悸や息切れに過敏になっており，ささいなことを気にし敏感になりすぎる点が，またY-G性格検査上は「どちらでもない」との答えが多く，自己イメージのあいまいな点が指摘されている。SCT上では，顔立ちや成績に関する自己像が不良で，友人関係で傷つきやすく根底に劣等感が認められる。また，いやな現実を直視せずに否認もしくは逃避する態度，ストレス場面における弱さ，空想と現実とがあいまいになる傾向も推測された。

この時点でA子が，この「集団ヒステリー」にとって4人の中でもっとも問題がある子と考えられた。

一方，B子はしっかり者で成績も良く，日頃発作を起こすA子の世話をしており，その当時の心理テスト上でもとくに問題は指摘されなかった。

また，A子に嫌味を言った後に発作を起こしたC子は成績は悪く，性格は勝気で嫉妬心が強く，先生に日頃かわいがられるA子をうらやみ，A子にライバル意識を抱いていた。

表2 経過（1）

		A 子	B 子	C 子	D 子
相互の関係		発端者	A子に親密 同じクラス，クラブ	A子に反発 同じクラス，クラブ	別なクラス，クラブ
中学2年 （13歳）	S49年	(−)	(−)	(−)	(+)
中学3年 （14歳）	S50年 7月	(+)	(−)	(−)	(+)
高校1年 （15歳）	S51年 2月 5月 6月 7月 8月	(+) (+) (+) (+) (+) (+) (+) (+) (+) (+) (+) (+) (+)	 (+) (+)	 (+)	 (+) (+) (+) (+)

(+)は過呼吸発作を示す。

表3 精神医学的所見

		A 子	B 子	C 子	D 子
性 格		目立ちたがる 甘えん坊 依存的，情緒不安定 被暗示的 （ヒステリー性格）	しっかり者	勝気，強気 性的関心が強い	目立ちたがる 負けずぎらい 活発 （準ヒステリー性格）
家族構成		(家系図)	(家系図)	(家系図)	昭和38年 離婚 (家系図)
養育歴		過保護	父親に可愛がられる		祖母に育てられる
成 績		中	上	下	下
心理テスト	CMI	Ⅲ 領域	Ⅱ 領域		Ⅲ 領域
	Y-G	あいまいな自己イメージ	右下がり亜型 安定した外向性性格		右より亜型 情緒不安定，衝動的
	SCT	不良な自己像 劣等感 依存的 否認・逃避・空想的	特に問題ない		孤独感が強い 攻撃心が強い 衝動的 否認・自己顕示的

D子は2人姉妹の長女で，両親が離婚して父親がいないなどの家庭問題があり，成績も良くなかったが，負けず嫌いで活発でしっかりしており，また目立ちたがる傾向もみられた。心理テスト上はCMIはⅢ領域で，Y-G性格検査上では情緒不安定で内省力・客観力に欠け，衝動的になる点が認められている。SCTでは，母子家庭に育って孤独感が強く，攻撃的で，不満を衝動的に解消しやすい。また現実を受け入れない否認傾向が強く，知的・芸術的な自己顕示欲もかなり強いことが認められた。

　なお，いずれの生徒も脳波検査には異常なかった（A子は初期にはθ波の混入，右—頭頂・後頭部に棘様波，左—前頭・中心部に鋭波などの出現がみられたが，その後の2回の脳波検査では正常化している）。また，精神遅滞などの知的水準が問題となる子も認められなかった。

　その後の経過：昭和51年7月の時点で一番の問題児と考えられた子はA子であった。ところがその後のA子の3年間の経過（**表4**参照）を見てみると，高校2年（昭和52年）にはバスケット部の練習後に，高校3年（昭和53年）には就職試験の前に，それぞれわずか1回ずつ発作を起こしたが，その場合でも「先生，来ないで！」と言って自分で頑張り，自分で処理できている。つまり，発作が起きても人に頼らずに自分で治そうと努力して軽快し（「自立性の獲得」），また就職先も一番早く内定したのであった。

　ところが，当時一番問題ないと思われたB子は，その後も運動後や試験後，試験中などに発作を起こし，なかなか就職も決まらなかったのである。B子はA子の世話をしているうちに，その影響を受けて発作を起こし始めたが，その後は授業や成績などが負担になるとA子とはまったく関係なく発作を起こしている（頻度は多くないが）。結局B子は就職をあきらめて短大に進学し，その後は発作を起こしていない。

　C子は昭和51年当時の1回だけの発作でその後はなく，D子はA子とほぼ同様で昭和53年6月に駅で一度発作を起こしたが自分で処理でき，その後もやはり経過は良好であった。

表4　経過（2）

		A　子	B　子	C　子	D　子
高校2年 （16歳）	S52年 8月	自立性の獲得 （＋）		（−）	（−）
	11月		（＋）		
	12月		（＋）		
高校3年 （17歳）	S53年 5月		（＋）	（−）	
	6月	（＋）	就職が内定せず		（＋）
	7月	就職が内定	進学に変更する	就職が内定	就職が内定
（18歳）	S54年 6月	（−） 就　　職	（−） 短大1年生	（−） 就　　職	（−） 就　　職

発作の誘因：発作の誘因や発作時の状況をまとめると（**表5参照**），初期は疲労時，運動中，運動後などの身体上のストレスが多かったが，後になると就職試験前やその最中などの心理的ストレスでも起こすようになっている。

発作の心理的背景（表6参照）：A子では人にかまってもらいたい，目をかけてもらいたい気持から，B子ではA子に同情し世話を焼いているうちにA子の発作を取り入れ，C子においてはA子への嫉妬心やA子を泣かせてしまった罪悪感や不安感から，D子はA子とほぼ同様な心理的背景から，それぞれ発作を呈していた。またC子には，A子に対する嫉妬心や反発心の裏に，A子への憧憬の念や同一化欲求もあったものと考えられる。

治療：発端者を中心に著者らが「呼吸困難が起きて苦しくなってもまったく心配ないこと，必ず良くなること，あわてて人を呼ばずに自分で治すように努力すること」などを教示しただけで（支持的精神療法），比較的良く改善した。したがって，精神安定剤や紙袋の使用[1]，過呼吸テストによる誘発とその訓練[1]，発端者の入院[30]，催眠療法[30]や特別な精神療法などは行わなかった。

II．自験例の考察

自験例について興味ある点を以下にまとめ，考察を加えておきたい。

表5　発作時の状況

A 子	B 子	C 子	D 子
疲労時	疲労時		疲労時
運動中，運動後	運動中，運動後		運動中，運動後
父親とふざけた時	生理中		
就職試験前	就職試験中		

表6　発作の心理的背景

A 子	B 子	C 子	D 子
自己顕示性	親密さ，取り入れ，模倣	反発（羨望）	自己顕示性
不　安	被暗示性	罪悪感	
被暗示性	疾病逃避的	不安，恐怖	
	不　安		

第1の点は，自験例では発端者のA子と親密な関係にあるB子，およびその逆に競争意識や反発心をいだいていたC子とが発作を起こした点である。いいかえれば，A子に対して親密か反発かの強い関係にある子，また他方で，関係は弱くてもD子のようにそれまで発作を起こしていた素質のある子が本例の「集団ヒステリー」に関与した。ほかの，A子と関係の薄い女子や男子生徒たちは症状を起こさなかったのである。「集団ヒステリー」では，個の問題（A子，D子），そして関係（集団力動）の問題（A子に対するB子とC子）との両面を考慮しなければならないことを自験例は示唆している。（自験例でも「地域性」の問題が背景要因としては考えられるが，主な要因ではないようである。）

　個の条件についてはこれまで知能の低下[31]，パーソナリティの未熟性[10,27,31]，感情統制の未熟さ，依存性[11,25]，要求水準の高い点や他人への関心の大きい点[24]などが指摘されているが，自験例では全例に知能低下は見られず，またパーソナリティの未熟性が認められた子はA，C，D子であった。

　また，関係（集団力動）の条件では，黒田らの例[12]で分裂病の奇異な言動が発端となり，リーダー格のものから低位のものに症状が伝播している。しかし，自験例ではむしろA子・劣位，B子・優位であり，その意味では逆に低位（劣位）から高位（優位）の子に症状が伝播したと言える。A子とB子の関係については優位―劣位という一方向的な関係ではなく，「日頃の強い結びつき[8]」という要因が重要であると考えられる。

　なお，文献上には集団の中心となる「スター」か，集団から疎外された「孤立者」または「除け者」，あるいは男子に人気のあった女子が関与したという報告例[10,31]もある。

　次に第2の点は，これまで自験例のように3年間の経過を見た「集団ヒステリー」の報告例は，本邦では著者らの調べえた範囲ではわずか1組[18]しかなく，その例では予後は良くなかったが，自験例では予後が良かったといえること，とくに一番の問題児と考えられたA子も予後が良かった点である。

　「集団ヒステリー」は一般に予後の良好な場合が多いが[15,27]，しかし2～3年して人数が10人に達した例[18]や，2年半を経てなお発作を繰り返した例[24]も報告されている。自験例の予後が良好であった理由としては，過呼吸発作そのものが予後が悪くないこと[1]，中心となった発端者のA子が素直に著者らの忠告に従い軽快したこと，そして学校側の判断が冷静で対応が適切かつ迅速であったこと，などの点があげられよう。

　ところで，なぜA子は著者らのはじめの予想に反して軽快し，一方B子は良くならなかったのであろうか。A子は，心理的には人にかまってもらいたいとの無邪気な気持ちから素直に，ダイレクトに発作を起こしており，ひねくれた面や暗いところはなく，あけっぴろげで明るかった。実際に小柄の可愛い女の子で先生にかわいがられ，著者らの指摘も素直に受け入れ，したがってその経過も良好であった。一方，B子は成績の良いしっかりした子ではあったが，それは負担を抱えた上での無理な面を含んでおり，かなり防衛的でもあったと考えられる。その後もマラソン大会の疲労時や就職試験時などのストレス状況下などに疾病逃避的に発作を起こしており，病態はやや深刻であったといえよう。（昭和51年7月当時のB子の心理テストは「とくに問題はない」との返事であったが，しかしSCT上ですでに「成績が下がると悔やしい。先生はきらい。」などと記されていた。）

　思春期の女子では，典型的なヒステリー性格者ほどかえって無邪気で子供っぽく予後も良好なのではなかろうかと，本例を通して著者らには思われたのである（「かわいいヒステリー」とでもいえよう）。

　第3の点は，自験例の発端者や継発者がなぜ過呼吸発作を呈したかの理由について（症状選択の問題）。

発作が起きた初めの頃には，運動中・運動後などの身体的な疲労時に過呼吸発作が誘発されている。この点から考えると，運動によるハアハアという息づかいの後のために，過呼吸発作のような身体反応が起きやすくなっていたのではないかと考えられる。山川ら[31]，大堂[27]，河野[11]，日下部ら[15]の症例でも運動後に過呼吸発作を起こしている。また自験例で，もともとは運動負荷など身体上のストレスで起こした発作が，後になると心理的なストレスでも起こすようになった点は興味深いところである（やはり身体的な「過敏性」が形成されたのであろう，と考えられる）。

　第4の点は，自験例はたとえば1950年代の「集団ヒステリー[17, 19]」に比べるとその関与人数も少なく，その症状の程度も軽く，その経過も総じて良好で，いわゆる「集団ヒステリー」としては「軽症例」であったという点である。本例を通して「集団ヒステリー」も他の精神疾患と同様に近年症状が軽症化してきているのではないかと予想されたのである（後述）。自験例が軽症例にとどまった理由の一つとしては，その学校の保健婦がしっかりしており，早くから「集団ヒステリー」を疑って生徒たちを早めに精神神経科に連れてきた事実もあげられよう。

　第5の点は，自験例でヒステリー性格者および症状がヒステリー性の転換反応（conversive reaction）といえる例はA子とD子だけであって，B子やC子にはあてはまらない点である。すなわち，「集団ヒステリー」といっても，患者がすべてヒステリー患者なのではなく，中には不安発作（あるいは恐怖反応）や心身症的な反応（psychosomatic reaction）とでもいうべき症例も含まれているのである。この点については，これまでの報告例[12, 23]の中でも同様である（もっとも発端者にはヒステリー性格者が多いようであるが[18]）。したがって，「集団ヒステリー」という名称は，その関与した患者が必ずしもすべてヒステリー患者ではないという意味で正しい名称とはいえないのではなかろうか。（これまでの本邦の「集団ヒステリー」の報告例で，関与した患者の全例がはっきりとしたヒステリー患者であったのは，同一病棟内の患者同士の組[16]だけである。）したがって，一般には"集団不安発作"，"集団心身反応"という表現の方が適切な場合もあろう。一応ここでは慣用に従い「集団ヒステリー」と呼んでおいたが，カッコをつけて記載した。

　ところで，ジャーナリズムなどでは政治的・社会的・思想的な騒動までも「集団ヒステリー」と呼ぶ傾向がみられるが，はじめにも触れたように拡大解釈すべきではない[4]と著者らは考えている。

Ⅲ．本邦の報告例

　次に，これまで本邦の「集団ヒステリー」の報告例をまとめた研究[20]はあっても，まとめて検討した研究はないので，この機会に検討しておきたい。

　著者らが調査の対象とした「集団ヒステリー」の本邦の報告例は，自験例を含め総計24組である（**表7参照**）。むろん，著者らが見落とした報告例，さらには報告されていない実際の例などはもっとはるかに多いわけであろうが，これら24組でも本邦の「集団ヒステリー」のある種の特徴は指摘されうるようである。以下に，その特徴をまとめておく。

　1．性別は全組が女子であり，少なくとも「集団ヒステリー」の初期には男子は関与していない。この点から，やはり（思春期の）女子は男子よりも同情・共感性および被暗示・被影響性が高く，相手の状況を容易に取り入れあるいはそれにのみ込まれやすく，身体的にも精神的にも不安定であり，また性的な同一性形成も複雑であると考えられる。

表7 「集団ヒステリー」の報告例（本邦）

症例番号	報告者（年）	性別	年齢（年代）	人数	状況	主要症状	居住地	発生地	症状の心理的背景
1	村上[19] (1952)	女子	中学生	14人	修学旅行	過呼吸発作（?）	北海道	青森駅	
2	村上[19] (1952)	女子	中学生	20人	修学旅行	過呼吸発作（?）	北海道	青森駅	
3	宮内ら[17] (1956)抄	女子	中学生	16人	学校内	けいれん発作	香川県	香川県	
4	黒田ら[12] (1961)抄	女子	中学生	7人	修学旅行	過呼吸発作	北海道	青森駅	不安，暗示
5	三浦ら[16] (1963)	女子	17歳 20歳 15歳 34歳	4人	同一病棟内	発声困難 夢幻様体験 書字困難	東京都	東京都	取り入れ 部分的同一視
6	植田ら[30] (1963)抄	女子	中学生	5人	学校内（予防接種後）	過呼吸発作			
7	島薗ら[23] (1966)	女子	中学生	5人	修学旅行	過呼吸発作	高知県	関西方面	閉鎖的地域の迷信的観念や集団意識
8	森ら[18] (1967)抄	女子	16～19歳	10人	女子寮（会社の集団的行事）	意識喪失発作			低い文化程度，疾病利得
9	山川ら[31] (1969)	女子	高校生	6人	学校内	過呼吸発作	北九州市	北九州市	被暗示性，地位への保持と回復
10	青木[2] (1970)	女子	高校生	2人	学校内（授業中）	過呼吸発作			
11	大堂[27] (1970)	女子	中学生	6人	学校内	過呼吸発作	迷信的地域	迷信的地域	性格，家族的背景
12	西田[21] (1974)	女子	高校生	4人	学校内（?）	過呼吸発作			同一化欲求の昂まり
13	西田[21] (1974)	女子	中学生	2人	学校内（?）	過呼吸発作			同一化欲求の昂まり
14	日下部ら[13] (1976)	女子	中学生	3人	学校内（こっくりさん遊び）	睡眠（催眠状態）	群馬県	群馬県	被暗示性の亢進 同一化
15	日下部ら[13] (1976)	女子	中学生	3人	学校内（こっくりさん遊び）	膝関節痛	群馬県	群馬県	集団への忠誠心
16	谷本ら[29] (1977)抄	女子	中学生	3人	学校内	意識喪失発作			
17	河野[11] (1978)	女子	高校生	8人	学校内（?）	過呼吸発作	北海道，僻村	北海道，僻村	予期不安 被暗示性の亢進 集団への同一化
18	日下部ら[15] (1979)	女子	中学生	2人	学校内	過呼吸発作	群馬県	群馬県	同性への親密さへの欲求
19	日下部ら[15] (1979)	女子	中学生	2人	学校内	過呼吸発作	群馬県	群馬県	同性への親密さへの欲求
20	日下部ら[15] (1979)	女子	中学生	2人	学校内	過呼吸発作	群馬県	群馬県	同性への親密さへの欲求
21	日下部ら[15] (1979)	女子	中学生	5人	学校内（こっくりさん遊び）	過呼吸発作	群馬県	群馬県	同性への親密さへの欲求

表7 つづき

症例番号	報告者(年)	性別	年齢(年代)	人数	状況	主要症状	居住地	発生地	症状の心理的背景
22	日下部ら[15](1979)	女子	中学生	6人	学校内	過呼吸発作	群馬県	群馬県	同性への親密さへの欲求
23	野田ら[22](1979)	女子	短大生	2人	女子寮	過呼吸発作(?)	農村	農村	集団(女子寮)そのものの問題性
24	柏瀬ら[9](1980)	女子	高校生	4人	学校内	過呼吸発作	栃木県	栃木県	自己顕示性、親密、反発、疾病逃避

人数が不明, そのほかの理由により, この表から省いた報告例もある[5, 10, 28]。

さらにまた, この年代の女子はとくに他人への（情緒的な）同一化を, 男子はむしろ知性化をしやすい（したがって男子は対人的な距離が取れる）という男女の心理的な防衛機制の違いも反映しているとも, 推測される。女子に多い理由として日下部ら[14]は, 女子の初潮という第二次性徴の発現が男子の性成長に比べて非連続的であり, 性に対する不安を招来しやすく, そして不安が集団形成のエネルギーになる点を指摘しているが, この年代の女子は, 他の女子への憧れ, 女性同士で騒ぐなど同性への結びつきが男子よりも強い点も考えられよう。あるいはもっと単純に, 一般的に女子は男子よりも感情的でヒステリー性が高く, それがライフサイクル上中学生や高校生の時期にもっとも強く現れるのかもしれない。

2. 年齢別あるいは年代別では, 中学生にもっとも多く（16組）, 高校生（5組）, その他（3組）である。小学生には見られず, また大学生には稀（短大生の例が1組[22]）である。これも中学生・高校生の時期が心身のライフサイクル上もっとも不安定な時期にあるためではないかと考えられる。

小学生の時は自我同一性はいまだ確立されておらず, また他人や仲間への意識が強くなく, そして大学生になれば自我同一性が確立されて自我が安定化し,「集団ヒステリー」のような現象は起きにくくなるのではないかと考えられる。結局, その中間の中学生・高校生の時期が（とくに中学生の時期が）,「仲良しグループ」の発生などに見られるように同性同士の情緒的絆のもっとも強い時期にあたるのではないかと思われる。

換言すれば, 年代的には自我（あるいは性的）同一性形成の過渡期にある不安定な時期に, そして同性への仲間意識の強い時期に,「集団ヒステリー」のもっとも起きやすい素地があるといえるようである。

3. 関与した集団の構成人数は（各年代の症例数が異なるので単純には比較できないが）, 1950年代の報告例では平均17人, 60年代では平均6人, 70年代では平均4人と時代とともにしだいに減少している。以前には,「集団ヒステリー」が発生すると「奇病[17, 23]」や「食中毒」,「流行病」などと誤解され, 適切な対応を誤って[17]罹患人数がふえてしまうことがあった[23]。しかし, 最近では時代の進歩とともに精神衛生思想が普及し地域社会の閉鎖性が改善して,「集団ヒステリー」に巻き込まれる人数も一般的にはしだいに減少しつつあると言えるようである。たとえば, これまで見られたような身体的背景としての潜在性ビタミン欠乏症[17]や, 迷信・伝説などによる集団暗示[22]あるいは離島での症例[10]などの生じる可能性は, これからは一般的には減っていくであろう。

著者らの自験例でも，既述したように，その学校の保健婦が適切に対応したおかげで少人数にとどまったとも言えるのである。また，「集団ヒステリー」の関与人数の減少化の理由として，最近では1人1人の個別化が強まってきている点も考えられる。

4．発生状況については，当然ながら学校内（17組）や修学旅行中（4組）などの学校関係がその大部分を占めている。この学校内の17組の中には「こっくりさん遊び」が2組入っている。そのほか，女子寮内（2組），同一病棟内（1組）となっている。

これらのうち修学旅行中は，楽しみや不安や驚きを共有した集団行動下にあり，加えて，家族からの分離，精神的緊張[24]あるいは解放感，日常性から離れたハレ的状況，新しい文化との接触，さらには乗物酔い[12]や身体的疲労[24]などの身体要因の重なることが，発症の背景になっていると考えられる。

5．症状では，過呼吸発作がもっとも多い（18組）。それは，過呼吸発作が比較的単純な反応で頻度も高く，また，たとえば意識消失発作（2組）やけいれん発作（1組）に比べ，感応されやすい症状のためであろうと考えられる。そのほか，睡眠（催眠状態）や膝関節痛をきたした例（各1組）も見られている[13]が，これらは「こっくりさん遊び」によるものである。「こっくりさん遊び」では普通の「集団ヒステリー」よりも奇妙で珍しい症状を呈しやすいと言えるようである。

同一病棟内の患者例[16]（1組）では発声困難，夢幻様体験，書字困難などを呈している。

〔ところで，表7の過呼吸発作の中にはHyperventilation syndrome（過換気症候群，過呼吸症候群）と記載されたものを含めた。Hyperventilation syndromeは過換気症候群あるいは過呼吸症候群と呼ばれているが，換気（ventilation）と呼吸（respiration）とは異なり，正しくは過換気症候群と訳されるべきであろう。ところで，換気ならばO_2，CO_2の交換が肺胞で行われていると考えられる。したがって，血中CO_2分圧が測定されていなければ，過呼吸であっても過換気であるかどうかは不明である。ところが，Hyperventilation syndromeの「集団ヒステリー」の論文のほとんどの例で血液ガスは測定されておらず，動脈血中CO_2分圧の低下の有無は不明である。この点は著者らの自験例でも同様であるが，本稿においては過換気症候群そのものを検討するのではなく，このような現象がいかに集団化するかが課題である。したがって，ここでは過呼吸発作で総称することにした。〕

6．居住地は，1組（東京[16]）を除き残りの全組（23組）が地方の例である。やはり，文化度の低い[10,11,23]，宗教的・迷信的雰囲気の強い地域に発生しやすく，かつ治りにくい[23,24]と言えるようである。「集団ヒステリー」が発生すると，地方では，学校の教師がかなり動揺したり[11]，患者が山伏の祈祷を受けたり[24]，町中に「たたり」だとの噂が広まったりした例[27]などがあり，いわゆる文化的後進地域では対応が不適切になりやすいのである。しかし，このような地方例もしだいに減少しつつあると推測される。

7．ここで，症状の心理的背景も含め「集団ヒステリー」の発生機序について検討しておきたい。それは個体の要因，集団の要因，社会文化的要因，の3つに整理される。

個体の要因は，さらに発端者と継発者の要因に分けられる。発端者は，診断的にはヒステリー性格，真性のてんかんなどがあり，集団内のリーダー，スター，人気者的な存在，あるいは逆に孤立者，除け者であったりする。継発者は，診断的には発端者の影響を受けた心因反応とされるが，知能低下者であることもあり，性格特徴としては未熟性，依存性，被暗示性，自己顕示性の高さが認められ，また疾病に対する不安と暗示[12]，あるいは疾病利得[18]のメカニズムなども指摘されている。

一方，集団の要因には，さらに両者の関係（発端者と継発者の関係）と状況の問題（修学旅行，女子寮など）とがある。両者の関係には親密な関係，逆に反発した関係，あるいは優位（発端者）―劣位（継発者）の関係，相互依存の関係などが認められたり，また思春期心性として同一化欲求のたかまり[21]，同性への親密さへの欲求[15] などを強調する研究者もいる。状況の問題については集団意識[23]，集団への同一化[11]，集団そのものの問題性[22] などが指摘されている。

そして，2人などの少人数の「集団ヒステリー」では両者の関係が，一方多人数の時には状況の要因が，より重要なファクターとなるようである。社会文化的要因については，迷信的観念の強い[23]，文化程度の低い[18] 地域で起きやすいといえる。これら個体，集団，社会文化的の3要因のうち，社会文化的要因については一般には背景要因であることが多く，主要要因としては個体，とくに集団の要因が大切であると考えられる。

もっとも，以上の諸要因は，症例によって，また同じ症例の中でも各個人によって異なっており，さらに同一の症例や同一の個人でもいくつかの要因が複合している場合がある。したがって，発生機序については症例ごとに検討して経験を積み重ねていくことが大切であり，一つの要因でくくったり決めつけたりすることは難しいのである。

さて最後に，「集団ヒステリー」の治療と予防に触れておきたい。それには，一般に早期の発見と早期の対応が大切であるが，治療の原則は発端者の治療が中心となる。そして，それらのためには「集団ヒステリー」と初期にかかわる機会の多い教師や保健婦などの学校関係者が「集団ヒステリー」に関する精神病理の理解を深め，さらに彼らと精神神経科医がとが協力していくことがとくに大切であると考えられる。

IV. まとめ

思春期女子における「集団ヒステリー」の自験例を報告し，さらに本邦の報告例の特徴について検討を加えた。

1. 自験例は，過呼吸発作を呈した栃木県の高校1年生の4名の女子である。その特徴は，①発端者と親密か反発かの強い関係にある子，あるいは関係は弱くてもそれまで発作を起こしていた素質のある子が関与し，②3年間の経過観察で予後は良く，とくにヒステリー性格者である発端者の予後が予想に反して良かったこと，などである。

これらの女子の発作の心理的背景には，取り入れと模倣，不安と疾病逃避，反発（その裏に羨望）と恐怖感，などが認められた。

2. 著者らが検討の対象とした本邦の報告例は総計24組であり，その特徴は次のとおりであった。①全組が女子で，少なくとも「集団ヒステリー」の初期には男子の関与はなく，②大部分が中学生（16組）と高校生（5組）に見られ，③集団の構成人数は最高20人，最低2人で，しかも時代と共に減少しており，④学校内（17組）と修学旅行中（4組）などに発生し，⑤症状では過呼吸発作がもっとも多く（18組），⑥1組（東京）を除き残り全組が地方で発生し，⑦発生機序については，個体の要因（発端者，継発者），集団の要因（関係，状況），社会文化的要因の3つが関与している。以上の諸特徴について，それぞれ若干の考察を加えた。

文 献

1) 安藤一也, 広瀬和彦, 祖父江逸郎：過呼吸症候群—115例の観察から—. 日本医事新報 2219：13-25, 1966
2) 青木敬喜：感応現象に関する研究（第一報）—その臨床病理場面の概観と社会病理場面への展望—. 精神経誌 72：786-811, 1970
3) フロイト, S.（小此木啓吾訳）：集団心理学と自我の分析（フロイト著作集6）. 人文書院, 東京, 1970
4) 保崎秀夫：集団ヒステリー. 教育と医学 20：164-172, 1972
5) 今井司郎, 柏木 徹, 竹内保江：「キューピット遊び」の1例について. 精神経誌 79：214-215, 1977
6) 柏瀬宏隆：感応精神病について—大都市における自験4例の考察—. 精神経誌 79：571-585, 1977
7) 柏瀬宏隆：感応精神病について. 日本医事新報 2845：135, 1978
8) 柏瀬宏隆：感応精神病に関する臨床的研究. 慶応医学 56：249-273, 1979
9) 柏瀬宏隆, 岩田長人, 中山道規ほか：「集団ヒステリー」をめぐって—思春期女子における集団の病理—. 精神経誌 82：152-153, 1980
10) 木村進匡, 更井啓介, 石井知行ほか：離島に発生した集団的発作症状. 精神経誌 75：44, 1973
11) 河野雅子：某高校女生徒に発生した集団ヒステリーについて（その1）. 精神経誌 80：599, 1978
12) 黒田知篤, 岡嶋喜代子, 駒井澄也ほか：女子中学生の修学旅行時に発生した集団ヒステリーの1事例, （その1）精神医学的側面. 精神経誌 63：1134-1135, 1961
13) 日下部康明, 中沢正夫：児童生徒に流行した「こっくりさん遊び」について. 精神医学 18：255-259, 1976
14) 日下部康明, 中沢正夫：児童生徒に流行した「こっくりさん遊び」について：第2部群馬県下における実態調査. 精神医学 18：415-418, 1976
15) 日下部康明, 日下部和子：学校場面で多発した過呼吸症候群—思春期の"2人でのヒステリー"について—. 精神経誌 81：301-310, 1979
16) 三浦岱栄, 小此木啓吾, 原 洋二ほか：入院ヒステリー患者4例に生じた症状の相互影響とその精神力学. 精神医学 5：39-44, 1963
17) 宮内公平, 高岡 久, 西岡康伸：某中学校に発生したヒステリーの集団的な流行について. 九州神経精神医学 5：205, 1956
18) 森 清則, 高橋隆夫, 沼田満三：某職場におけるヒステリーの集団発生. 精神経誌 69：1433, 1967
19) 村上愛一：修学旅行途中の女子中等学校生徒に惹起した痙攣様発作について. 弘前医学 3：267-269, 1952
20) 中村 剛：集団ヒステリー. 臨床精神医学 9：1171-1181, 1980
21) 西田博文：思春期の感応現象について. 精神医学 16：971-977, 1974
22) 野田正彰, 白松美加：妄想共同体について—集団感応現象への考察—. 季刊人類学 10：152-221, 1979
23) 島薗安雄, 中村 剛, 刑部 侃ほか：高知県山間僻地の某中学校に集団発生した心因性発作について. 学校保健研究 75：24-26, 1966
24) 島薗安雄, 中村 剛, 刑部 侃ほか：一卵性双生児に初発した集団ヒステリーについて. 精神医学 10：691-698, 1968
25) 清水信介, 河野雅子, 小山 司ほか：某高校女生徒に発生した集団ヒステリーについて（その2）. 精神経誌 80：599, 1978
26) 杉山善郎, 後藤啓一, 菊池道子：女子中学生の修学旅行時に発生した集団ヒステリーの1事例, （その2）臨

床心理学的側面. 精神経誌 63：1135, 1961
27) 大堂庄三：集団ヒステリー. 小児科診療 33：1102-1107, 1970
28) 高橋隆夫：紡績工場の女子工員間に発生した"集団ヒステリー発作". 岐阜大医学部紀要 16：380-398, 1969
29) 谷本　猛, 住吉睦人, 武村一郎ほか：某中学校における集団ヒステリーの発生について. 広島医学 30：969, 1977
30) 植田孝一郎, 三好秀典：過呼吸症候群を呈した集団ヒステリーの1例. 精神経誌 65：571, 1963
31) 山川哲也, 志賀耕二, 鈴木道子ほか：集団発生をみた過呼吸症候群の観察. 精身医 9：103-109, 1969

初出：臨床精神医学 10（9）：1107-1117, 1981

©2004	第1版発行　2004年11月30日

感応精神病

（定価はカバーに表示してあります）

著　者　　柏瀬　宏隆

検印省略	
	発行者　　服部　秀夫
	発行所　　株式会社 新興医学出版社
	〒113-0033　東京都文京区本郷6丁目26番8号
	電話　03(3816)2853　　FAX　03(3816)2895

印刷 株式会社 藤美社　　ISBN4-88002-642-5　　郵便振替　00120-8-191625

- 本書の複製権・翻訳権・譲渡権・公衆送信権（送信可能化権を含む）は株式会社新興医学出版社が所有します。
- JCLS〈㈱日本著作出版権管理システム委託出版物〉
本書の無断複写は著作権法上での例外を除き禁じられています。複写される場合は，その都度事前に㈱日本著作出版権管理システム（電話03-3817-5670，FAX 03-3815-8199）の許諾を得てください。